茶学概论

周巨根　朱永兴　主编

中国中医药出版社
·北京·

图书在版编目（CIP）数据

茶学概论/周巨根，朱永兴主编．—2版．—北京：中国中医药出版社，2013.3
（2020.9重印）

ISBN 978－7－5132－1327－1

Ⅰ.①茶…　Ⅱ.①周…　②朱…　Ⅲ.①茶叶—文化—概论　Ⅳ.①TS971

中国版本图书馆CIP数据核字（2013）第025428号

中国中医药出版社出版

北京经济技术开发区科创十三街31号院二区8号楼

邮政编码　100176

传真　010 64405750

山东百润本色印刷有限公司印刷

各地新华书店经销

＊

开本 787×1092　1/16　印张 13.75　字数 301 千字

2013 年 3 月第 2 版　2020 年 9 月第 7 次印刷

书　号　ISBN 978－7－5132－1327－1

＊

定价　45.00 元

网址　www.cptcm.com

内 容 提 要

　　本书是一本系统介绍茶学全面知识的综合性著作。主要涉及以下内容：茶的起源与传播；中国茶区的分布；茶产业概况；茶树的基本特性与茶树良种；茶树的栽培技术；茶的加工技术与贮藏保鲜方法；茶的品质特征与分类；茶的品质审评及各种茶的鉴别方法；茶的营养成分与保健功能；茶文化；以及科学饮茶等茶学学科的各个方面。

　　本书可作为综合性大学非茶学专业学生学习茶学知识的通识课教材，也可作为高职高专院校学生学习茶学知识的专用教材。对于那些有志于茶学事业的各类人士，本书也可作学习茶学知识的快速入门之用。

《茶学概论》编委会

主　编　周巨根　朱永兴
副主编　方乾勇　杨　坚
编著者　（以姓氏笔画为序）
　　　　方乾勇　朱永兴　杨　坚　张友炯
　　　　骆耀平　周巨根　赵　东

再版前言

《茶学概论》自 2007 年首版发行以来，已增印多次，受到广大读者的普遍好评。浙江大学、浙江工商大学、天福茶学院等有关院校采用此教材开设课程，一些茶叶技术培训班也将其用作培训教材或参考资料，《茶学概论》为我国的茶专业教学作出了一定的贡献。

经过这些年的实践，积累了一些反馈意见，收集了一些新的内容，同时，随着茶学研究的不断发展，许多时效性较强的数据、图表、文句表述等均有更新修改的必要。为此，编者在广泛收集有关最新资料、读者反馈的意见建议，以及全文审读的基础上，对书稿进行了全面的修订。这次修订涉及错误纠正、资料更新、内容扩编、结构调整等方面。具体内容主要包括：

1. 将一些表格及文中提及的数据进行更新，更新范围为 2008—2011。

2. 对部分质量或效果较差的图片进行了更新，新增部分图片。

3. 减少了第 4 章第 2 节中品种资源介绍的内容，增加了第 5 章中茶叶加工的内容（黄茶、白茶、黑茶加工技术等）；将第 9 章题名改为茶文化，简化其中的饮茶习俗的内容，同时增加茶艺、茶与文学艺术、茶与音乐、茶与佛教等内容。

4. 修订全文文字，参考文献标注规范化等。

再版后的《茶学概论》，内容更加全面，数据更新更准确，全书布局更加合理。

以上修订主要基于这样一种考虑：目前茶产业在我国正处于快速发展，茶学专业人才素质水平不断提高的阶段，各涉茶行业对茶专业人才的需求十分旺盛。以现行的茶专业学校教育方式来传授面广量大的茶学知识体系，在时间和经费成本等方面不能满足产业需求。出版本书的目的在于，让大家能够在较短的时间内，快速掌握全面而系统的茶学知识体系，为进一步地深入学习打下基础。

愿再版后的《茶学概论》，为普及茶学科技知识、提高茶产业从业人员素质作出更大的贡献。

《茶学概论》编委会
2012 年 12 月

一版前言

日月如梭，记得1982年1月大学毕业留校任教，满怀喜悦到人事处报到后，回家过寒假。阳春三月，新学期开学的第一堂课就是去听业师刘祖生教授给农学系（78级）大四学生开的《茶学专题》，即本教材《茶学概论》的前身，留下了深刻的印象。学生反响热烈，好评如潮。《茶学专题》课程一直持续到1991年，时任茶学系系主任的刘老师为了使农学系作物专业、育种专业和种子专业的学生对茶学知识有更多的了解，特将《茶学专题》升级，申请新开设了《茶学概论》选修课，并将讲稿整理付印成书（油印本），供学生学习之需。因为面对的是农学系的同学，因此，课程主要介绍的是茶的种植与加工方面的知识。1998年，当时的浙江大学、杭州大学、浙江农业大学和浙江医科大学四所高校合并为新的浙江大学后，成为我国学科门类最为齐全的综合性大学，为了使当代的大学生们对我国的传统国粹——茶学学科有一个大致的了解，提高大学生们对祖国茶——这一中华民族奉献给世界人民的和平、健康饮料的认识，提高大学生的文化素养；同时，也为了使大学生们能够在学科交叉、开拓创新方面做出成绩。我们在2000年向学校申请并经过预讲和专家评议后，将《茶学概论》列为全校性公共选修课，分别在浙江大学玉泉校区、西溪校区、华家池校区、紫金港校区和宁波理工学院开课。学生选课踊跃，反响热烈。为了便于同学们学习，遂决定编写一部《茶学概论》教材。

茶学是一个研究对象单一、涵盖面却十分广泛的学科，包含了农、工、商、文、医等各个学科领域。为了兼顾科学性与趣味性、系统性与可读性，使学生能自觉、努力地学习茶学知识，本书深入浅出地着重阐述了以下内容：①茶学的发展与范畴；②茶的起源与传播；③茶产业概况；④茶树的生育、品种及栽培；⑤茶叶加工与贮藏；⑥茶叶分类；⑦茶叶品质审评；⑧茶的营养成分与保健功能；⑨茶文化；⑩科学饮茶。

为了使本书更为实用和尽可能的完美，邀请了多位茶学界的专家、学者、教授、高级农艺师和高级工程师参加编写工作。《茶学概论》一书，是全体作者的集体智慧、集思广益的结晶，是在广泛搜集、总结和引用了国内外大量文献资料和研究成果的基础上，融入了作者的心得体会而写成的。在编写过程中，还得到了许多茶学界的前辈、师长、亲人、同事和朋友们的帮助和鼓励，许多修课的同学也提出了不少建设性的意见和建议，特别是著名茶学家——业师刘祖生教授在百忙之中为本书作序，更使本书增色。在此一并表示衷心的感谢！感恩！

限于学识和水平，疏漏和不足之处在所难免，敬祈使用本教材的师生、专家和读者，多提宝贵意见，以便再版时补充修正。

《茶学概论》编委会
2007 年 6 月于杭州

序

中国既是茶树的原产地，又是茶文化的发祥地。自从"神农尝百草"发现茶至今，已有近五千年的发展历史。唐朝陆羽《茶经》的问世，标志着古代茶学的创立，此后 1000 余年，由于种种历史原因，其发展速度是比较缓慢的。到了 20 世纪后半期，随着新中国的成立，有关茶的科学研究和教育事业均得以蓬勃发展。高等院校纷纷设立了茶学专业，茶叶科学成了一门专业学科。

随着人们生活水平的提高，健康、高雅的生活方式越来越受到推崇。茶的保健养生功效和其丰富的文化内涵，大大推动了饮茶的普及。与此同时，茶的应用领域也日益扩大，从普通饮料拓展到了茶食品、茶药品、茶保健品以及含茶的日用化学品、美容护肤品、茶药膳和菜肴、养生药茶等等。这些都促使越来越多的人想要对茶的科学知识有一个宽泛的了解。

在一些大学校园里，许多非茶学专业的学生也渴望能有学习茶学知识的机会，他们希望能以较少的时间掌握茶的基本知识，以便开拓知识面，促进学科交叉，拓展就业渠道。在 20 世纪 80 年代初，当时的浙江农业大学茶叶系曾为农学系和农业经济系开设《茶学概论》课程，并受到学生们的广泛欢迎和好评。本人也在教学过程中，将教案整理编写成油印本《茶学概论》，其内容主要侧重于茶树种植技术与茶叶加工方面。1998 年原浙江大学、杭州大学、浙江农业大学和浙江医科大学四校合并组建为新型的浙江大学，周巨根同志申请开设了全校性选修课《茶学概论》，内容涵盖学习茶学的意义、茶的发展历史、茶学的沿革、茶的产销、茶的种植与加工、茶类的形成与发展、茶的品质鉴定与各种茶叶的鉴别、茶的营养与保健、各地的饮茶习俗与茶的品饮艺术、客来敬茶的行为规范以及如何做到科学饮茶等。丰富多彩的内容与深入浅出的讲授，受到浙江大学玉泉校区、西溪校区、紫金港校区和宁波理工学院大学生的欢迎，选课者十分踊跃。同学们迫切期望有一本综合性的、较全面介绍茶学基本知识的教材。

由浙江大学茶学系周巨根同志和中国农业科学院茶叶研究所朱永兴同志主编的《茶学概论》一书，以全体作者的智慧，集思广益，广泛搜集和总结了大量科研文献资料，并以简练的语言和浅显的表述，全面介绍了茶学知识的各主要方面。通过该书的学习，既可拓展知识面，提高当代大学生和读者们的科技素养，又能初步掌握一门实用技术，为今后择业就业、学科交叉开拓新领域。因此，该书作为非茶学专业同学系统学习茶叶知识的教材是比较适宜的。

《茶学概论》资料丰富，内容翔实，表述深入浅出，是一本具有较高水平和实用价值的普及性茶学教科书。

我深信，该书的出版问世，必将为普及茶学知识作出应有的贡献！

刘祖生

2007 年 6 月于杭州

目　　次

第一章　绪　论

第一节　茶学的发展及范畴

一、茶学的形成和发展

古书《神农本草经》中有记载："神农尝百草，日遇七十二毒，得荼而解之"，这是迄今发现的关于茶的最早文字记载。此处的"荼"是"茶"字的古代异体字，指的就是茶。也就是说，在公元前的神农时代人们就发现茶有解毒的功效，并加以了利用。《神农本草经》成书于西汉，在东汉曾做过修订。该书作者以神农尝百草的神话故事方式，把当时人们对植物的药用知识进行系统整理并汇编成一本药物书籍。这说明中华民族在远古史前阶段就已经有了对茶的认识和利用，在其后的漫长岁月中，茶从药用到食用再到饮用，逐渐转变为人们普遍喜爱的饮料。这一时期是茶知识的最初积累阶段，也可以认为是茶学知识体系形成的起源。

随着人们对茶树利用经验的不断积累，有关茶的知识不断丰富，发展到唐代，一位名叫陆羽（公元 733～804 年）的学者（图 1-1），于公元 8 世纪 60 年代至 70 年代撰写了世界上第一部茶学专著《茶经》（图 1-2）。这标志着茶知识系统化的开始，从此茶学学科的雏形已经形成。《茶经》共分十章，对茶的栽培、采制、制造、煎煮、饮用的基本知识，对迄至唐代的茶叶的历史、产地，乃至对茶的栽培、加工、饮用、功效等都做了简述，这些阐述迄今还有重要参考价值，其学术研究价值更是为中外茶学学者所关注，陆羽本人也因此书而被世人誉为"茶圣"。近年来，日、英、美、法的学者已将该书译成日、英、法等国文字进行研究。

在陆羽《茶经》成书后的一千余年中，茶学研究虽然时快时慢，但也得到了较大的发展，不少学者文人不

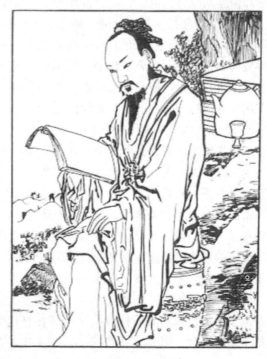

图 1-1　陆羽画像

1

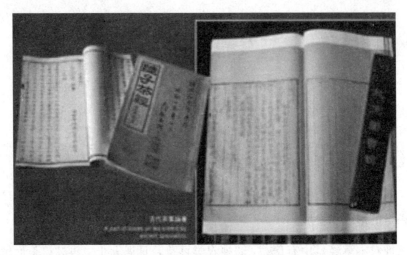

图 1-2　世界上第一部茶叶专著：陆羽著《茶经》

断总结茶叶生产、加工、保健等各个方面的进展，编印的茶书多达百余种，使茶树的品种选择、栽培技术和管理方式等方面水平越来越高。茶叶的加工越来越精致，茶叶种类也越来越多。饮茶方式和饮茶习俗也在不断发展变化，不论是社会精英阶层，还是普通百姓，饮茶已经成为了生活中必不可少的一个部分，同时饮茶也成为人际交流、修身养性一种重要方式。对水的要求、对茶具的选择、对环境的布置也逐渐有了一定的规范。在茶叶的医药保健功能方面也有较多的发展和总结，有数以千计的含茶中药方剂和保健茶配方问世，有超过百种的中医著作中涉及茶的知识。

20世纪30年代，美国威廉·乌克斯（Wiliam H. Ukers）撰写了《茶叶全书》（All About Tea），内容包括茶的历史、生产技术、科学研究、经济贸易和品饮艺术等，是当时较为难得的茶学专著。该书系统总结了19世纪后期和20世纪初世界茶叶产销情况和科学研究成果，使茶学水平有了明显提高。由于该书以英文版面世，所以对茶在欧美国家的流行与推广起了较大的作用。

20世纪50年代以后，中国的一些农业高等院校纷纷开设茶叶专业（或系），还有许多中专学校等也开设茶叶专业，从而极大地调动了茶叶科技工作者的科学创造热情，使茶学学科快速发展，逐步形成了各具特色的分支学科，例如：茶树栽培学、茶树遗传育种学、茶树栽培生理与生态学、茶树保护、茶叶加工学、茶叶机械、茶叶生物化学、茶的综合利用、茶药学、茶叶经营管理学、茶叶贸易学、茶叶通史、茶文化学等。数十年来，中国茶学研究成果卓著。在茶树栽培上，普遍改丛栽为条栽密植，研究出快速成园的矮化密植速生栽培技术和理论依据；育成一大批高产、优质、多抗的国家级茶树新品种，并普遍推广了无性繁殖技术，极大地提高了茶园良种化的比例，加速了茶园良种化的进程；在茶叶加工上实现了大宗红、绿茶加工的全程机械化，探明了茶叶品质形成机理和品质检验技术；茶在日用化工、食品、建材等领域的综合利用也取得了重大突破。另外、在茶医学、茶文化、茶叶经济贸易、茶的经营管理、茶产业等领域也取得可喜进展。

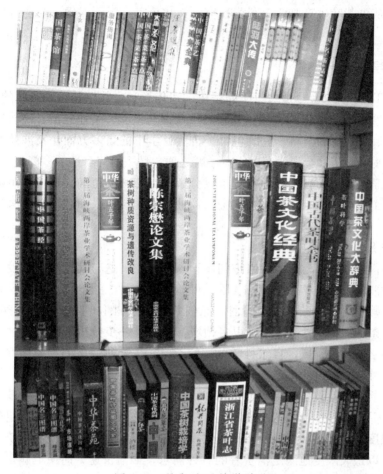

图 1-3　现代重要茶学著作

　　专业辞书、杂志的出版对学科建设具有突出的贡献和意义，也是衡量一门学科成熟与否的重要标志。1988 年出版了《中国农业百科全书、茶叶卷》；1992 年《中国茶经》问世；此外还有《中国茶学辞典》、《中国茶叶大词典》等茶学巨著的陆续出版。这些重量级茶学著作凝聚了数百位中国一流茶学学者专家的集体智慧和辛勤劳动，他们系统而全面地总结了茶学各分支学科的最新研究成果，标志着茶学学科已进入一个崭新的发展阶段。特别是在 20 世纪五六十年代，诞生了中国第一批茶专业学术期刊，例如《茶叶》、《茶叶科学》等。此后又有数十种茶专业科技期刊陆续面世，这些茶专业科技期刊的出现标志着茶学科已真正进入了现代发展阶段。

　　茶学已作为二级学科在我国高等院校中存在多年，1986 年浙江农业大学茶学系（现浙江大学茶学系）成为我国的第一个茶学博士授予点，1989 年又经国家教委批准成为我国茶学界的第一个也是至今唯一的一个国家级重点学科。到 2009 年底，我国已有57 所高等院校（研究所）、职业技术学院和中专设有与茶学科相关的多种专业，包括职业技术教育、中等专业教育、高等专业教育等多个层次，具备博士、硕士、本科、大专及中专等完整系列的培养能力。同时还设立了国家级、省级、地市级等的茶叶研究所数十所,从事茶叶生产加工、科学研究、文化传播、医药保健、经济贸易等方面的研究。

二、茶学的范畴

茶学(Tea Science),是一门研究茶树的遗传育种、栽培技艺、茶叶的加工方法、生理生化、茶生产与加工的机械、茶叶品质审评与检验、茶业经济、经营管理、商贸流通、历史和文化等的学科。它既包含了自然科学中的诸多方面,又涉及经济贸易领域,还在历史文化等社会科学范畴占有一席之地,是一门综合性的多门类交叉的学科。就其涉及的学科领域而言,茶学首先可以分解为自然科学范畴、经济学范畴、社会科学范畴这三个方面,包括了农业、工业、商业、文化、音乐和艺术以及医学保健等各个学科。

1. 茶学的自然科学范畴

在自然科学的学科分类中,茶被归属于农学类中,这与其他农作物没有什么本质的区别。它涉及茶树种植、茶叶加工、茶叶检测与审评、茶的综合利用、茶医药和保健等方面,其下可包含茶树遗传育种、茶树栽培、茶树生理生化、茶树病虫害防治、茶叶机械、茶叶加工、食品卫生等很多领域。如果进一步分析和推论下去,茶学几乎涉及自然科学的各个领域。自然科学范畴的茶学,主要研究茶的物质属性,它为茶的经济属性和社会文化属性奠定了物质基础。

茶的物质属性,包括许多方面,例如:如何利用现代植物育种科学技术来改良茶树的产量、品质和抗性;如何改进农艺措施,使茶农在一定的时期和一定的栽培面积里,最大限度地收获茶叶原料;如何利用现代工业技术和自动化控制系统来做出优质的茶产品,以最大限度地满足消费者的各种需求;如何快速、简便地鉴定茶叶品质的优劣等。

茶学的自然科学范畴主要涉及以下领域:

茶树资源利用与品种改良方面。从茶树品种资源及其遗传特性看主要有这样一些内容:①茶树起源、进化、分类、遗传和变异,茶树育种原始材料的收集保存;②茶树引种、系统选种、杂交育种、倍数体育种和辐射育种等育种技术和方法;③良种繁育方法、茶树良种标准、种苗检疫和品种区划;④茶树育种程序;⑤生物技术在茶树育种中的应用进展。

茶树栽培技术方面。主要包括:①茶树栽培历史及其演变过程,茶树栽培向世界各国的传播;现代中国在茶树栽培及茶叶生产上所取得的成就和基本经验;我国茶区的地理分布,以及各茶区的自然条件及其特点,适宜栽培的茶树品种及相应的栽培管理技术和茶叶加工技术等;世界茶区分布情况及各主要产茶国的生产概况。②根据国内外现有资料,系统归纳、阐明茶树栽培的生物学基础和茶园生态问题;简述茶树在植物学上的分类、学名等基本概念;介绍茶树外部形态特征与内部结构,论述茶树生物学特性等,并随着茶园生态研究的深入,讨论气象要素、土壤条件、生物因子与茶树生育的关系。③实用栽培技术措施。首先是各种繁殖方法,着重于扦插繁殖和种子繁殖两个方面,内容包括如何加速繁殖、培育壮苗等。其次阐述新茶园的建立,包括

4

园地选择、规划、垦殖和茶树种植技术，强调生态茶园的建设标准和设置防护林、遮阴树的意义与方法等。栽培管理技术大体上可分树冠管理和土壤管理两个方面。前者包括应用剪采技术，培养和改造树冠，塑造持续高产的树型和茶树自然灾害的防治等。后者包括施肥、土壤耕作、灌溉等。茶树管理和土壤管理两者是相互作用、相互促进的。④在设施栽培方面的内容有：大棚覆盖技术，茶树水培技术，人工控制生态条件的工厂化育苗和栽培技术等。⑤茶园生产可持续发展的概念，以及相应的技术和理论。

茶叶机械方面。这方面内容主要包括茶叶初制加工机械、精制加工机械和茶园作业机械三个方面。重点阐述它们的工作原理、机械结构、性能特点及使用、维护方面的内容。这里也涉及茶叶生产（如茶叶深度加工）的其他相关专业的基础知识（如浸提、萃取、浓缩等）。这方面的知识，使我们能对茶叶规模生产必需实施机械化有明确的认识，能清晰地了解茶叶生产机械的工作原理、机械结构、性能特点并能熟练地掌握选型和使用方法，能进行一般性茶厂的设计和安装，掌握茶叶机械化生产的系统知识。

茶叶加工工艺规程方面。主要包括中国茶叶加工技术的发展史；国内外茶叶加工理论和技术发展动态；红茶、绿茶、乌龙茶、白茶、黄茶、黑茶和速溶茶等各类茶叶的加工技术，并从机理上认识各种茶类品质形成的原因及影响品质形成的主要因子。

茶叶审评与品质检验方面。随着市场经济的不断深入与发展，茶叶的商品特性更为突出，茶叶品质鉴定与质量判别的技术在茶叶商品交易过程与科研工作中显得越来越重要。这方面的内容主要包括：评茶基础知识，各类茶的品质特征，茶叶的标准样，茶叶感官审评的项目、因子及评茶计价法，我国茶叶法定检验的内容、方法和标准等。这些内容，能使我们了解我国丰富多姿的茶叶种类和各类茶叶主要的品种特征及其成因，茶叶的国际标准和各出口、进口国茶叶的检验标准，以及理化检验茶叶品质的方法。

茶的综合利用方面。茶的综合利用是以茶叶科学、化学和物理学为基础，并与医学、药理学、营养学、生物化学、微生物学、食品工程、化学工程、动物养殖学及环境科学等紧密相联的一门应用型学科。主要涉及茶学专业与药理学、营养学、环境工程学、日用化工等领域相结合而取得的一系列科研成果和相关知识。这些内容说明：茶不仅是一种饮品，而且在医学、药理学、日用化工、水产养殖和建筑材料等方面也有广阔的应用前景。

2. 茶学的经济学范畴

如今，茶叶经营、消费及其他茶事活动已经成为对国民经济和全球经济都有影响的行为，其经济属性不容忽视。从经济学范畴考察，茶学至少涉及这样一些内容：茶企业的经营管理、茶业经济、商贸流通、茶技术经济、茶叶外贸经营、茶馆经营等。这方面的内容称之为茶经营学，主要研究茶生产、流通、消费及相关茶事活动的经济规律。

茶学的经济学范畴随着茶叶生产的发展而逐渐成为茶学研究领域的一个重要组成部分。这部分涵盖的内容很多，如茶叶相关企业如何进行有效的生产管理、物资管理、设备管理、劳动管理、成本管理、财务管理、质量管理，以及制定合适的经营目标、经营思想、经营策略、经营方针、经营计划等。要充分了解各地的不同消费心理和消费习惯、消费模式的流行和变化趋势，对市场进行细分。研究茶叶包装技术和设计，开展茶叶品牌建设，掌握茶叶消费的地域特点，做好广告宣传，搞好公共关系，使企业的外部信息和内部各生产要素合理组合，以获取最佳的经济效益和社会效益。

茶业经营管理方面。茶业经营管理是在茶叶企业生产经营活动的管理实践中形成和发展起来的一门管理科学知识，属企业管理学的范畴。它从管理科学的基础知识、管理理论的产生、发展，以及管理的一般原理和方法着手，对我国茶叶经济管理的概要、茶叶生产区划和茶叶生产力布局进行总结，使我们对我国茶叶经济管理的演变以及茶叶生产的历史和现状有清晰的认识。该学科主要系统介绍茶叶企业经营管理活动中的信息管理、经营决策、计划与合同管理、组织管理、人力管理、指挥与控制、技术管理与新产品开发、生产管理、设备与物资管理、质量管理、销售管理、财务管理、价值工程等理论与方法。

茶叶贸易方面。根据茶叶商品的特点，结合相关的经济贸易知识，分析探讨茶叶贸易的现状及今后的发展趋势，介绍茶叶企业的市场营销策略、茶叶贸易实务等。内容主要有：①茶叶贸易简史，包括国内贸易和对外贸易发展的历史，侧重介绍茶叶对外贸易史；②世界茶叶产销现状及今后的发展趋势，茶叶贸易的市场营销学原理，茶叶市场调查及预测方法；③茶叶贸易理论，侧重介绍有关国际贸易和域际贸易的学说、当前国际贸易体系和各种政策措施等；④茶叶贸易实务，包括商品贸易的六大交易条件、交易合同的签订和履行、各种常用贸易方式和主要业务手续等。

金融学方面。金融是现代经济的核心，现代金融业已渗透到社会经济生活的方方面面，茶业经济发展到现在，也与金融业密不可分。这方面的内容主要有：①现代货币金融的基本概念、基本理论，如货币流通规律，现代金融业的组织结构，中央银行、商业银行的性质和特点，金融市场的运作机制等；②各种基本的金融业务，包括存贷款等间接融资业务、股票、债券等直接融资业务、转账结算等中间业务；③国际金融概述，主要介绍有关国际收支、外汇汇率等方面的基本概念、基本原理。

市场营销方面。内容主要有：市场营销核心理论及其由来，市场营销学理论应用于实践的前提及手段，市场营销实践的策略和具体运用。具体可分为：市场营销理论的由来、发展与完善及应用范围，市场环境分析、购买行为分析，市场调查、细分、选择和定位，产品、价格、渠道和促销等策略。

3. 茶学的社会科学范畴

经过四五千年发展，茶已成为一种文化，一种社会和人文现象；茶不仅满足人们的物质需求，它还更多地满足人们的精神诉求。随着经济的发展和社会的进步，茶的社会属性正越来越受到人们的重视。

20 世纪末以来，茶文化逐渐形成了一个专门的学科分支，开始进入高等院校的教育体系。目前已经有一些高等院校将其设为一门专业，例如：西南农业大学食品科学学院于 1996 年、浙江树人大学于 2003 年 8 月开始正式开设茶文化学三年制专科专业。全国首家茶业高等职业教育的专科性大学天福茶职业技术学院，也开设了茶文化专业，并于 2007 年开始招生。浙江林学院最近也设立了一个茶文化学院。全国各地的茶文化研究机构和培训活动也越来越多，并日趋国际化。这些机构的设立，标志着茶学在社会科学领域的长足进展。

茶学的社会科学范畴主要涉及以下领域：

（1）茶艺方面。从社会行为学角度，对饮茶的技术、形式、制度、思想进行系统的总结，内容可包含茶艺、茶道、茶俗等。

（2）茶的历史方面。对饮茶文化及种茶制茶的历史及其相关史料进行搜集、整理和研究，其内容可涉及茶的考古与历史、制茶、饮茶等的历史发展进程及其文化遗存，等等。

（3）茶的文学艺术方面。五千多年的中华文明史，创造了灿烂的文化，积淀了浩瀚的文学艺术宝藏，其中有许多以茶为主题的文学艺术，它们是我国茶文化的重要组成部分。这方面的内容主要涉及茶与文学、茶与诗词对联、茶与音乐舞蹈、茶与绘画雕塑等。

茶的宗教、哲学方面。在中国传统文化中，含有大量茶的内容，中国的儒家思想，中国的佛教、道教等宗教文化也与茶有深厚的渊源，进而上升到哲学层面，许多哲学思想和中国传统文化中茶依然是不可或缺的元素之一。茶与宗教、哲学的关系是茶文化内容的重要组成部分。

4. 三者之间的相互关系

茶学的自然科学范畴、经济学范畴、社会科学范畴三者之间相互关联，密不可分。茶学的自然科学范畴是后两者的物质基础，其经济学范畴则为茶学的发展提供了经济和社会动力，社会科学范畴则是茶学发展的高级状态。茶学的经济学范畴与文化学范畴之间的关系表现得更为直观。例如，茶文化的弘扬，促进了茶叶消费量的增长，拓宽了茶叶市场空间，同时还带动相关产业，如茶具、民间工艺、茶文化旅游等。茶文化更是中国传统文化的组成部分，茶文化的弘扬与发展，提升了中国茶业的发展层次，使茶产业在更高水平上得到进步，从而将茶学学科提升到一个新水平和新境界。

第二节　课程目的与教学方法

一、课程概况

为了掌握学习方向，激发学习兴趣，需要明确该课程的教学目的。简单说来，可以从以下几方面来阐述学习《茶学概论》课程的概况和学习的意义。

（一）中国是茶的故乡

作为茶树的原产地，世界各国的茶叶生产和茶文化均直接或间接源于中国。在数千年的茶业发展过程中，人们在茶的栽培、加工、贸易以及对茶资源的深度开发利用、茶文化内涵的演化和运用等方面均积累了十分丰富的经验。饮茶已经成为许多人生活中必不可少的一个部分，也是中国传统文化的一个重要组成部分。饮茶不仅能满足生理上的需要，同时还能修身养性、培养良好的道德情操。对此，我们有必要对茶叶有足够的了解，而本课程是我们全面了解茶学概况的一条高效、便捷的途径。

（二）茶是 21 世纪的饮料之王

在 20 世纪，茶与咖啡、可可齐名，被誉为世界性的三大饮料。随着科学的发展和研究的深入，人们已经发现饮茶在保健等方面的效果要明显优于喝咖啡，喝茶几乎没有副作用。中国、印度、日本、美国、荷兰、英国等国科学家的研究结果证明，茶可以治疗痢疾，防龋齿，降血脂，治疗糖尿病，预防肝炎，防癌抗癌，防治辐射损伤，治疗高血压等。这正如唐代著名药学家陈藏器所著《本草拾遗》中说："诸药为各病之药，茶为万病之药。"著名药学家李时珍在《本草纲目》中全面地总结了茶的功效："茶苦而寒，最能降火。火为百病之源，火降则上清矣。"

随着人们对茶的营养价值和药用功能的认识和发现，有专家预言：茶将成为 21 世纪的饮料之王。美国可口可乐的专家也认为：茶会成为 21 世纪人们最喜爱的饮料。学习《茶学概论》，可以使我们更加科学地认识茶，合理地饮茶，也为我们今后的茶叶消费或从事涉茶事业提供理论指导。

（三）茶业被列为国家重点发展产业

作为一个产业，茶业在中国古代占有重要的地位。与国外的茶叶贸易促进了中外交流，而与边疆少数民族的茶叶交易则对各民族和谐发展起到了重要的作用。为了推进经济结构的战略性调整，促进产业升级，提高竞争力，20 世纪末中国政府曾提出了"面向 21 世纪如何振兴中华、快速发展中国经济"的问题。为此还组织了有关部委和行业的专家学者进行了为期数年的论证。最后，经国务院批准，在 2000 年修订颁布了《当前国家重点鼓励发展的产业、产品和技术目录》，共有 28 个领域，526 种产品位列其中，茶就是其中之一。学习《茶学概论》可以为我们今后从事茶产业做好基础知识的准备。

（四）国际友人学习茶科学和中华茶文化的兴趣日渐浓厚

早在 20 世纪 60 年代初中国就开始接收来自前苏联、越南等国的留学生。浙江大学茶学系（原浙江农业大学茶叶系）是茶学学科最早接收国外留学生的单位之一。20 世纪 80 年代改革开放以来，浙江大学又被国家教委定为重点接收外国留学生单位，先后接收过来自日本、法国、韩国、肯尼亚等国家的留学生数十人，开办过 20 多期韩国茶友"中华茶文化培训班"、"评茶员培训班"等，共培训学员 500 余人。目前，仅在浙江大学茶学系，就有进修生、本科生、硕士生、博士生等各层次外国留学生数十人。其他单位接受的国外学员、交流专家、合作研究等也与日俱增，例如中国茶叶学会、中国茶叶博物馆等单位，已经举办过数以百计的茶艺茶道培训班，其中有许多外国学员参加，中国茶叶学会还经常应邀到日本、韩国等地举办茶艺培训班。随着世界各国人民对茶、特别是对中国茶认识的不断加深，各国友人对学习中华茶科学的兴趣日益浓厚。《茶学概论》课程将会在推广中华茶文化中发挥一定的作用。

（五）多学科交叉，形成新的学科生长点

人类进入 21 世纪以来，科学技术突飞猛进、日新月异，已有越来越多的学科之间相互交叉，形成新的学科生长点。其他学科的学生通过对茶学知识的学习后，有可能通过学科交叉和综合，形成茶学科新的生长点。茶学学科横跨农业、工业、商贸、文化、医学和药学等各个领域，因而《茶学概论》课程是非茶学专业学生迅速了解茶学知识的一条捷径。

二、教学方法

《茶学概论》课程是一门在大学学习阶段为提高大学生综合素质而开设的公共选修课，是为茶学专业学生以外的其他各专业的学生了解茶学知识、进行学科交叉而设立的课程。因为是选修课，在教学过程中应尽量做到融科学性、系统性、趣味性于一体，把茶学知识深入浅出地介绍给同学．

（一）课堂教学

茶学是一门应用性自然科学，同学们除了应该学好课堂理论知识以外，还要多参加实验与实践课程的学习。理论联系实际，学好、学活茶学知识。任课教师在每章课堂教学中布置一些思考题，通过课堂提问、课堂讨论来活跃学习氛围，实现师生间的教学互动。

（二）实践教学

实践教学环节采用实验教学与茶厂、茶场、茶叶公司、茶叶博物馆等的实地参观实践相结合的模式。使同学们经过该课程的学习后，对茶学学科有相应的基本了解。

本课程将安排以下实验和参观实习：

1. 参观中国茶叶博物馆

中国茶叶博物馆坐落于风景秀丽的西子湖畔，龙井茶乡，占地约 3.7 公顷，建筑面积约 8000 平方米，于 1991 年 4 月正式对外开放，是我国唯一的以茶为主题的国家级专题博物馆。中国茶叶博物馆集文化展示、科普宣传、茶艺培训、科学研究、学术交流及品茗、餐饮、会务、休闲等功能于一体，由陈列大楼、中国国际茶文化交流中心、鸿渐阁、玉川楼、清风阁、七碗居、心茶亭等建筑组成。其中陈列大楼内设茶史、茶萃、茶事、茶具、茶缘、茶俗等六个展厅，形象勾勒出中国几千年茶叶文明的历史轨迹，细致生动地反映了源远流长的中华文化。

茶是中国对人类、对世界文明所做的重要贡献之一。中国是茶树的原产地，是最早发现和利用茶叶的国家。茶叶和茶文化是由茶的饮用开始的。几千年来，随着饮茶风习不断深入中国人民的生活，茶文化在我国悠久的民族文化长河中不断丰富和发展着，成为东方传统文化的瑰宝。近代，中华茶文化又以其独特的风采，丰富了世界文化。

2. 茶类识别

通过在茶叶审评实验室对六大茶类、数百种中国名茶样品的实地观察和辨别，达到从外形和内质上能够区分红茶、绿茶、白茶、黄茶、青茶、黑茶等六大茶类的品质特征。

3. 茶树品种识别

我国是茶的原产国，茶树品种繁多，六大茶类均有其各自的适制品种。这些品种在外部形态特征上和芽叶的成分上都有明显的不同。通过观察茶树品种园的品种特征特性，掌握从树型、分枝结构、叶型、芽叶颜色、发芽迟早等方面来识别茶树品种的实用性本领。

4. 茶叶审评基础

迄今，在国际市场上所通行的茶叶品质审评方法仍然为感官审评，因为感官审评最为快速、简便。通过茶叶审评基础的实验，掌握茶叶品质感官审评的方法。从干看外形、湿评内质上来鉴别茶叶的外形、香气、汤色、滋味和叶底，以比较茶叶品质的好坏优劣。

5. 观看中华茶文化录像

由于我国茶叶种类繁多，自古名山大川出名茶，加上我国幅员辽阔，每种茶的生产若要进行实地参观会有难度。因此，给同学们观看《龙井茶的制作》、《潮州工夫茶》、《茶马古道》、《云南普洱茶》、《祁门红茶》、《品茶艺术》、《中华茶文化》等录像，即可节约教学成本又能达到身临其境的效果，增加感性认识。

6. 参观茶叶生产单位

为了加深印象，增强理论教学的效果，可以就近安排参观大型茶场、大型茶叶初制厂、大型现代化茶叶精制厂等，使同学们对茶叶生产过程和工艺措施有一个直观的认识。

7. 调查访问茶叶进出口公司

目前我国的茶叶产量，有三分之一为出口，三分之二供应内销。因此，布置同学们去调查访问茶叶进出口公司可以对我国的茶叶销售有一个大致的了解。这对于那些学习国际贸易和市场营销专业的学生是很有帮助的。

总而言之，通过对本门课程的学习，然后结合各个学科的专业知识，并通过查阅大量的课外学习资料，不断吸取新成果、新经验，就可以写出有创意的课程论文。对各学科的交叉发展、提高大学生的综合素质是有益的。

思考题：

1. 有关茶的最早文字记载出于何处？
2. 茶学知识体系主要包括哪些方面？
3. 从古至今重要的茶叶著作有哪些？
4. 茶学包含哪几个方面的范畴？它们之间的相互关系是什么？
5. 大学生为什么应该选修《茶学概论》课程？
6. 应该如何学好《茶学概论》这门课程？

第二章　茶的起源与传播

茶树原产于中国西南部山区，茶的最早利用可追溯到四千多年前的远古时期，中国是茶的故乡。茶从药用、食用到饮用，如今已成为人们日常生活的必需品，正如俗话所说："早晨开门七件事，柴米油盐酱醋茶"。现今世界各国的饮茶方法、种茶技术、制茶工艺，均或早或迟、或直接或间接地来源于中国。

第一节　茶的起源

中国是最早发现和利用茶树的国家，被称为茶的祖国。文字记载表明，我们的祖先在4700多年前已经开始栽培和利用茶树。如今，茶作为饮料，并成为举国之饮，早已为人们所熟知；茶作为一种延年益寿、防病治病的药材，也早已应用于临床实践。因此，中国被公认为是世界茶叶的故乡。

茶树原产于中国，这是自古以来一向为世人所公认的事实。但当1824年入侵印度的英军少校Bruce在中印边界的阿萨姆省的萨地亚（Sadiya）地区发现一株13.1米高的野生茶树，1833年Bruce的兄弟又在锡比萨加（Sibisagar）发现了成片的野生茶树后，国外学者中有人就对中国是茶树原产地提出了异议，并在国际学术界引发了争论。100多年来经过国内外学者的长期实地考察和科学研究，如今绝大多数学者认为茶树原产于中国的云贵川高原，其主要依据如下。

一、云贵高原是山茶科植物的分布中心

茶树是山茶科、山茶属中的一个种，据古生物学研究，山茶科中大多数植物起源于第三纪，距今约有6500万年，后来由于冰川的侵袭，许多山茶科植物被毁灭，而中国的云贵高原大部分地区未遭冰川覆盖，因此，保留了许多古代植物。目前世界上所发现的山茶科植物共有24属，380余种，而中国就有15属，260余种，且大部分分布在云南、贵州和四川一带。从茶树种内资源来看，云贵高原也是最为丰富的。根据"物种起源学说"，许多属的起源中心在某一个地区集中，即表明该地区是这一植物区系的起源中心。山茶科、山茶属植物在中国西南地区的高度集中，这有力地证明，中国西南地区就是山茶属植物的起源中心，也为云贵高原作为茶树原产地提供了植物起源中心方面的依据。

二、云贵高原发现大量野生大茶树

研究证明，生产上普遍栽培的灌木型茶树是由乔木型大茶树进化而来的，所以野

生乔木型茶树的分布也是茶树原产地的重要依据之一。关于乔木型野生大茶树的分布，早在唐代陆羽所著的《茶经》中就有明确的记载："茶者、南方之佳木也，一尺、二尺、乃至数十尺"。这比 Bruce 在印度发现乔木型野生大茶树要早 1065 年。

20 世纪 50 年代以来，中国学者通过大量实地调查，在云贵高原发现了许多野生大茶树（图 2-1）。现今的资料业已表明，中国有 10 个省区 198 处发现野生大茶树，其中在云南的一株，树龄已达 1700 年左右。仅是云南省树干直径达一米以上的野生大茶树就有 10 多株。有的地区，野生茶树群落甚至多达数千亩。所以自古至今，中国已发现的野生大茶树，时间之早，树体之大，数量之多，分布之广，性状之异，堪称世界之最。此外，又经考证，印度发现的野生茶树与从中国引入印度的茶树同属中国茶树之变种。

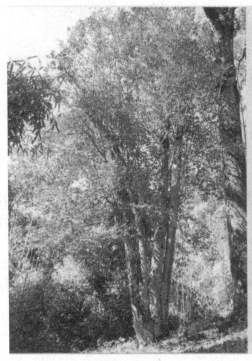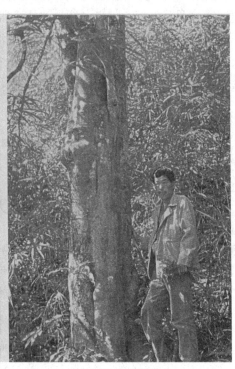

云南巴达大茶树 广西巴平大茶树

图 2-1　中国现存的野生大茶树

注：图片来源：《中国茶经》

三、云贵高原野生茶树的生化特性属于原始类型

儿茶素是茶树体内多酚类化合物的主要组成部分，合成大量儿茶素是茶树新陈代谢的主要特征之一。科学研究业已证明：茶叶中的儿茶素总量受外界环境条件和栽培措施的影响很大，但儿茶素组成的比例是相当稳定的。儿茶素可分为简单儿茶素和复杂儿茶素两大类，复杂儿茶素是在简单儿茶素的基础上演化而来的。凡是简单儿茶素比例大的茶树属于原始类型，复杂儿茶素比例大的茶树属于进化类型。而云贵高原的野生大茶树正属于原始类型。

四、云贵高原发现茶籽化石

化石是研究物种起源最重要的依据之一。在 1981 年，贵州省茶科所的刘其志等在贵州省普安、晴龙两县交界处首次发现了茶籽化石。经专家鉴定，该化石为四球茶，地质年代在第三纪与第四纪之间，距今约 6500 万年到 250 万年之间，这一重大发现对研究茶的起源具有极其重要的科学价值。

五、茶树学名及一些国家对茶的称呼都与中国有关

瑞典植物学家、植物分类与命名原则的奠基人林奈，为茶树定的最早学名就是 Chea Sinensis，其含义即是"中国茶树"。还有许多国家对茶的称呼也都来自中国的"茶"字，如英语中的茶为 Tea，这就是茶字的粤语发音，法文中茶字作 Thé，德文中作 Thee 或 Tee，俄文中作 чай，西班牙语中作 Cha，这些都译自我国茶字的各种地方发音。

六、迄今考古发现的最早茶具在中国

有关茶的考古发现也佐证了茶源自中国的观点。在浙江上虞出土的汉代陶土茶碗是迄今世界上发现的最早茶具，1987 年陕西省扶风县法门寺地宫出土的 1100 多年前唐僖宗供奉的宫廷金银器茶具，是迄今世界上发现的最精美的古代茶具。

上述六方面的事实证明，中国是茶树的原产地，同时也是茶文化的发祥地。

13

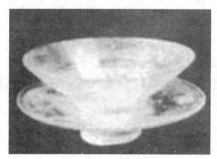

素面淡黄色琉璃茶盏、茶托

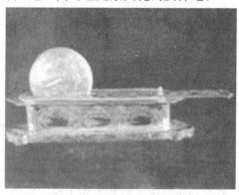

鎏金鸿雁纹银茶槽子及鎏金团花银碢轴

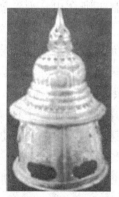

生火煮茶用的壶门高圈足座银风炉

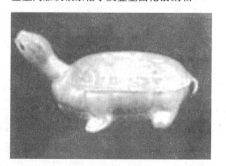

储放茶叶用的鎏金银龟

图 2-2　出土的古代精美茶具

注：图片来源：《中国茶经》

第二节 茶 的 传 播

丝绸、茶叶、瓷器是中国早期出口贸易的三大传统商品。引起世界史学家们关注的"丝绸之路",在历史上是沟通东西方文明的桥梁和纽带,对世界人类的文明作出了意义深远的贡献。其实"丝绸之路"还包括了丝绸以外的"茶叶"等商品。据史料记载:自17世纪后期至19世纪后期的200年间,中国出口的茶叶几乎垄断整个国际茶叶市场。当时中国出口茶叶的价值占全国各类出口商品总值的50%以上。所以,"丝绸之路"或许应改称为"丝茶之路",更符合当时的历史事实。

一、茶在国内的传播

中国在远古时期就已发现和利用茶树。西汉时期的《神农本草经》上有"神农尝百草,日遇七十二毒,得茶而解之"的记载,说明在公元前2737～2697年间,神农氏就发现了茶的药用价值。现代科学研究业已证明,中国的云贵高原为茶树的原产地。云南的西双版纳,傣语是孔雀的故乡,传说美丽的孔雀公主曾经在此播下金黄的五谷和芳香的茶叶,至今这里仍然是中国的产粮和产茶区。

茶树是怎样从其原产地向其他地区传播的呢?经史学家们的研究认为:茶树的传播与当时的政治、经济、交通、自然条件等各种因素密切相关。

从生物学观点看,物种一般是顺着江河的流向而扩展、传播的。即从云南→四川→陕西→河南→安徽→湖北→湖南→浙江→福建→广东→广西→海南等地。

云南:云南是中国一些江河的发源地,云南的金沙江注入长江、西南盘江与其他河流汇合,最后形成珠江。云南江河的两岸,都蕴藏着丰富的野生茶树,成为驯化栽培茶树的主要基地。

四川:四川与云南接壤,位于茶树起源中心的边缘,种茶的历史最为悠久。据考证,人工栽培茶树始于巴蜀(今四川),距今已有三千余年的历史。秦朝(公元前221年)以前,当时四川的经济比较发达,饮茶之风盛行。秦朝时的蜀郡太守李冰亲自规划,在灌县修筑举世闻名的都江堰,治理岷江之水,灌溉千顷良田。为发展茶业创造了良好的条件。

陕西:自西周开始,陕西成为全国的政治中心,然而物产却不如四川丰富,开辟了川陕交通线路以后,茶种便随着频繁的交流,由四川传入陕西,在秦岭以南扎根生长。由于受寒流的阻隔,不能继续北移,便沿着汉水流域,渐渐移入河南。

另外,自春秋开始,中国在多次战乱中,人口几经迁徙,也促进了种茶技术和饮茶方法的传播。特别是秦朝统一中国后,四川与其他地区的经济联系不断加强,种茶技术和品茶方法继续向长江中下游扩展,很快呈现出茶叶生产的兴旺景象。

到了晋代南北朝(公元265～589年),茶树栽培已经传播到了安徽、湖北、湖南、浙江等地。

到了唐朝(公元618～907年),种茶已遍及长江、闽江、珠江流域。不过,当时各省的种茶面积不大,主要集中在佛教盛行的寺庙附近。

南北朝之后，为什么茶叶会那么迅速地发展呢？这是由于当时佛事盛行，提倡坐禅戒酒。而喝茶可以驱逐睡意，有助于佛家念经诵佛。故饮茶之风逐渐推广，茶成为一种商品，种茶事业也随之扩展。到了唐、宋以后，在江南各省、淮河流域、西南、华南地区种茶就较普遍了。随着工农业的发展，茶树栽培和茶叶加工技术均有大的进步。

茶叶在国内的传播还造就了著名的"茶马古道"。绵延穿行横断山脉的高山峡谷，贯穿于滇、川、藏"大三角"地带的一条神秘的古道，就是世界上地势最高的文明传播古道——"茶马古道"（图 2-3、图 2-4）。产自云南等地的茶叶沿此"茶马古道"被源源不断地输送到西藏等边缘地区，在进行茶马等商品交易的同时，也交流和传播着不同地区的文化。

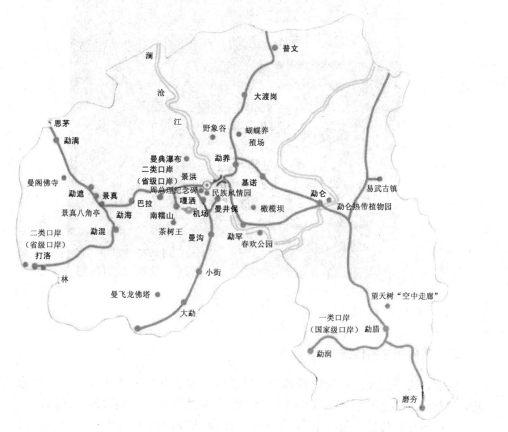

图 2-3　茶马古道路线图

茶马古道起源于唐宋时期。同当时藏民生活必需的茶叶一起而来的还有布匹、盐和日用器皿等商品，商队返回时则把大量骡马、毛皮、药材等物资带到内地。由于这种交易具有很强的互补性，便逐渐形成了稳定的"茶马互市"。茶叶经由"茶马古道"到达拉萨后，一部分还经喜马拉雅山口运往印度加尔各答，进而大量行销欧亚各国，使得它逐渐成为一条国际商道。

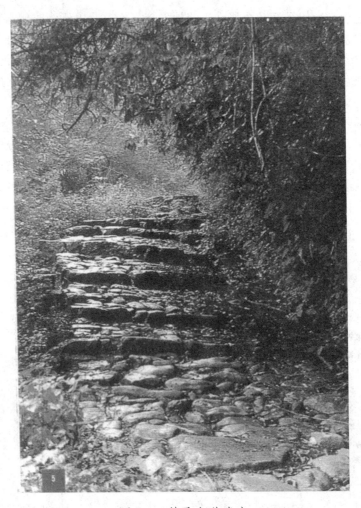

图 2-4　茶马古道遗迹

二、茶向国外的传播

当前，饮茶之风已遍及世界各国，种茶的国家也达到六十余个，这些国家的饮茶风俗和茶种，都是通过陆、海的"茶叶之路"，从中国直接或间接地传入的。

茶向国外的传播，最早从汉代开始，迄今已有约两千多年的历史。唐代（公元618～907年），大批日本僧人到中国留学。公元805年日本高僧最澄禅师到浙江天台的国清寺学佛，回日本时带去了茶籽种于日本的滋贺县，为日本种茶之始。南宋时（约1191年）日本高僧荣西禅师两度来华，又带回茶籽，并著《吃茶养生记》一书，这是日本的第一部茶书，荣西被尊为"日本茶祖"。与此同时，中国的"茶宴"、"茶礼"等茶文化活动，也陆续传入日本，逐渐发展成为独特的日本"茶道"，流传至今，经久不衰。

中国向其他国家传播茶叶的历史也可追溯到唐代。当时的阿拉伯商人通过"丝绸之路"来中国购买丝绸、茶叶和瓷器，远销波斯（今伊朗）等国家。

1271 年罗马人马可波罗（Marco Polo）来中国，在元朝为官 17 年，回国时带回了茶叶。另外，通过"茶马交易"，茶叶进入蒙古、新疆再辗转到中亚西亚、西伯利亚。1567 年哈萨克人把中国的茶叶传入俄国。1833 年俄国从湖北羊楼洞调运茶种，栽种于格鲁吉亚，成为欧洲的第一片茶园。明代，郑和七下西洋（公元 1405～1433 年），将茶叶传入南洋和波斯湾。茶于 16 世纪传入葡萄牙，17 世纪传入荷兰、英国、法国、德国、瑞典、西班牙等国，使饮茶之风传遍欧洲。

1600 年中国茶叶传入斯里兰卡，如今该国已经成为世界主要产茶国和茶叶输出国之一。

1731 年印度尼西亚从中国引入大量茶种，在爪哇和苏门答腊发展茶叶。1848 年英国的东印度公司派皇家植物园温室部主管伯特·福琼从中国带回茶苗 2 万株和茶籽 1.7 万粒，同时还带去 8 个中国制茶工人和茶农，从此印度的茶产业得以迅速发展，同时逐步占领英国 90％ 的茶叶市场，并形成了英国下午茶的生活习俗。

1785 年，美国有一艘"中国皇后号"商船，第一次从中国运回茶叶，获得暴利。此后，美国商人们纷纷从事茶叶贸易，使美国风行饮茶。后来，由于英国东印度公司垄断了美国的茶叶贸易，发生在波士顿港的倾茶事件成了引起美国独立战争的导火线（图 2-5）。

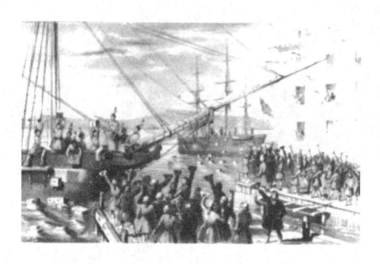

图 2-5　茶叶贸易引发美国独立战争

1825 年法国资本家在越南发展大规模茶场。

19 世纪 50 年代，英国利用殖民政策在非洲的肯尼亚、乌干达、坦桑尼亚等国发展茶园。

19 世纪末，日侨在南美的巴西设立茶场。

20 世纪 40 年代澳洲的塔斯马尼亚开始试种中国茶。

20 世纪中期，新中国成立以来，中国政府多次派专家分赴几内亚、马里、摩洛哥、巴基斯坦、阿尔及利亚等国，带去中国茶种，协助发展茶叶生产。这是中国茶大规模向世界传播的最近事例。

思考题：

1. 茶树起源于什么地方？
2. 从哪些方面可以证明中国是茶树的源产地？
3. 为什么说中国是茶的故乡？
4. 请简述茶叶在中国国内的传播途径。
5. 茶及茶文化是如何从中国向国外传播的？

第三章　茶产业概况

第一节　国内茶叶产销概况

一、产地

　　截至 2010 年末，中国现有茶园总面积达 201.2 万公顷，超过印度而居世界首位。茶区东起东经 122 度的台湾省东部海岸，西至东经 95 度的西藏自治区易贡，南自北纬 18 度的海南岛榆林，北到北纬 37 度的山东省荣城县。全国共有 21 个省（市、区）的九百多个县、市产茶。从地域气候、产茶种类、茶树品种等因素可以把中国的茶叶产地划分为四大茶区，它们是江南茶区、江北茶区、华南茶区和西南茶区。茶区的地域分布概况见图 3-1。

　　江北茶区位于长江中、下游北岸，包括河南、陕西、甘肃、山东等省和安徽、江

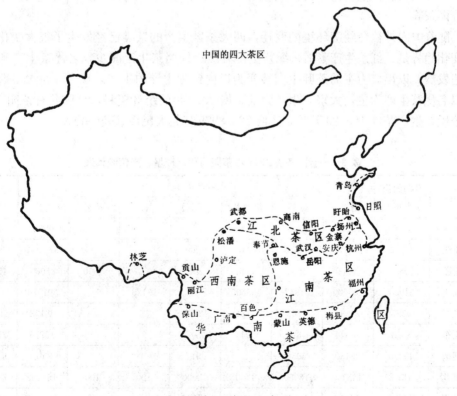

图 3-1　中国茶区分布图

苏、湖北三省的北部地区。该区年平均气温为 15℃～16℃，冬季最低气温一般为
－10℃左右。年降水量 700～1000 毫米，分布较不均匀。这一茶区的茶园主要分布在
皖北、苏北和鄂北地区，其他省产茶较少。由于气温较低，江北茶区只适宜中小叶种
茶树生长，主要生产绿茶，且绿茶品质较好。

江南茶区位于中国长江中、下游的南部，主要包括浙江、江西、湖南等省和皖南、
苏南、鄂南等地，是中国最主要的产茶区，茶叶年产量约占全国总产量的 2/3。该区气
候温和，四季分明；年平均气温为 15℃～18℃，冬季气温一般在－8℃；年降水量
1400～1600 毫米，春夏季雨水最多，占全年降水量的 60%～80%。这种气候十分适应
中小叶种茶树的生长。该区主要生产绿茶和各种名优茶，如西湖龙井、黄山毛峰、洞
庭碧螺春、君山银针、庐山云雾等；同时也有红茶、黑茶、花茶生产。

华南茶区位于中国南部，包括广东、广西、福建、台湾、海南等省（区）。这里除
闽北、粤北和桂北等少数地区外，年平均气温在 19℃～22℃，最低月（一月份）平均
气温为 7℃～14℃，茶树的年生长期长达 10 个月以上；年降水量为 1200～2000 毫米，
其中台湾省的年降水量可超过 2000 毫米。这样的气候适合所有类型的茶树生长。这里
主产红茶、乌龙茶、花茶和白茶等。

西南茶区地处我国的西南部，包括云南、贵州、四川三省以及西藏东南部。其中
的云贵高原是茶树原产地的中心地带，茶树品种资源丰富，是中国最古老的茶区。这
里地形复杂，海拔高低悬殊，气候差别很大，大部分地区均属亚热带季风气候，冬不
寒冷，夏不炎热。该区的生产茶类繁多，主要有红茶、绿茶、沱茶、紧压茶（砖茶）
和普洱茶等。

随着国内外社会经济环境的变迁，四大茶区生产的茶类已经发生了很大变化。主
要变化趋势是：红茶生产萎缩，绿茶生产升级；低档茶生产减少，名优茶生产和经济
飞速发展；以出口为主的茶叶生产转变为以内销为主导的生产。现在，在大多数茶区
都以名优茶生产为主，大宗茶生产为辅。据 2011 年的统计资料，全国共有茶园 220.7
万公顷，生产茶叶 155.29 万吨，产值 728.8979 亿元人民币（表 3-1）。

表 3-1　全国各省 2011 年茶园面积、产量、产值统计表

地区	茶园面积（万亩）	茶叶产量（t）							产值（万元）
		绿茶	红茶	乌龙茶	黑茶	白茶	黄茶	合计	
江苏	49.0	12242	2340	40				14622	201319
浙江	270.0	158400	1600	600	4500			165100	1060000
安徽	205.0	79100	4500	200	200		1000	85000	450000
福建	310.0	103000	21847	163600		13123		301570	1100000
江西	92.7	28634	4765	1724		55		35178	209665
山东	39.3	10644	39	94		2		10779	216374
河南	168.0	39430	6050	5	1190			46675	590500
湖北	343.0	135500	16000	1100	13000	300	100	166000	580000
湖南	149.2	55698	17240	600	31922	10	26	105496	426000

续表

地区	茶园面积（万亩）	茶叶产量（t）							产值（万元）
		绿茶	红茶	乌龙茶	黑茶	白茶	黄茶	合计	
广东	62.5	24600	2300	24400	4610	75	15	56000	190000
广西	102.6	22650	5600	750	8500			37500	152000
海南	1.0	451	67					518	3786
重庆	66.0	28650	4600					33250	65500
四川	348.6	136000	4300	610	29089		1	170000	820000
贵州	386.7	51312	909	62	502		5	52790	418827
云南	565.0	156766	30959	1226	55600	350		244901	551000
陕西	136.8	26600						26600	245348
甘肃	15.1	958						958	8660
合计	3310.5	1070635	123116	195011	149113	13915	1147	1552937	7288979

（资料来源：中国农业部种植业管理司，2012 年）

在四大茶区中，产茶最多的有浙江、福建、云南、四川、湖北、安徽、湖南、台湾等省。下面分别介绍各主要产茶省的产茶情况。

1. 浙江

浙江位于我国东部沿海，地处典型的亚热带季风气候区。气候特点是：四季分明，气温适中，光照较多，雨量丰沛，空气湿润，雨热季节变化同步，同时气象灾害也较多。浙江的年平均气温在 15～18℃，极端最高气温 43℃，极端最低气温－17.4℃；全省年平均雨量 980～2000 毫米，年平均日照时数 1710～2100 小时。这种气候条件使浙江成为中小叶种茶树的适宜区，传统的生产茶类为绿茶，其中以眉茶和珠茶为主，龙井、旗枪、烘青、大方次之，还有少量红茶生产。

目前浙江以扁茶型为主的名优绿茶（主要是龙井茶）产量不断提高，产量已经接近大宗茶的水平，而产值则大大超过大宗茶。据 2009 年的统计资料，浙江省共有茶园面积 20.02 万公顷，茶叶产量 15.52 万吨，茶叶产值达 88.4 亿元。在各类茶叶中，名优茶产量为 6.63 万吨，产值高达 78.43 亿元，占总产值的 88.7％。

浙江省生产的其他茶类有：

眉茶：根据产地分为杭绿（杭州）、遂绿（丽水、金华）、温绿（温州）三种。

珠茶：主要产区在绍兴和宁波，金华地区也有少量生产。

旗枪：传统的产地在杭州及附近地区，现在由于龙井茶知名度高，且价格和效益也大大高于旗枪，而两者在制作和外形上比较接近，所以现在市场上已基本见不到称为旗枪的茶叶。

烘青：集中在金华、丽水、杭州等地加工，主要作为熏制花茶的茶坯。

红茶：浙江产的红茶称浙红（亦叫越红），主要集中在绍兴、杭州两地加工。

此外，还生产各种地方名茶。

浙江省内主要销售眉茶、龙井、烘青、旗枪等，花茶和红茶也有少量销售。

2. 福建

福建属亚热带湿润季风区，气候温暖湿润，年平均气温在 15℃～22℃，极端最高气温为 43.2℃，极端最低气温－9.5℃，年平均降水量 800～1900mm。总体而言，气候与浙江类似，但平均气温要高于浙江，所以茶树以中叶种为主，有些地方也适合大叶种茶树。

生产的茶类较多，主要有红茶、青茶（乌龙茶）、烘青、花茶和白茶。福建的青茶按品质特征可分为闽北和闽南两个产区。福建所产的红茶称为"闽红"。白茶为福建所特有，主要白茶产品有：白毫银针、白牡丹、贡眉、寿眉等。

福建省内主要销售青茶，其次为红茶、绿茶和花茶。到 2009 年，福建省茶园面积达 19.333 万公顷，占全国的 10.36％，居第二位，茶叶总产 26.3 万吨，占全国的 20.55％，居全国第一。毛茶产值突破 80 亿元，茶叶主产区人均茶叶收入占农民人均年收入 30％以上。

3. 云南

云南地貌复杂，地势西北高东南低，气候类型多变。同一地区立体气候明显，包含寒、温、热带气候。全省气候干湿分明，干季从 10 月中下旬到 5 月中下旬，雨季从 5 月底至 10 月上中旬。年平均降雨量 1100 毫米左右，尤其以 6、7、8 三个月降雨量最多，约占全年降水量的 80％，雨量分布由北向东、南、西三面逐渐增加。这样的气候条件适宜各种类型的茶树生长，尤其适合大叶种茶树生长。

云南的茶树种植区主要分布在北纬 25 度以南哀牢山以西的怒江、澜沧江中下游两岸地带。可分为滇西、滇南、滇中、滇东北等四个茶区。此外，滇西北地区（包括丽江地区、怒江傈僳族自治州、迪庆藏族自治州等）也有少量茶园面积（占全省总面积的 0.16％，产量占 0.12％）。

云南省主要生产红茶（称为滇红）、绿茶、普洱茶、紧压茶、饼茶、沱茶等。省内主销绿茶、沱茶和红茶。

4. 四川

四川基本上是盆地，属亚热带气候。由于受地理纬度和地貌的影响，气候的地带性和垂直方向变化十分明显，东部和西部的差异很大。根据水、热和光照条件的差异，大致可分为三大气候区：四川盆地中亚热带湿润气候区、川西南山地亚热带半湿润气候区、川西北高山高原高寒气候区。茶树种植面积主要分布在前两个气候区内。

适宜种植的茶树类型为中小叶种，同时也有一些大叶种茶树存在。主产红茶、花茶、绿茶、康砖、金尖、方包、茯砖和沱茶。省内主销沱茶、花茶，其次为绿茶。四川也是我国茶树发源地之一，区内有野生大茶树分布。

5. 湖北

湖北省位位于长江中游、洞庭湖之北。地势西高东低，地形以山地丘陵为主。区内河流众多，主要有长江、汉水等，湖泊分布在江汉平原上，享有"千湖之省"的美誉。

湖北省地处亚热带湿润季风气候，特点是夏热多雨，冬寒干燥。全省大部分地区年降水量介于 800～1600 毫米之间，其分布趋势由南向北递减，鄂西南最多达 1400～

1600 毫米，鄂东南次之，鄂北、鄂西北最少。适宜种植的茶树类型主要是中小叶种。

到 2011 年湖北省的茶园面积已达 343 万亩，茶叶总产量在 16.6 万吨。该区主要生产红茶、黑茶、绿茶和花茶，其中名优茶产量超过三分之一，产值占 79%。省内销售以花茶、绿茶及名优茶为主。

6. 安徽

安徽地处亚热带季风气候区，茶树生长平稳，但有些地区的秋旱和冬季冻害比较明显。全省宜茶条件是山区比丘陵好，南部比北部好，西部比东部好。依地势、气候、土壤和茶树生产特点，分为黄山茶区、大别山茶区、江南丘陵茶区和江淮茶区等四个茶区。

安徽省主要生产红茶、绿茶及一些地方名茶。其红茶主要产于祁门地区，叫祁门红茶（简称祁红），是世界三大高香红茶之一。主产的绿茶品种有：屯绿（翕县、屯溪）、芜绿（芜湖）、舒绿（舒城）等。安徽生产的祁红、屯绿在国际市场上都享有很好的声誉。

产于安徽的名优茶，除了祁红和屯绿，还有黄山毛峰、太平猴魁、九华毛峰、六安瓜片、休宁松萝、黄山绿牡丹、霍山黄芽、涌溪火青、敬亭绿雪等。与浙江省的情况类似，这里的名优茶生产也已经产量近半，产值超半。

7. 湖南

湖南省属中亚热带气候区，适合中小叶种茶树生长。多数地区具有大陆性气候特点，季节性干旱发生概率较高。

这里主要生产绿茶、红茶和黑茶。湖南产的绿茶称为"湘绿"，产区主要集中在长沙、湘阴、湘潭等地。湖南产的红茶称为"湘红"，主要集中在安化、新化、平江、石门、桃源、涟源等地生产。湖南黑茶生产早期主要集中在安化地区，目前已扩大到桃江、沅江、汉寿、宁乡、益阳和临湘等地。由鲜叶加工成的黑毛茶，经过压制成为紧压茶（即砖茶）。湖南生产的砖茶主要有：白沙溪茶厂生产的黑砖茶和花砖茶，益阳茶厂生产的特制茯砖茶，安化茶厂生产的湘尖茶等。湖南黑茶主要销往新疆、青海、甘肃、宁夏等地。

湖南省内主要销售绿茶，也销售一些花茶、红茶以及少量其他茶类。

8. 台湾

台湾位于东经 119°18′03″～124°34′30″，北纬 21°45′25″～25°56′30″ 之间，处于热带和亚热带两个气候带，具有海洋性气候特征。这里全年平均气温在 20℃～25℃，为中国所有茶区中最高。年降雨量 2000～3000mm，也是全中国最多的。台湾气候温和宜人，长夏无冬，同时它的夏季平均气温也不过 27℃～28℃，所以特别适宜种植所有类型的茶树。

台湾主产乌龙茶，同时也生产红茶、绿茶和花茶。各种茶类均有销售，其中当地消费以乌龙茶为主。早期的台湾茶业以外销为主，由于经济发展，产茶成本提高，使其茶业在国际市场的竞争力下降，至 1992 年起，台湾的茶叶进口超过了出口，至 2011年，台湾茶叶进口量超过 3500 吨，是其出口量的 3.5 倍以上。从 20 世纪 70 年代以来，台湾茶园面积和茶叶年产量均趋于下降，到 2011 年茶园面积已减至 14333 公顷，年产茶叶 17310 吨。

台湾的茶叶消费上升较快，人均年消费茶叶处在全国前列，2011 年的人均茶叶消费达到 2 公斤。台湾也是一个茶叶经济和茶文化比较发达的地区。台湾的茶园面积在全国各省中并不大，但其茶业经济比较发达，特别是它的茶延伸产业（如茶饮料、茶食品、茶具、茶文化等）都比较领先。

二、销路

中国既是产茶大国，也是茶叶消费大国，并且具有悠久的饮茶历史。由于疆域辽阔、民族众多，各地的茶叶消费习惯和爱好各不相同，所以国内各类茶叶均有销路，且具有明显的地域变化规律。

北方以销花茶为主。如北京主销花茶，也有少量红茶和绿茶；山东、黑龙江、辽宁等省主销花茶；吉林除销花茶外，还销红茶。由于国内名优茶（特别是名优绿茶）产量的持续增加，同时也受到人民生活水平持续提高的影响，名优绿茶在北方的销量正在持续上升。

宁、沪、杭一带以绿茶消费为主，其中名优绿茶的比例远高于其他省份。龙井、碧螺春、瓜片等名茶是这一地区的传统消费，近年来各种名优绿茶不断涌现，销量也持续提高，名优茶生产和名优茶经济已经成为这一地区茶业经济的主体，名优茶消费也成为该地区的主要消费茶类。近年来不断扩大的有机茶生产也逐步培育了该地区的有机茶消费市场。

边疆少数民族以销紧压茶为主，但各地所销种类也不一样。例如：内蒙古以销青砖为主，其次为黑砖、花砖等；新疆则以销茯砖、米砖和黑砖为主；甘肃主销青砖、花砖；西藏则以康砖为主；青海主销茯砖。

近年来，普洱茶的声誉不断提高，销量持续增长。加上一些商家和机构的超常规宣传和推广，使得普洱茶热在全国及东南亚等地区持续升温。目前，普洱茶不仅是一种人们喜爱的茶饮，还在相当程度上已成为一种收藏品和投资方式。

绿茶除内销外，还供应外销。外销的绿茶主要是眉茶，其次是珠茶，出口数量约占世界绿茶总贸易量的 60% 以上。主要销往摩洛哥、乌兹别克斯坦、日本、加纳、毛里塔尼亚、阿尔及利亚、马里、利比亚、塞内加尔、美国、俄罗斯、巴基斯坦、阿富汗等近 97 个国家和地区。中国的绿茶不仅品种多，而且质量好，声誉很高，深受世界各国人民的喜爱。

红茶主要销往美国、俄罗斯、英国、波兰、印度、肯尼亚、德国、法国、黎巴嫩、叙利亚、巴基斯坦、乌兹别克斯坦、荷兰、日本、爱尔兰、新西兰、等近 60 个国家和地区。由于红茶外销价低利薄，且长期没有起色，致使我国的红茶产量和出口量都大幅度下降。

青茶主要销往日本、香港、马来西亚、印度、新加坡、美国、加拿大、澳门、越南、泰国、韩国、澳大利亚、德国、俄罗斯、印度尼西亚、荷兰、斯里兰卡、波兰、菲律宾、巴拿马等国家和地区。

随着名优茶生产的大力发展，名优茶也有一些出口，主要销往东南亚及港澳地区。

有机茶生产在我国已有十多年的发展经历，这些年也开始有有机茶的出口。蒸青茶加工在国内一些地方已经开展多年，是从日本引进设备，产品也主要销往日本。

第二节　国外茶叶产销概况

一、产地

由于茶树的生物学习性，其地理分布范围并不广，在世界范围内，茶树主要生长在亚热带和热带地区。从纬度分布看，目前茶树生长分布的最北地区是在北纬 49 度（前苏联的外喀尔巴阡），最南地区是在南纬 22 度（南非的纳塔尔）；从垂直分布看，低至海平面以下的陆地，高至海拔 2300 米（印度的爪哇岛）的高原上都有茶树分布。现在全世界共有五大洲的 61 个国家产茶（表 3-2）。

表 3-2　世界茶叶生产国

洲别	产茶国数	国名
亚洲	20	中国、印度、斯里兰卡、孟加拉、印度尼西亚、日本、土耳其、伊朗、马来西亚、越南、老挝、柬埔寨、泰国、缅甸、巴基斯坦、尼泊尔、菲律宾、韩国、朝鲜、阿富汗
非洲	21	肯尼亚、马拉维、乌干达、莫桑比克、坦桑尼亚、刚果、毛里求斯、罗得西亚、卢旺达、喀麦隆、布隆迪、扎伊尔、南非、埃塞俄比亚、马里、几内亚、摩洛哥、阿尔及利亚、津巴布韦、埃及、留尼汪岛
美洲	12	阿根廷、巴西、秘鲁、墨西哥、玻利维亚、哥伦比亚、厄瓜多尔、巴拉圭、圭亚那、牙买加、危地马拉、美国
大洋洲	3	巴布亚-新几内亚、斐济、澳大利亚
欧洲	5	格鲁吉亚、阿塞拜疆、俄罗斯、葡萄牙、乌克兰

（资料来源：姚国坤著《茶文化概论》，2005 年）

据联合国粮农组织公布的统计资料，全世界 2008 年茶园总面积约 290.98 万公顷，总产量约 389.25 万吨，茶叶出口总量 189.58 万吨。年产 5 万吨以上的国家有：中国、印度、肯尼亚、斯里兰卡、土耳其、越南、印度尼西亚、日本、阿根廷、泰国、孟加拉国。这 11 个主要产茶国的茶叶产量约占世界茶叶总产量的 91.6％。世界各主要产茶国茶叶生产概况见表 3-3。

表 3-3　2008 年主要产茶国家茶叶种植面积、年产量和出口量

国家	种植面积（公顷）	年产量（吨）	出口量（吨）
中国	1338574	1275384	299789
印度	474000	805180	203207
斯里兰卡	221969	318700	318329

国家	种植面积（公顷）	年产量（吨）	出口量（吨）
肯尼亚	157700	345800	396641
越南	108800	173500	104700
印度尼西亚	106948	150851	96210
缅甸	76900	29000	412
土耳其	75826	198046	3191
孟加拉国	58005	59000	8259
日本	48000	96500	1767
阿根廷	38000	82148	77426
伊朗	24109	42348	9154
坦桑尼亚	23590	34800	28103
乌干达	21000	42808	46022
马拉维	20553	41639	30435
泰国	18138	61557	2365
尼泊尔	17500	16160	9762
卢旺达	11895	19965	20042
莫桑比克	8500	16866	1174
布隆迪	8200	6727	6149
津巴布韦	7902	19423	5979
格鲁吉亚	6300	5400	2213
全球合计	2909846	3892474	1895806

（资料来源于联合国粮农组织数据库 http：//faostat.fao.org）

从生产茶类分，绿茶生产国主要有：中国、日本、格鲁吉亚、阿塞拜疆、俄罗斯、印度尼西亚和越南等。红茶生产国主要有：印度、斯里兰卡、印尼、肯尼亚、土耳其、印度尼西亚、伊兰、孟加拉、乌干达、马拉维、坦桑尼亚、莫桑比克、阿根廷、津巴布韦、卢旺达等。这些年来，由于绿茶的保健医疗功效广为传诵，绿茶消费迅速推广，于是，那些传统的红茶生产国也有许多正在推广绿茶生产。

二、销路

在国际茶叶市场中，茶叶进口量最多的是欧洲，美洲次之，再次是非洲和亚洲，大洋洲国家为最少。以国家来分：茶叶进口量英国最多，约占全球茶叶总进口量的30%；美国的茶叶进口量位居第二，占全球总进口量的10%；茶叶进口量较多的国家还有：澳大利亚、俄罗斯、埃及、苏丹、加拿大、日本、伊拉克、阿富汗和爱尔兰等。

在这些茶叶进口国中，摩洛哥、日本、阿富汗、阿尔及利亚、马里、毛里塔尼亚、法国、突尼斯、利比亚、塞内加尔等国主要进口绿茶，其他国家主要进口红茶，而且大部分为红碎茶。

各国的人均茶叶消费量统计结果见表3-4。

表3-4 世界各国和地区人均茶叶消费量

国别	茶叶消费量（kg/人、年）	国别	茶叶消费量（kg/人、年）
利比亚	2.37	叙利亚	1.59
卡塔尔	2.32	中国台湾	1.53
英国	2.17	中国香港	1.46
爱尔兰	2.16	斯里兰卡	1.39
科威特	2.04	巴林	1.24
土耳其	1.96	智利	1.15
伊拉克	1.72	日本	1.15
摩洛哥	1.67	埃及	1.00
阿富汗	1.61	其他国家和地区	<1.00

注：表内数据反映的是2005～2007年间的统计情况。

第三节 茶的延伸产业概况

茶的商品生产，已经历了一千多年的发展历史。如今，作为产业它已经从基本的农业领域延伸到了食品和饮料业、医药保健业、文化及服务业等。这些年，茶产业的发展主要得益于茶的延伸产业。目前比较重要的延伸产业有茶馆业、茶医药保健产业、茶（即饮）饮料业、茶文化和旅游业等。

一、茶馆业

历史最为悠久的茶延伸产业是茶馆业。中国茶馆早在唐朝就已经出现，在唐代的《封氏闻见记》上就记载了当时的茶馆，"自邹、齐、沧、隶，渐至京邑城市，多年店铺，煎茶卖之，不问道俗，投钱则饮"。到了宋代，在都市中各色茶馆茶楼欣欣向荣，清代更是中国茶馆业的鼎盛时期。

20世纪50～70年代，中国的茶馆业曾一度萧条，自从改革开放以来，中

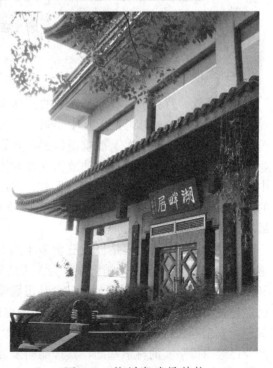

图3-2 杭州湖畔居茶馆

国的茶馆业再度蓬勃兴起。如今各色茶馆花样翻新，争奇斗艳，茶馆功能外延，以适应日益增加的多种社会需求（图3-2）。从唐朝至今，茶馆业在中国经久不衰，而且是随着时代进步而不断变化翻新，且规模越来越大。据统计，到2005年，我国的茶馆及相关的茶文化产业年产值已经超过100亿元人民币。

如今的茶馆大致可以分为这样几类：纯粹品茗的茶馆、以茶会友和商务座谈的茶馆、消遣休闲的茶馆、饮茶和品尝零食小吃的茶馆等。茶馆也是开展茶文化活动、亲友聚会、进行商务洽谈等的场所（图3-3）。从中国的茶馆业发展历史看，茶馆业的发展与社会、经济、文化的发展水平高度同步。随着我国经济、社会及文化事业的快速发展，今后我国茶馆业的进一步发展是完全可以预期的。

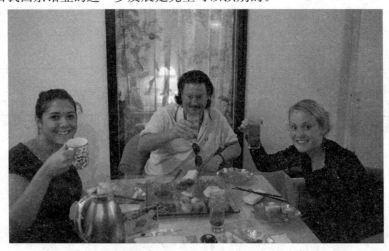

图3-3 亲友在茶馆聚会

二、茶保健品和食品

茶集药效、营养于一身，是天然的药物和营养品。随着茶的医药保健功能不断被现代科技所证实，尤其是最近几十年来，茶医药功效的作用机理逐渐被揭示，使茶的医疗保健价值在更高层次上被重新认识，并为世人所接受，从而推动了茶医药保健产业的迅速发展。对茶医药保健功效的开发利用方面，目前已经取得了大量成果：实践中创造和积累了数以千计的保健茶配方；茶保健产品层出不穷；以茶多酚为主要原料的药物研制已经成功，并获卫生部新药批号等等。茶的医疗保健功能开发将是21世纪最有开发前景的茶产业之一。

保健食品的发展主要是最近三十多年的事，首先在发达国家得到快速发展。据报道，美国1970年保健食品销售额仅为1.7亿美元，1983年达34亿美元，1996年上升到115亿美元，2003年中国的保健食品市场销售额也已接近400亿元，到2010年估计已经超过1000亿元人民币。在如此巨大的保健食品产业中，茶保健食品正以其天然、绿色、安全等独特优势，成为保健食品市场中的后起之秀（图3-4）。目前茶保健食品产业已经取得坚实的科学基础，其产品研发、工业化生产和市场开发也已取得可喜成果（图3-5）。

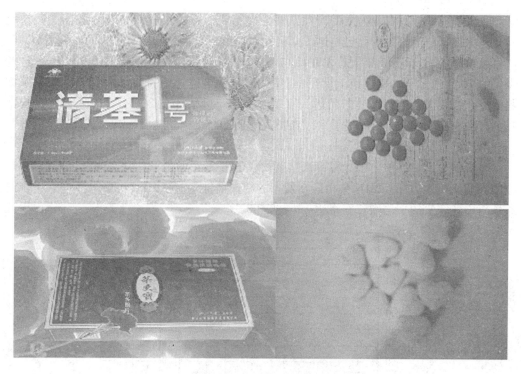

图 3-4　茶保健品

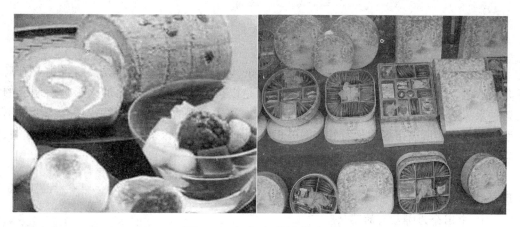

图 3-5　丰富多彩的茶食品

三、茶（即饮）饮料及其他深加工产品

经过几千年的不懈探索，茶的应用范围不断延伸和深化，如今茶的利用已涉及饮料、食品、医药及其他诸多领域；茶叶深加工产品的应用更是延伸到了化工、建材、纺织、水产养殖、农药等行业，其中对经济和人们生活影响最大的当属即饮型的茶饮料产业。这种茶饮料产品在物理本质上与传统的茶叶产业没有什么本质的区别，但从产业的角度看，这是一个与传统茶产业有着很大区别的新兴产业。由于它的兴起，使

茶产业大规模地从以农业为主的产业跃变为以工业为主的产业。2005 年我国的茶饮料及其他深加工总产值估计已经超过 130 亿元人民币，并且今后还有很大的发展潜力。

茶饮料于上世纪 70 年代首先在日本兴起，发展速度极快。在我国的发展开始于 20 世纪的 70 年代后期，特别是上世纪 90 年代以来发展迅速。目前已拥有五十多家茶饮料生产企业，市场上销售的产品达一百多个，年产量估计在 500 万吨左右。茶饮料常见的产品有："茶可乐"、"茶乐"、"茶露"、"冰红茶"、"茶叶汽水"、"绿茶冰淇淋"、"茶叶棒冰"、"牛奶红茶"等等。

有资料显示，目前中国饮料市场上茶饮料已占 20％的份额，并有继续上升的趋势。据国际调研机构 ANADEIN 公司最新发布的调查报告称，在 2004～2009 年间，中国的茶饮料市场容量的平均增长率将达 16％（图 3-6）。

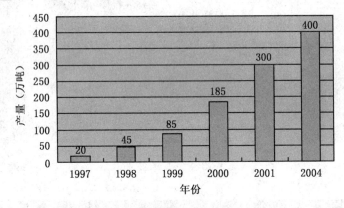

图 3-6　中国茶饮料产量的变化

在茶（即饮）饮料类产品中，主要有纯茶饮料和调味茶饮料两类，前者主要有乌龙茶饮料、红茶饮料和绿茶饮料；后者主要是以茶叶半成品或成品加入果汁后制成的各种果味茶，这类茶饮料调和了茶味、果味、茶香、果香，风味独特，适合青少年消费者的口味，所以市场前景看好（图 3-6）。目前面市的果味茶有荔枝红茶、柠檬红茶、猕猴桃茶、橘汁茶、椰汁茶、山楂茶等等。

思考题：

1. 中国分为哪些大的茶区？
2. 中国的主要产茶省份有哪些？
3. 全国茶园面积、产量、产值名列前茅的省份分别是哪些？
4. 我国各地的茶叶消费有什么特点（茶叶销区的地域特点）？
5. 目前全世界的茶园总面积、总产量大约是多少？
6. 世界上主要产茶国是哪些？
7. 试述茶叶产地在世界范围的分布状况。
8. 目前茶的深加工产业及外延产业主要有哪些？
9. 请简述我国茶饮料产业的发展速度及前景。

第四章　茶树的生育、品种及栽培

第一节　茶树的生育特性

一、茶树的一生

茶树是常绿色多年生木本植物。它的一生在正常情况下，少则几十年，多则数百年，甚至可长达千年以上。这是指茶树的生物学年龄，而茶树的经济学年龄（即茶树具有经济利用价值的一段时期）则并不太长。据国内外积累的资料看，茶树的经济学年龄在高水平的栽培管理条件下，一般可达 40～50 年，如果管理水平低下，则只有 20年左右，甚至更短。

茶树的一生从种子萌发开始，到树体老死为止，可以分为四个生物学年龄时期，即：幼苗期、幼年期、成年期、衰老期（图 4-1）。

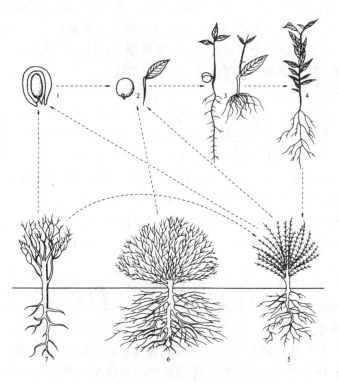

图 4-1　茶树生育过程（潘根生，1986）

1. 合子；2. 茶籽及插穗；3. 幼苗期；4. 幼年期；5、6. 成年期；7. 衰老期在不同的年龄时期，茶树均具有一些特定的生长发育规律，深入了解这些规律，可以更好地掌握和制定科学的茶树栽培管理措施，从而取得更大的收益。

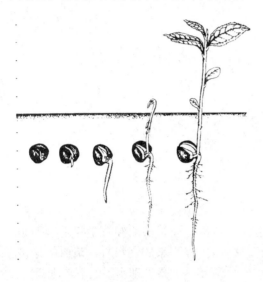

图 4-2　茶籽的萌发过程示意

（一）幼苗期

从种子萌发、幼苗出土到第一次生长结束形成驻芽为止，此时期内的茶树为幼苗期。这一时期一般是从当年 3 月份种子开始萌发到 7 月份第一次新梢生长停止为止，约 4～5 个月时间（图 4-2）。

茶树出土前，它的生长、发育所需要的营养物质完全由子叶供给，故这一时期称为子叶营养阶段。茶苗出土，鳞片首先展开，然后长出鱼叶和第一片真叶，直至 3～5 片真叶完全展开时，茎顶端便停止生长，形成驻芽。出土后的幼苗，开始进行光合作用，由异养（即由子叶提供营养）阶段进入到双重营养阶段，并向自养（即由自己的光合作用提供营养）发展。

幼苗期的茶树无论是地上部分还是地下部分，都比较幼弱，容易受恶劣环境条件，特别是高温干旱的影响。为此，幼苗期应该注意保持土壤疏松、湿润，使种子萌发获得足够的空气和水分。栽培上要进行选种与浸种催芽，使幼苗早出土，提高抗旱能力。同时要合理密植，铺草灌溉，抗旱保苗，力争全苗壮苗。

（二）幼年期

从幼苗第一次生长停止开始，到茶树第一次开花结实为止，为茶树的幼年期。

幼年期是茶树生育十分旺盛的时期。其生育特点：初期仍以垂直生长为主，地上部有明显主干，地下部主根明显。一般从第二年开始陆续长出侧枝与侧根，由垂直生长逐渐向水平生长转变。经 3 年左右的生长，茶树开始开花结实，从而结束其幼年期。

由于这一时期的可塑性很大，故这一时期的管理重点，一是及时定型修剪，以抑制主干生长，促进侧枝生长，为培养高产型树冠打下基础；二是合理采茶，采养结合，以形成理想的采摘面；三是加强肥培，以保证茶树生长发育的营养需要。

（三）成年期

从茶树第一次开花结实到第一次树冠台刈更新，为成年期。

这一时期跨度较大，大约要经历 30～40 年，如培育管理得当，时间还可以延长。这一时期的茶树生长最旺盛，生产量达到最高水平，是茶树主要的生产时期，也是高产稳产的时期。成年期是营养生长和生殖生长最旺盛的时期，树冠继续扩大，分枝增密，根系不断向纵深发展，茶叶产量随着树龄的增长而逐渐提高，开花结实也逐年增加。茶叶高产期就出现在这个时期。到了成年期的后阶段，树冠上层分枝密集而细弱，通称所谓"鸡爪枝"，树冠内部小侧枝逐渐枯死，根茎部抽生徒长枝（自然更新现象），开花结实明显增多，营养生长逐年减弱，茶叶产量与品质也随之下降。

这个时期的管理措施，重点是适时修剪，加强肥培，合理采摘，防治害虫，以达到尽量延长这一时期的年限，从而获得较大的经济效益。成龄茶树外观见图4-3。

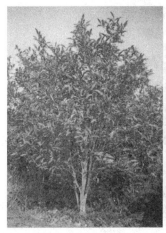 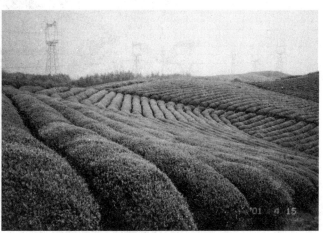

未经修剪的成年茶树　　　　　　　　　　　修剪后的高产成龄茶园

图 4-3　成龄茶树外观

（四）衰老期

茶树开始衰老后，其产量、品质均明显下降，经济利用价值逐步丧失。对此，生产上往往通过重修剪和台刈（将树冠切除，只留主干）（图4-4）措施来复壮茶树。从茶树第一次台刈更新开始到整个茶树死亡，为茶树的衰老期。这一时期一般可达百年以上，云南现尚有一千七百余年的老茶树。

茶树经过第一次树冠更新后，树势得到恢复，形成新的树冠，但经过若干年采摘之后，又再度趋向衰老，必须进行第二次更新。如此往复循环，经过多次更新后，茶树复壮能力愈来愈弱，每次更新的间隔期也愈来愈短，最后完全丧失更新能力而整株死亡。这个时期的根系也从离心生长转为向心生长，在近主根部位长出吸收根，但总的趋势与地上部一样，逐渐衰退，最后完全丧失再生能力而死亡。

衰老期的管理要点是：合理更新，加强肥培，延长每次更新的间隔期，发挥增产能力。如经台刈仍无法恢复树势的，则应彻底挖除，改植换种，重新建立新茶园。

二、茶树对外界环境条件的要求

茶树与环境是一个统一体，在长期的进化过程中，逐渐适应在一定的环境条件下生长发育，所以对外界的环境条件有一定的要求。通过生产实践和科学研究，人们已总结出茶树有"四喜四怕"：①即喜酸怕碱；②喜光怕晒；③喜温怕寒；④喜湿怕涝。

下面从土、光、温、水这四个方面来具体介绍茶树对生长环境条件的要求。

（一）土壤

土壤是茶树赖以生存的基地。茶树定植以后，便固定地生活在一定体积的土壤中，

33

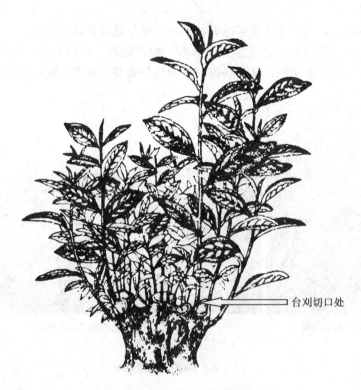

台刈切口处

图 4-4　台刈一年后茶树更新状况

从中吸收水分和营养。因此土壤的理化性质对茶树的生育是十分重要的。茶树是喜酸植物，只有在酸性土壤上才能正常生长。较适宜种茶的土壤 PH 4.0～6.5；最适 PH 4.5～5.5。在中性土壤里茶树生长不良，甚至不能成活。

茶树喜酸的机理如下：

1. 物种系统进化造就的遗传特性。由于茶树原产于中国云贵高原的原始森林地区，属酸性土壤，长期的系统发育使其逐渐形成了喜酸的遗传特性。因此，只有在酸性环境下，许多土壤养分才能被顺利地吸收。例如，经用 P^{32} 同位素示踪研究表明，茶树对 P 的吸收，在酸性条件下比中性条件下几乎高一倍。

2. 与茶根的生化特性有关。据研究，茶根中含有丰富的有机酸，如柠檬酸、苹果酸、草酸和丙酮酸等，而无机酸盐含量很低，所以茶树根液对酸性的缓冲能力强，而对碱性的缓冲能力相对较弱。这种根液特性也是茶树喜酸的原因之一。

3. 与茶树喜铝嫌钙有关。在酸性土壤中，含有丰富的活性铝离子，酸性愈强，活性铝离子就愈多。健壮茶树含铝量高达 1‰左右，而中性土壤中无活性铝离子存在。茶树是嫌钙植物，茶园土壤一般含钙量很低，仅 0.15％～0.32％，土壤含钙量与土壤 PH 值呈正相关。所以，茶树在高 PH 值、高钙含量的土壤里无法正常生长。

4. 与菌根菌共生有关。茶树吸收根中有许多真菌类的菌丝或菌根侵入，这些菌根能分解土壤中的有机质，吸收养分与水分供给茶树生长需要。而这些菌根菌本身只有在酸性环境下才能生长。

茶树除对土壤酸度有严格要求外，对土壤的物理因子也有一定的要求。要获得优质高产的茶树，茶园土壤还需具备以下几点：

1. 土层深厚、底土松软。土层至少需 100cm 以上，熟化层和半熟化层应有 50cm，底土要有风化松软，疏松多孔的母岩。

2. 土壤质地、沙质壤土。砂性过强的土壤，保水力弱、易受旱害；质地过于黏重的土壤，通气性不好，根系生育和吸收机能均受影响。

3. 土壤养分丰富。茶树要求有较高的土壤养分，特别是三要素含量要充足。如有机质：> 1.5%；有效氮：10 ~ 15mg/100g；有效磷：70mg/100g；有效钾：30mg/100g。

4. 有益微生物繁荣。土壤中有益微生物可以帮助分解土壤有机质和风化无机矿物质，释放养分以供根系吸收利用。

（二）光照

茶树和其他植物一样，是通过光合作用从太阳辐射能中取得其生育所必需的能量的。茶树从幼苗出土形成叶绿体后即开始光合作用，在叶绿素的作用下，把 CO_2 和水在光的参与下合成有机物质，在转化过程中供茶树生长发育之需。

茶树起源于中国西南部的深山密林中，在长期的系统发育过程中，形成了适应在漫射光多的条件下生育的习性。在漫射光下生育的新梢内含物丰富，持嫩性好，品质优良。据日本学者原田重雄的研究：幼龄茶树的光饱和点为 0.5 卡/cm²·min，当光照强度超过 0.8~0.9 卡/cm²·min 时，光合强度下降；成年茶树的光饱和点为 0.7 卡/cm²·min，超过 0.9 卡/cm²·min 时，光合强度下降。光照强度不仅与茶叶产量有关，而且对茶叶品质形成也有重要影响，不论春茶或秋茶，在一定的遮阴条件下，均表现出氨基酸含量增加，茶多酚含量减少（表4-1），对绿茶品质很有好处。

表 4-1 光照强度对化学成分的影响　　　　　　　　　　（单位：%）

化学成分		春　茶		秋　茶	
		自然光照	遮荫	自然光照	遮阴
氨基酸	含量	2.37	3.12	0.62	1.02
	比较	100.00	131.70	100.00	164.50
茶多酚	含量	14.41	13.66	20.12	18.43
	比较	100.00	94.80	100.00	91.60

（三）温度

在茶树生育过程中，有 3 个主要温度界限，即：最适温度，最高温度和最低温度。据研究：茶树的最适温度在 20℃ ~ 30℃，多数品种为 20℃ ~ 25℃；最低温度在 -6℃ ~ -16℃。对最低温度的要求还因品种而异，大叶种为 -6℃，中小叶种为 -12℃ ~ -16℃。茶树的最高临界温度为 45℃，当气温持续超过 45℃时，茶树生育便受到抑制，甚至出现枯萎、落叶。

土壤温度与茶树生育的关系也十分密切，尤其是根系生长与土壤温度密切相关。土温在 10℃ ~ 25℃时适宜根系生长；最适宜土温为 25℃ ~ 30℃左右；低于 10℃的土壤，根系生长缓慢。

（四）水分

在茶树生育中，水分是不可缺少的条件。茶树体内愈幼嫩的部位，其含水量愈高。嫩梢含水量达 75％～80％；老叶含水量 65％左右；枝干含水 45％～50％；根系含水 50％左右。在热量和养分满足生长要求的条件下，水分是影响茶叶产量的主导因子。栽培茶树最适年降雨量为 1500mm 左右，生长期的月降雨量要求在 100mm 以上。中国大部分茶区的年降雨量在 1200～1800mm 以上，按理已够生长所需，但由于分布不均匀，故常出现"秋旱"、"伏旱"等季节性干旱，严重影响茶叶产量。土壤相对含水量以 80％为最好；如果长期高于 93％，茶树会出现烂根现象。空气相对湿度以大于 80％为好。空气中相对湿度大，茶叶的产量品质都较好，如西湖龙井、黄山毛峰、庐山云雾、江苏碧螺春等，它们除了其他方面的优越条件外，还由于山高终年云雾缭绕，或是由于靠近江河湖泊、水气交融，从而使空气湿度较大，茶叶品质极佳。

第二节　茶树的品种资源

众所周知，农业现代化是中国"四个现代化"的基础，而品种良种化则是实现农业现代化的关键。对于茶叶生产来说也是如此。

一、良种的作用

长期的生产实践和系统的科学研究已经证明，在茶叶生产中利用优良品种具有以下几个方面的作用。

（一）增加单产

单产就是在一定时期内，单位土地面积上所产出的数量。在相同的自然条件和栽培条件下，茶树品种不同，产量差异可能很大。茶树良种比一般品种可增产 15％以上，有的甚至高达 50％（图 4-5）。如杭州茶叶试验场的品种比较试验结果显示，福鼎大白茶比鸠坑种增产 57％；安徽祁门茶叶研究所经过 9 年的品种比较试验后得出，贵州苔

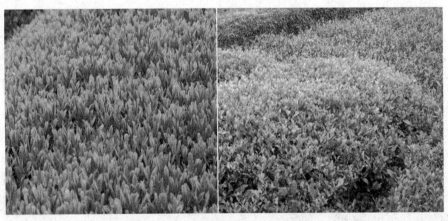

图 4-5　品种改良的效果

左：龙井 43，右：龙井群体

茶比祁门群体种增产58%。

另外,新中国成立以来,在党和各级人民政府的领导和支持下,广大的茶树育种工作者经过多年努力,选育出了一批新的茶树良种。这些新良种比原来全国推广良种福鼎大白茶分别增产2~6成(表4-2)。由此可见,选用良种是一项重要的增产措施。

表4-2　茶树新良种的增产效应

育成品种	对照种	比对照增产%	选育单位
龙井43	龙井群体	38.7	中国农业科学院茶叶研究所
福云6号	福鼎大白茶	40.8	福建农业科学院茶叶研究所
福云10号	福鼎大白茶	58.9	福建农业科学院茶叶研究所
迎霜	福鼎大白茶	67.4	中国农业科学院茶叶研究所
翠峰	福鼎大白茶	44.2	中国农业科学院茶叶研究所
劲峰	福鼎大白茶	21.9	中国农业科学院茶叶研究所
浙农12	福鼎大白茶	41.9	浙江农业大学
浙农21	福鼎大白茶	39.5	浙江农业大学
浙农25	福鼎大白茶	53.2	浙江农业大学

(二)提高品质

茶叶作为饮料,其品质好坏显得至关重要。成茶品质主要是包括色、香、味、形四个方面,而决定色、香、味、形的关键因子是品种的遗传基因。

不同的茶树品种,其芽叶的形态和生化成分差异很大。从外形上看:做龙井茶要求芽叶细小、茸毛少的品种;做珠茶要求芽叶节间短、叶形圆的品种;做毛峰要求芽叶茸毛密布的品种等等。这些都与茶树品种有关。从芽叶内质的色、香、味来看,主要决定于芽叶中的色素、多酚类、儿茶素、咖啡因、氨基酸以及芳香物质的含量。

不同的品种其芽叶生化成分的含量差异很大。如云南大叶种,制红茶品质特优,素以汤色红艳明亮、滋味浓强著称,它主要就是儿茶素(特别是简单儿茶素)含量显著高于一般品种。又如绿茶良种福鼎大白茶,制成的绿茶香气清高、滋味鲜醇,其优异的品质主要就是由于芽叶中氨基酸含量高,酯型儿茶素比重大的缘故。

由此可见,推广良种,可以提高茶叶品质,增加经济收益。

(三)增强抗性

茶树是多年生作物,一生要经历很长的时期,总要遇到各种不良的环境条件,如寒冷、干旱、病害、虫害等。生产上常采取相应的栽培技术措施来解决这些问题,但最经济有效的措施则莫过于选用抗逆性强的品种,而茶树品种抗性的强弱,主要决定于茶树的遗传特性。在实践中我们常常看到:在同一条件下,有的品种抗性很弱,有的则抗性很强。如原产于浙江高山茶区的藤茶和水古茶,其抗寒性就比福鼎大白茶强。而原产于中国西南茶区的云南大叶种,抗寒性就很弱,在杭州地区就难以越冬。还有在浙江大学茶学系的茶树品种园中可以看到,有的品种病虫危害严重,而相邻的有些品种就不感染。

因此，可以根据各地的条件，选用推广抗性强的茶树良种，来减轻或避免各种不良环境或病虫对茶树的影响，发挥良种的积极作用。

（四）抑制采制"洪峰"

在一些茶园面积较大的地方，由于茶树新梢生长的集中性，往往在春茶季节出现"洪峰"现象，结果造成来不及采摘，或采下的芽叶来不及加工，以致茶叶老在树上或鲜叶在厂里劣变，给茶叶生产带来很大损失。

要减轻或消除茶季的"洪峰"现象，当然有各种办法，但是选用萌芽期不同的品种进行合理搭配种植，是一个经济而有效的措施。在现有的茶树良种中，有发芽期早的品种，有发芽期迟的品种，也有发芽期适中的品种。即通常人们说的早生种、晚生种和中生种。据观察：早生种与晚生种在同一地区同样的栽培条件下其发芽期可以相差30～40天。在一个茶场，如果用早生、中生、晚生的品种进行合理搭配种植，利用不同品种的不同发芽期就能有效地抑制采制"洪峰"，如此，即能节约厂房设备和人工成本，又能保证茶叶质量。

（五）提高采茶效率

茶的品种不同，其发芽密度、整齐度和芽叶大小各不相同。芽叶肥壮，发芽整齐的品种，采茶效率就高。新选育的许多茶树良种，均具有发芽整齐、再生能力强、新梢生长势旺、正常芽叶比重大等优点（图4-6），有利于提高茶叶采摘的效率，也有利于进行机械化采茶。

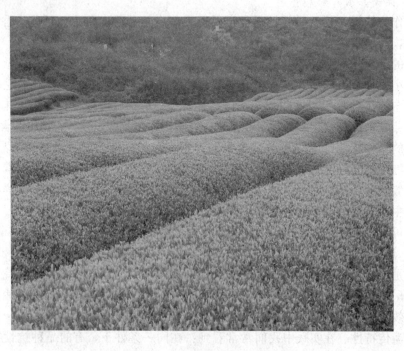

图4-6 发芽整齐的龙井43号品种

二、茶树良种的标准

茶树良种的标准是多方面的，综合性的，它包括丰产性、适制性、适应性和抗逆性等。具体地说，可以从以下几点来衡量：

（一）丰产性

具有高额而稳定的鲜叶产量，要比当地主要栽培品种增产 15％以上；

（二）适制性

要适制当地的茶类，制茶品质优良。适制性越广越好。

（三）适应性

适应性强，即适宜种在丘陵，又适宜种在高山。对土壤酸碱度要求也不要过于严格，这样就会给生产上带来不少方便。

（四）抗逆性

抗逆性要强。这主要指茶树的抗病、虫害能力和抵御寒害和干旱等不良环境的能力。

三、茶树良种的特征与特性

（一）特征

1. 树型：植株生长健壮，树型直立或半开展（适合密植或常规栽培）。

2. 分枝：数量适中，枝条粗壮，分枝角度 35℃～45℃。

3. 新梢：梢要长，着叶数多，叶片分布均匀，不重叠。

4. 叶片：大小要适中，叶片着生角度小，叶厚，光能利用率高。叶面光泽性强，叶面隆起。

5. 芽：要肥壮，茸毛多，芽叶密度大，生长整齐。

6. 花果：越少越好，以保证有足够的养分供应营养生长。

（二）特性

1. 新梢生长期长。新梢的发芽早、休眠迟、轮次间休眠时间短。

2. 育芽能力强。芽头生长速度快，再生能力强，发芽轮次多。

3. 抗逆性强。可以在各种不良环境下正常生长。

4. 生殖能力弱。以免过多的开花结实影响芽叶产量。

四、茶树育种的方法和途径

在自然界，植物表现出来的性状是外界环境和植物内部基因共同作用的结果。控制植物性状的基因一般处于相对稳定的状态，偶尔发生的基因突变是植物新性状形成的基础，并且只有发生基因变异所导致的性状改变才能遗传给后代。茶树育种就是利用自然的或人工诱变的基因变异和重组，通过选择、鉴定和培育，使符合人们需要的基因能够遗传下去，并繁育开来，供生产利用。以前茶树品种主要来自选种，即从茶树群体中将自然发生的有益基因变异选择出来，随着对茶树遗传规律的了解和育种技术的进步，茶树育种方法也越来越多。

39

（一）系统选种

系统育种又称单株选种、个体选种或系谱法选种。系统选种法实质上就是选择优良个体的方法。具体地说，就是根据育种目标，从原始群体中选出若干符合要求的优良单株，然后按株分别进行无性繁殖或有性繁殖，并与标准种及原始群体进行比较，从而选育出新的品种。

由于系统选种的基础是茶树自然发生的基因变异和基因重组，因而一般采用的选种材料是茶树的有性群体，即用种子繁殖的茶树，由于通过雌雄配子的结合而形成的种子其基因型已经发生了重组，这类茶树后代之间的差异很大，从中选择出优良新品种的可能性也较大。而无性繁殖的茶树，由于都来源于同一个单株，没有发生基因重组，所进行的选择一般没有效果。

茶树的性状很多，可以用很多指标去描述，如形态、生理、生化等，但作为经济作物，我们通常都用若干经济指标去衡量茶树品种的优良程度，如产量、品质、抗性和适制性等。这些不同的指标都要在育种过程中完成鉴定工作，同时茶树是木本植物，进入经济生长阶段的时间长，因而茶树育种历时较长。为了缩短育种年限和减少工作量，对这些经济指标我们可以采用早期鉴定的方法，即利用茶树性状之间的相关性，以测定其他性状指标来衡量这些指标的优劣程度。这些用来进行早期鉴定的指标包括形态指标、细胞学指标、生理生化指标以及分子标记等。

茶叶产量与茶树定型修剪枝叶量、单株芽叶数、芽叶平均重、茶树生物产量、单叶光合强度、发芽密度、栅状组织密度、上表皮厚度、栅状组织厚度、根系活力、根干重、侧芽萌发率、扦插苗抽梢率、扦插苗单株叶面积、单叶面积等呈正相关。

茶叶品质与鲜叶儿茶素品质指数呈正相关；纤维素含量与炒青绿茶品质呈高度负相关；茶黄素和发酵能力与红碎茶品质呈正相关；咖啡因、EGC 和 EGCG 是红碎茶品质较有代表性的综合指标。鲜叶中水浸出物、多酚类、氨基酸、儿茶素总量及其组分与红、绿茶品质有关。

在抗性方面，栅状组织与海绵组织厚度比值与抗寒性评分呈极显著正相关，茶枝电阻值与抗寒性存在直线回归关系，抗旱性强的品种过氧化氢酶活性较高。

茶树无性系选种，是指选择优良单株进

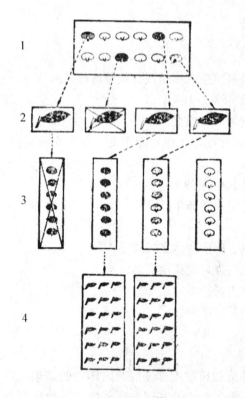

图 4-7　茶树无性系选种程序

1. 第 1 年从原始群体中选择优良植株。
2. 第 2～3 年分株初步繁殖，并继续鉴定入选单株。
3. 经 3～10 年比较试验（右第 1 行为对照品种），同时进行区域性试验。
4. 第 10 年以后，良种繁育推广。

40

行无性繁殖，然后对这些无性繁殖的后代茶树进行选择。其程序大体如下（图 4-7）。

1. 优良单株的选拔：根据育种目标，在群体品种中进行个体选择，对入选单株进行标记，进一步进行观测。观测项目主要包括树姿、生长势、发芽期、采摘期、抗寒性、抗旱性、抗病虫性、芽叶性状、发芽密度、单株产量、茶类的适制性（氯仿鉴定）、制茶品质（小量制茶法）等。

2. 初步繁殖：将入选的优良单株分别进行无性繁殖，一般是采用短穗扦插法，培育出一定数量的苗木，以供品系比较试验之用。在初步繁殖中，应调查插穗成活率、成苗率、苗高、分枝数、根系生育状况、茶苗整齐度等。

3. 品系比较试验：将入选单株的无性后代（品系）与同龄的无性繁殖系标准品种（对照品种）进行比较试验。比较试验的内容包括产量、品质和抗性的直接鉴定，以及其他有关经济性状的调查。必须进行 3～5 年的产量与品质鉴定，以排除天气及环境的影响，才能获得比较可靠的结果。

4. 品种区域性试验：为了鉴定新品种的适应范围和推广地区，必须进行品种区域性试验，区域性试验的内容与品比试验类同。

5. 品种审定和繁育推广：通过品系比较试验和品种区域性试验，如新品系显著优于对照，或在某些方面具有突出的优点，就可以将有关材料报省和国家的良种审定委员会进行品种审定，审定通过后，即可大量繁殖推广。

茶树有性系选种，是指选择优良单株利用种子进行有性繁殖，然后对这些有性繁殖的后代茶树进行选择。茶树有性系选种的研究在国外有一些报道，我国进行的研究不多。有性系品种的适应性与生活力往往比无性系品种强，而且易于繁殖，便于推广；再加上有的茶树具有较强的母性遗传能力，因此，有性系选种仍有一定的实用价值。选种的程序和选择指标与无性系选种基本类似，但要注意品系的开花结实性能和主要形状的整齐度。

（二）杂交育种

通过人为地、有目的地选择遗传性不同的亲本品种进行杂交，使得基因发生重组，产生许多不同性状的杂交后代，再经过选择、培育，得到符合人们要求的新品种，这种育种方法称为杂交育种。

由于后代的基因都是来源于亲本，因而正确选择杂交亲本是杂交育种能否获得成功的关键之一。亲本选配得当，其后代就可能出现较多的优良类型，也就容易选育出较多的优良品种。杂交亲本的选配要结合育种目标，注意以下几点。第一，父母本都具有较多优点，没有突出缺点，在主要性状上能够互补。第二，亲本之一必须对当地的环境条件有良好的适应性。第三，对育种目标中所要求的主要性状在一个亲本中必须表现突出，而且遗传力较大。第四，亲本的开花期比较一致，作为母本的亲本要求结实能力比较强。第五，选用亲缘关系远、生态型差异大的材料做亲本。

杂交方式有多种，应根据育种目标，在正确选择亲本的前提下，灵活地采用这些杂交方式。

1. 简单杂交（单交）：系指两个亲本成对交配，可分为正交和反交，如：

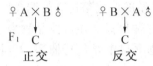

正交　　　　　　反交

一般用优良性状较多的亲本作为母本。

2. 复合杂交（复交）：系指两个以上的亲本，进行两次或两次以上的交配，在育种上常用的复交是三交和双交。三交的图式如下：

双交的方法有两种：

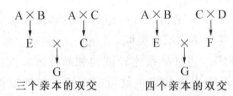

三个亲本的双交　　　　　四个亲本的双交

复交通常比单交的效果好，但所需时间长，杂种后代的选择与处理比较复杂。

3. 回交：通过杂交获得的杂种第一代，再一次与亲本之一进行交配，这种杂交方式称为回交，或重复交配，其图式如下：

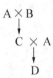

同杂种再次进行杂交的那个亲本称为轮回亲本，另一个亲本只在第一次单交时用一次，称为非轮回亲本。回交常用于改良只有个别缺点（如抗病性、抗虫性）的推广品种。

茶树杂交育种的杂交技术比较复杂，首先必须采集父本茶树的花粉，对其生活力进行测定。为防止母本茶树的自然杂交，还要对其花朵进行套袋隔离，去雄，然后才能授粉。当茶果成熟后，分别采收，鉴定种子质量。

第二年的早春浸种催芽，播种于苗圃或营养钵中，一年后定植于茶园中。选择方法有单株选择和集团选择两种，如杂种后代苗木数量少，可采用单株选择法。如杂种后代多，单株选择和集团选择可以同时进行，这样便于兼顾选择的质量和速度。选择指标和选择程序与系统选种基本相同。

（三）诱变育种

诱变育种是用物理或化学的诱变剂使茶树的基因结构发生改变，引起性状变异并通过筛选获得符合要求的变异来培育新品种的一种育种方法。系统选种和杂交育种都是对茶树自然发生的基因变异进行选择或重组，在正常的外界环境条件下发生基因突变的概率非常低，并且其中大部分突变都是我们不需要的类型。同时由于基因的连锁关系，一些不利性状往往与有益性状同时出现在同一株茶树中，很难分离。因而人们希望通过物理和化学方法来增加茶树的基因突变和破坏原有的基因连锁关系，从中选择出有益变异和新的有益性状组合，培育出茶树新品种，这种育种方法称为诱变育种。

利用各种射线来诱导茶树发生基因突变，称为辐射育种。能够导致基因突变的射线有紫外线、X射线、γ射线、α粒子、β粒子、中子、质子、离子束、微波、超声波、激光等。就茶树来说，种子、植株、叶芽和花芽、花粉、培养细胞或组织都可以作为处理的材料。一般辐射育种能够有效改变品种的单一不良性状。

化学诱变育种是利用化学诱变剂诱发作物发生突变，再通过多世代对突变体进行选择和鉴定，直接或间接地培育成生产上能利用的农作物品种。能够引起植物基因突变的化学诱变剂很多，但公认最有效和应用最多的诱变剂有：烷化剂类，如甲基磺酸乙酯（EMS）、乙基磺酸乙酯（EES）、甲基磺酸甲酯（MMS）、丙基磺酸丙酯（PPS）、甲基磺酸丙酯（PMS）等；碱基类似物，如5-溴尿嘧啶（5-BU）、5-溴去氧尿嘧啶核苷（5-BUdR）、8-氮鸟嘌呤、咖啡因、马来酰肼等；吖啶类（嵌入剂），吖啶橙、二氨基吖啶、人工合成ICR化合物；其他还包括如叠氮化物、抗生素、亚硝酸、羟胺等。还有一些生物碱也属于化学诱变剂，如石蒜碱、秋水仙碱、喜树碱、长春花碱等。就茶树来说，种子、植株、叶芽和花芽、花粉、培养细胞或组织同样可以作为处理的材料。与辐射诱变相比，化学诱变引起的突变频率较高，并且突变的性状有明显的专一性。某些化学诱变剂如秋水仙碱会导致茶树染色体加倍，成为多倍体茶树品种。

利用物理和化学诱变产生可遗传的变异是诱变育种的第一步，随后的选择是育种过程最重要的工作，由于物理辐射和化学诱变产生的损伤、诱导的持续性、突变频率等不同，同时由于可采用多种材料进行处理，因而在植株培育和性状选择的程序上也略有不同。

（四）生物技术育种

生物技术育种是指生物技术与常规育种技术相结合，从而培育出新的优良品种的一种育种方式。由于传统育种手段在创新种质过程中所需的育种周期长，相对难于实现人们预先设定的目标，并且优良品种的繁殖速度相对较慢，良种短期内难于实现规模化推广，极大地阻碍了优良品种的培育和推广。随着细胞生物学以及分子生物学研究的进展，现代生物技术逐渐进入到现代育种实践中。生物技术育种能够更直接、更准确地使植物发生预期的变异，更快、更有效地对目标性状进行预测，可以大大减少田间工作量，缩短育种周期，有可能培育出拥有自然界从不存在性状的新品种。但无论如何，生物技术育种过程离不开传统育种的选择和鉴定过程，与诱变一样，生物技术更多地是以一种技术辅助手段的方式出现在育种过程中，主要体现在变异的创造方面。生物技术育种的内容涉及分子标记辅助选择育种、基因分离和转移、原生质体融合（体细胞杂交）、离体胚培养、花粉和花药培养等育种新技术。

细胞和组织培养在茶树中开展较早，国内外有许多研究报道。以不同的品种、器官、组织、细胞为培养材料，研究探讨培养基的成分、激素的配比、培养的温光条件等。这方面比较突出的研究结果是花药培养。日本胜尾清从1968年开始进行茶树花药培养，于1972年分化出根。我国福建农学院陈振光教授等人用福云茶树品种的花药进行组织培养，在1974年诱导发根，1978年诱导出根和胚，1980年成功获得具有根、茎、叶的植株。此外，根、茎、叶、悬浮细胞等的培养也有不少研究报道。

目前在茶树中开展较多的转基因技术研究，即有目的地将外源基因导入植物并使之整合、表达和遗传，修饰原有植物遗传物质、改造不良的园艺性状，培育新的品种。茶树重要基因的克隆是进展较多的研究，许多与茶树次生代谢相关的基因已被克隆，为进一步调控这些基因的表达打下了良好的基础。茶树遗传转化技术研究主要包括农杆菌转化系统和基因枪转化系统两大类，分别研究了转化条件、转化效率、筛选方式等，也获得了较多的成果，并建立了多个茶树的遗传转化体系。从目前的研究情况看，茶树再生体系的不完善是茶树转基因研究进一步深入的瓶颈，尽管国内外有许多人开展茶树再生体系研究，也获得了一些研究结果，但总的来说，需要在这方面有一个大的突破，才有希望获得转基因茶树品种。

分子标记技术的发展使早期鉴定技术从形态、生化水平发展到分子水平，对缩短育种年限和提高育种效率具有更重要、更现实的意义。它不仅可以定位目标基因，也可利用与目标基因紧密连锁的分子标记追踪目标基因，在育种过程早期对目标性状进行分子标记辅助选择。目前已得到了茶树萌芽期、茶氨酸含量、茶多酚含量、抗炭疽病性能、抗寒性及叶色深浅等目标基因连锁的RAPD标记，可用于茶树育种早期鉴定。还可利用分子标记进行茶树群体遗传结构、不同地区茶树品种的亲缘关系和茶树品种的鉴别等。

五、中国主要茶树良种

中国是茶的祖国，在漫长的社会劳动和生产实践过程中，经过许多茶树育种工作者的共同努力，现已认定和审定了一大批国家级茶树良种，为我国的茶叶生产现代化奠定了重要基础，并已经产生了巨大的经济效益。

为了学习方便，在本书中我们依据茶树品种的最适合制作的茶类人为地区分为红茶品种、绿茶品种、红绿茶兼制品种和乌龙茶品种等。

（一）红茶良种

1. 勐海大叶茶（*C. sinensis* var *assarmica* cv. Menghai-dayecha）

有性系，乔木型，大叶类，早生种，二倍体。

原产云南省勐海县南糯山。主要分布在云南南部。同时，在四川、广西、贵州、广东等省区有较大面积引种。1985年全国农作物品种审定委员会认定为国家品种，编号GSl3014—1985。

植株高大，树姿开张，主干明显，分枝较稀，叶片水平或上斜状着生。叶片特大，长椭圆或椭圆形，叶色绿，富光泽，叶身平微背卷，叶面隆起，叶缘微波，叶尖渐尖或急尖，叶齿粗齐，叶质较厚软。芽叶肥壮，黄绿色，茸毛多，一芽三叶百芽重153.2g。花冠直径3.5cm，花瓣7～8瓣，子房茸毛多，花柱3～4裂。果径2.7～3.1cm，种皮黑褐色，种径1.1～1.5cm，种子百粒重190.5g（图4-8）。

芽叶生育力强，持嫩性强，新梢年生长5～6轮。春茶开采期在3月上旬，一芽三叶盛期在3月中旬。产量高，每亩可达200kg左右。春茶一芽二叶干样约含氨基酸

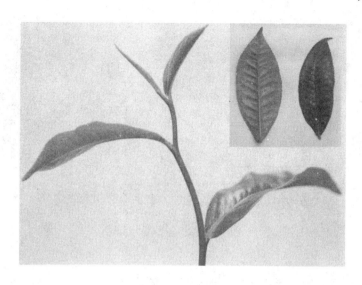

图 4-8　勐海大叶茶

2.3%、茶多酚 32.8%、儿茶素总量 18.2%、咖啡因 4.1%。适制红茶、绿茶和普洱茶，品质优。抗寒性弱。结实性弱。

适栽地区：年降水量 1000mm 以上、最低气温不低于 −5℃ 的西南和华南茶区。

栽培要点：深挖种植沟，施足基肥，育苗移栽采用双行双株或双行单株种植，每亩种植 3000 株左右，严格多次低位定型修剪。注意防寒。

2. 祁门种，又名祁门槠叶种（*C. sinensis* cv. Keemenzhong）

有性系，灌木型，中叶类，中生种，二倍体。

原产安徽省祁门县。主要分布在安徽休宁、贵池、太平等县。20 世纪 50 年代后，浙江、江苏、湖南、湖北、江西、广西、福建等省区有较大面积引种。在 19 世纪曾引种到黑海沿岸的格鲁吉亚、俄罗斯等国，越南、巴基斯坦等国亦曾引种。1985 年全国农作物品种审定委员会认定为国家品种，编号 GSl3022—1985。

植株适中，树姿半开张，分枝较密，叶片水平或稍上斜状着生。叶椭圆或长椭圆形，叶色绿，有光泽，叶面隆起或微隆起，叶身平或稍内折，叶缘平，叶齿锐浅，叶尖渐尖，叶质较厚软。芽叶黄绿色，茸毛中等，一芽三叶百芽重 44.5g。花冠直径 3.9cm，花瓣 5～7 瓣，子房茸毛中等，花柱 3 裂。种径 1.3cm，种子百粒重 165.5g（图 4-9）。

芽叶生育力强，持嫩性强。一芽三叶盛期在 4 月下旬。产量较高，每亩可达 150kg。春茶一芽二叶干样约含氨基酸 3.5%、茶多酚 20.7%、儿茶素总量 15.6%、咖啡因 4.0%。适制红茶、绿茶，品质优。制祁红，条索紧细苗秀，色泽乌润，滋味醇厚，香气似果香或花香，俗称"祁门香"；制绿茶，香高味浓。抗寒性强，适应性强。结实性强。

适栽地区：长江南北茶区和寒冷茶区。

栽培要点：用种子直播或育苗移栽，按常规茶园规格种植和定型修剪。

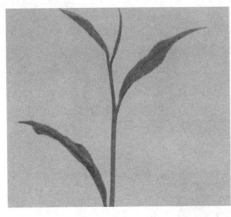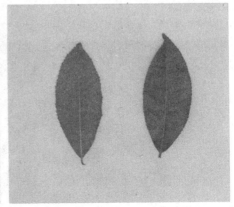

图 4-9　祁门种

3. 政和大白茶（*C. sinensis* cv. Zhenghe-dabaicha）

无性系，小乔木型，大叶类，晚生种，混倍体。

原产福建省政和县铁山乡，已有 100 多年栽培史。主要分布在福建北部、东部茶区。20 世纪 60 年代后，浙江、安徽、江西、湖南、四川、广东等省有引种。1985 年全国农作物品种审定委员会认定为国家品种，编号 GSl3005—1985。

植株高大，树姿直立，主干明显，分枝稀，叶片呈水平状着生。叶椭圆形，叶色深绿，富光泽，叶面隆起，叶缘微波，叶身平，叶尖渐尖，叶齿较锐深密，叶质厚脆。芽叶黄绿带微紫色，茸毛特多，一芽三叶百芽重 123.0g。花冠直径 4.3～5.2cm，花瓣 6～8 瓣，子房茸毛多，花柱 3 裂（图 4-10）。

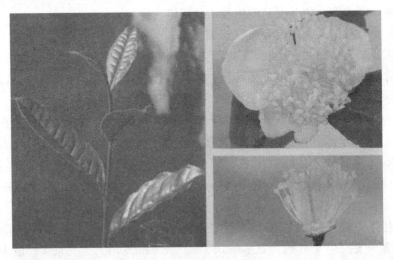

图 4-10　政和大白茶

芽叶生育力较强，芽叶密度较稀，持嫩性强。一芽三叶盛期在 4 月下旬。产量较高，每亩达 150kg 以上。春茶一芽二叶干样约含氨基酸 2.4%、茶多酚 24.9%、儿茶素总量 12.1%、咖啡因 4.0%。适制红茶、绿茶、白茶，品质优。制工夫红茶，条索肥壮重实，色泽乌润，毫多，香高似罗兰香，味浓醇，汤色红艳，金圈厚，是制政和工夫之优质原料；制烘青绿茶，条索壮实，色翠绿，白毫多，香清高，味浓厚，是窨制花茶的优质原料；制白茶，外形肥壮，白毫密披，色白如银，香清鲜，味甘醇，是白毫银针、福建雪芽、白牡丹的优质原料。抗旱性较强，抗寒性较强。扦插繁殖力强，成活率高。

适栽地区：江南茶区。

（二）绿茶良种

1. 浙农 113（*C. sinensis* cv. Zhenong 113）

无性系，小乔木型，中叶类，早生种，二倍体。

由浙江农业大学茶学系（今浙江大学茶学系）于 1963～1987 年从福鼎大白茶与云南大叶茶自然杂交后代中采用单株育种法育成。浙江茶区有栽培。安徽、江西、江苏、湖南、湖北、河南等省有引种。1994 年全国农作物品种审定委员会审定为国家品种，编号 GSl3009—1994。

植株适中，树姿半开张，分枝较密，叶片水平状着生。叶椭圆形，叶色绿，叶面微隆起，叶身内折，叶缘微波，叶尖骤尖，叶齿浅密，叶质较柔软。芽叶黄绿色，茸毛多，一芽三叶，百芽重 88.0g。花冠直径 3.1～3.7cm，花瓣 6～8 瓣，子房茸毛中等，花柱 3 裂，萼片有毛（图 4-11）。

芽叶生育力强，持嫩性强。一芽一叶盛期 4 月上旬。产量高，每亩可达 200kg。春茶一芽二叶干样约含氨基酸 3.1%、茶多酚 22.1%、儿茶素总量 9.6%、咖啡因 3.9%。适制绿茶。制毛尖茶外形纤秀显毫，色泽绿润，香高持久，滋味鲜浓爽口。抗寒性较强，抗旱性强。抗病虫性较强。扦插繁殖力较强。

适栽地区：长江南北茶区。

栽培要点：宜用双行条栽茶园规格种植。

2. 碧云（*C. sinensis* cv. Biyun）

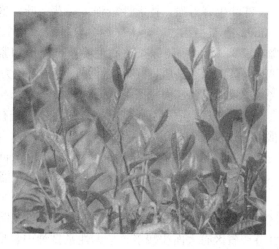

图 4-11　浙农 113

无性系，小乔木型，中叶类，中生种，二倍体。

由中国农业科学院茶叶研究所于 1959～1979 年从平阳群体种和云南大叶茶自然杂交后代中采用单株育种法育成。主要分布在浙江、安徽、江苏、江西、湖南、河南等省。1987 年全国农作物品种审定委员会认定为国家品种，编号 GSl3014—1987。

植株较高大，树姿直立，分枝部位较高，密度中等，叶片上斜状着生。叶长椭圆形，叶色绿，叶面隆起，叶身平稍内折，叶缘微波，叶尖钝尖，叶齿细浅，叶质中等。芽叶绿色，茸毛中等，一芽三叶百芽重 51.7g。花冠直径 3.2～3.6cm，花瓣 6～7 瓣，子房茸毛多，花柱 3 裂（图 4-12）。

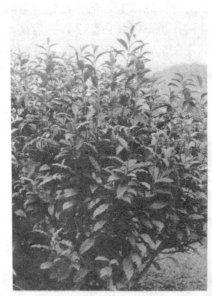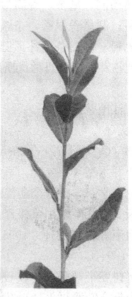

图 4-12 碧云

芽叶生育力强，持嫩性较强。一芽一叶，盛期在 4 月上旬末。产量高，每亩可达 200kg。春茶一芽二叶，干样约含氨基酸 3.6%、茶多酚 25.2%、儿茶素总量 16.0%、咖啡因 3.9%。适制绿茶。制毛峰茶，外形细紧，色泽翠绿，香气高爽纯正，滋味鲜醇；制蒸青绿茶品质良好。抗性强。扦插繁殖力强。

适栽地区：江南绿茶茶区。

栽培要点：适用双条栽规格种植，按时进行定型修剪和摘顶养蓬。江北茶区需注意越冬防冻。

3. 福鼎大白茶（*C. sinensis* cv. Fuding-dabaicha）

无性系，小乔木型，中叶类，早生种，二倍体。

原产福建省福鼎市点头镇柏柳村，已有 100 多年栽培史。主要分布在福建东部茶区。20 世纪 60 年代后，福建和浙江、湖南、贵州、四川、江西、广西、湖北、安徽、江苏等省区有大面积栽培。是无性系良种中栽培面积最广的品种。1985 年全国农作物品种审定委员会认定为国家品种，编号 GSl3001—1985。

植株较高大，树姿半开张，主干较明显，分枝较密，叶片呈水平状着生。叶椭圆形，叶色绿，叶面隆起，有光泽，叶缘平，叶身平，叶尖钝尖，叶齿锐较深密，叶质较厚软。芽叶黄绿色，茸毛特多，一芽三叶，百芽重 63.0g。花冠直径 3.7cm，花瓣 7 瓣，子房茸毛多，花柱 3 裂（图 4-13）。

芽叶生育力和持嫩性强。一芽三叶盛期在 4 月上旬中。产量高，每亩可达 200kg 以上。春茶一芽二叶干样约含氨基酸 4.3%、茶多酚 16.2%、儿茶素总量 11.4%、咖啡因 4.4%。适制绿茶、红茶、白茶，品质优。制烘青绿茶，条索紧细，色翠绿，白毫多，香高爽似栗香，味鲜醇，是窨制花茶的优质原料；制工夫红茶，条索紧结细秀，色泽乌润显毫，香高味醇，汤色红艳，是制白琳工夫之优质原料；制白茶，芽壮色白，香鲜味醇，是制白毫银针、白牡丹的原料。抗旱性较强，抗寒性强。扦插繁殖力强，成活率高。

适栽地区：长江南北茶区。

栽培要点：选择土层深厚的园地采用 1.50m 大行距、0.40m 小行距、0.33m 丛距的双行双株规格种植。加强茶园肥水管理，适时进行 3 次定剪。要分批留叶采摘，采养结合。

4. 龙井长叶（*C. sinensis* cv. Longing-changye）

无性系，灌木型，中叶类，早生种，二倍体。

由中国农业科学院茶叶研究所于 1960～1987 年从龙井种中采用单株育种法育成。主要分布在浙江、江苏、安徽、山东等省。1994 年全国农作物品种审定委员会审定为国家品种，编号 GSl3008—1994。

植株适中，树姿较直立，分枝较密，叶片水平状着生。叶片长椭圆形，叶色绿，叶面微隆起，叶身平，叶缘波状，叶尖渐尖，叶齿细较密，叶质中等。芽叶淡绿色，茸毛中等，一芽三叶，百芽重 36.2g。花冠直径 3.0～3.3cm，花瓣 7 瓣，子房茸毛中等，花柱 3 裂。

芽叶生育力强，持嫩性强。一芽一叶盛期在 4 月初。产量高，每亩可达 200kg。春茶一芽二叶干样约含氨基酸 4.1％、茶多酚 18.6％、儿茶素总量 16.4％、咖啡因 3.6％。适制绿茶。制高档龙井茶，苗锋挺秀，色泽绿翠，香气清高，滋味嫩鲜，汤色嫩绿明亮。抗寒、抗旱性均强，适应性强。扦插繁殖力强。

适栽地区：长江南北茶区，尤宜龙井茶、扁形茶茶区种植。

栽培要点：采用双行双株条栽，适时进行定型修剪。及时防治小绿叶蝉（图 4-14）。

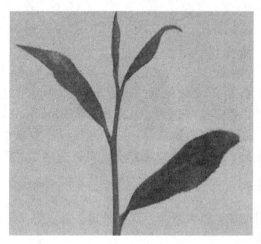

图 4-13　福鼎大白茶

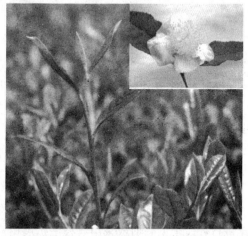

图 4-14　龙井长叶：新梢和花

（三）红绿茶兼制良种

1. 浙农 12（*C. sinensis* cv. Zhenong 12）

无性系，小乔木型，中叶类，中生种，二倍体。

由原浙江农业大学茶学系（现浙江大学茶学系）于 1963～1980 年从福鼎大白茶与云南大叶茶自然杂交后代中采用单株育种法育成。浙江茶区有栽培。安徽、陕西、广西、贵州、湖南、江西、江苏等省区有引种。1987 年全国农作物品种审定委员会认定为国家品种，编号 GSl3015—1987。

植株高大，树姿半开张，分枝密度中等，叶片稍上斜状着生。叶椭圆形，叶色绿，富光泽，叶面隆起，叶身平，叶缘微波，叶尖渐尖，叶齿浅密，叶质较软。芽叶绿色，肥壮，茸毛特多，一芽三叶百芽重 68.0g。花冠直径 3.6～4.3cm，花瓣 9～11 瓣，子房茸毛多，花柱 3 裂（图 4-15）。

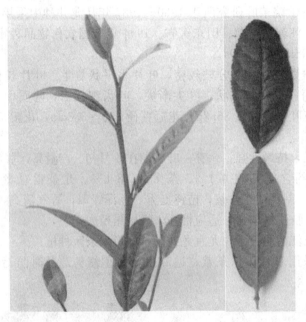

图 4-15　浙农 12

芽叶生育力强，持嫩性强。一芽一叶盛期在 4 月上旬。产量较高，每亩可达150kg。春茶一芽二叶干样约含氨基酸 3.8%、茶多酚 24.6%、儿茶素总量 13.4%、咖啡因 3.6%。适制红茶、绿茶，品质优良。制红碎茶香味浓厚，达国家出口二套样水平；制绿茶，绿翠多毫，香高持久，滋味浓鲜。特别适合做毛峰类、烘青类绿茶。抗寒性较弱，抗旱性强。扦插繁殖力较强。

适栽地区：江南茶区。

栽培要点：宜选择土层深厚、背风向阳地块，按常规茶园规格种植。栽后第 2～3年进行分段定型修剪或采用弯枝法扩展树冠。

2. 迎霜（*C. sinensis* cv. Yingshuang）

无性系，小乔木型，中叶类，早生种，二倍体。

由原浙江省余杭茶叶试验场（今杭州市茶叶科学研究所）于 1956～1979 年从福鼎大白茶和云南大叶茶自然杂交后代中采用单株育种法育成。主要分布在浙江茶区。江苏、安徽、江西、河南、湖北、广西、湖南等省区有较大面积引种。1987 年全国农作物品种审定委员会认定为国家品种，编号 GSl3011—1987。

植株较高大，树姿直立，分枝密度中等，叶片上斜状着生。叶椭圆形，叶色黄绿，叶面微隆起，叶身稍内折，叶缘波状，叶尖渐尖，叶齿浅密，叶质柔软。芽叶黄绿色，茸毛多，一芽三叶百芽重 45.0g。花冠直径 2.6～3.2cm，花瓣 6～7 瓣，子房茸毛中等，花柱 3～4 裂（图 4-16）。

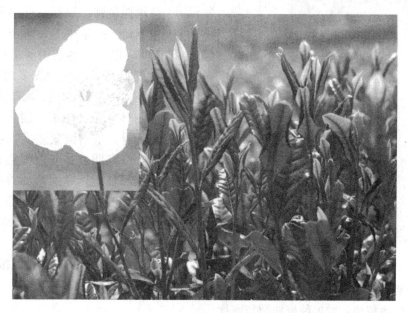

图 4-16　迎霜：新梢和花

芽叶生育力强，持嫩性强。一芽一叶盛期在 3 月下旬末，生长期长，全年可采至 10 月上旬。产量高，每亩可达 280kg。春茶一芽二叶干样约含氨基酸 2.5％、茶多酚 30.5％，儿茶素总量 15.8％、咖啡因 4.0％。适制红茶、绿茶。制绿茶，条索细紧，色嫩绿尚润，香高鲜持久，味浓鲜；制工夫红茶，条索细紧，色乌润，香高味浓鲜；制红碎茶，品质亦优。抗寒性尚强。扦插繁殖力强。

适栽地区：江南红茶、绿茶茶区。

栽培要点：可采用双条栽茶园规格种植，适时定型修剪，摘顶养蓬。在高山茶区宜选择向阳地块种植，并在秋、冬季增施有机肥，提高抗寒力。及时防治螨类、芽枯病。

（四）乌龙茶良种

1. 铁观音，又名魏饮种（*C. sinensis* cv. Tie-guanyin）

无性系，灌木型，中叶类，晚生种，二倍体。

原产福建省安溪县西坪镇松尧，已有 200 多年栽培史。主要分布在福建南部、北部乌龙茶茶区。台湾省有引种。20 世纪 60 年代后，福建东部、西部和广东省乌龙茶茶区有引种。1985 年全国农作物品种审定委员会认定为国家品种，编号 GSl3007—1985。

植株中等，树姿开张，分枝稀，叶片呈水平状着生。叶椭圆形，叶色深绿，富光泽，叶面隆起，叶缘波状，叶身平或稍背卷，叶尖渐尖，叶齿钝浅稀，叶质厚脆。芽

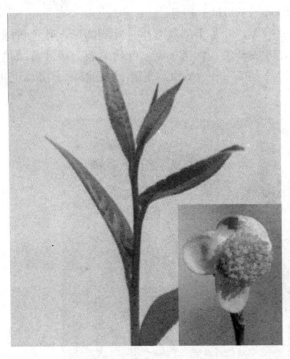

图 4-17　铁观音：新梢和花

叶绿带紫红色，茸毛较少，一芽三叶百芽重 60.5g。花冠直径 3.0～3.3cm，花瓣 6～8 瓣，子房茸毛中等，花柱 3 裂（图 4-17）。

芽叶生育力较强，发芽较稀，持嫩性较强。一芽三叶盛期在 4 月中下旬。产量中等，每亩产乌龙茶 100kg 以上。春茶一芽二叶干样约含氨基酸 3.6%、茶多酚 22.1%、儿茶素总量 12.2%、咖啡因 4.1%。适制乌龙茶、绿茶。制乌龙茶，品质优异，条索圆紧重实，色泽褐绿润，红点明，香气馥郁悠长，滋味醇厚回甘，具有独特的香味，俗称"观音韵"，为乌龙茶极品。抗旱性与抗寒性较强。扦插繁殖力较强，成活率较高。

适栽地区：乌龙茶茶区。

栽培要点：宜选择纯种健壮母树剪穗扦插，培育壮苗。选择土层深厚、肥沃的黏质红黄壤园地种植，增加种植株数与密度。

2. 黄棪，又名黄金桂、黄旦（*C. sinensis* cv. Huansgdan）

无性系，小乔木型，中叶类，早生种，二倍体。

原产福建省安溪县虎邱镇罗岩美庄，已有 100 多年栽培史。主要分布在福建南部。20 世纪 60 年代后；福建全省和广东、江西、浙江、江苏、安徽、湖北、四川等省有较大面积引种。1985 年全国农作物品种审定委员会认定为国家品种，编号 GS13008—1985。

植株中等，树姿较直立，分枝较密，叶片呈稍上斜状着生。叶椭圆或倒披针形，叶色黄绿，富光泽，叶面微隆起，叶缘平或微波，叶身稍内折，叶尖渐尖，叶齿较锐深密，叶质较薄软。芽叶黄绿色，茸毛较少，一芽三叶百芽重 59.0g。花冠直径 2.7～3.2cm，花瓣 5～8 瓣，子房茸毛中等，花柱 3 裂（图 4-18）。

芽叶生育力强，发芽密，持嫩性较强。一芽三叶盛期在 4 月初。产量较高，每亩产乌龙茶 150kg 左右。春茶一芽二叶干样约含氨基酸 4.6%、茶多酚 14.7%、儿茶素总量 10.5%、咖啡因 3.3%。适制乌龙茶、红茶、绿茶。制乌龙茶品质优异，条索紧结，色泽褐黄绿润，香气馥郁芬芳，俗称"透天香"，滋味醇厚甘爽，品质优异；制红茶、绿茶，条索紧细，香浓郁，味醇厚，是制特种绿茶与工夫红茶的优质原料。抗旱性与抗寒性较强。扦插繁殖力较强，成活率较高。

适栽地区：江南茶区。

栽培要点：选择土层深厚的园地采用 1.50m 大行距、0.40m 小行距、0.33m 丛距

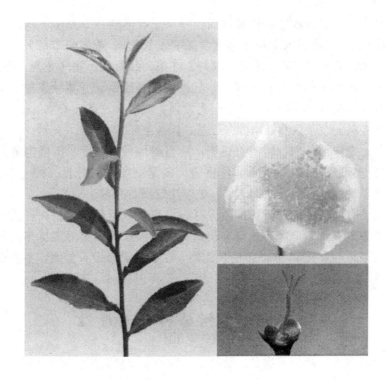

图 4-18 黄棪：新梢和花

的双行双株规格种植。加强茶园肥水管理，适时进行 3 次定剪。要分批留叶采摘，采养结合。

3. 八仙茶（*C. sinensis* cv. Baxiancha）

无性系，小乔木型，大叶类，特早生种，二倍体。

由福建省诏安县科学技术委员会于 1965～1986 年从诏安县秀篆镇寨坪村群体中采用单株育种法育成。在福建、广东乌龙茶茶区有较大面积栽培。湖南、广西、四川等省区有引种。1994 年全国农作物品种审定委员会审定为国家品种，编号 GS13012—1994。

植株较高大，树姿半开张，主干较明显，分枝较密，叶片呈稍上斜状着生。叶长椭圆形，叶色黄绿，有光泽，叶面微隆起或平，叶缘平，叶身平，叶尖渐尖，叶齿稍钝浅密，叶质较薄软。芽叶黄绿色，茸毛少，一芽三叶百芽重 86.0g。花冠直径 3.9cm，花瓣 6 瓣，子房茸毛少，花柱 3 裂（图 4-19）。

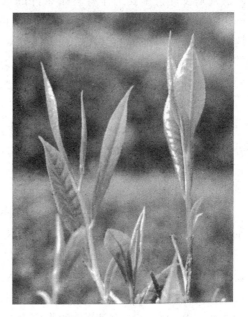

图 4-19 福建水仙

芽叶生育力强，发芽较密，持嫩性强。一芽三叶盛期在 3 月中下旬。产量高，每亩产乌龙茶 200kg。春茶一芽二叶干样约含氨基酸 1.7%、茶多酚 26.2%、儿茶素总量 20.8%、咖啡因 4.3%。适制乌龙茶、绿茶、红茶，品质优。制乌龙茶，色泽乌绿润，香气清高持久，滋味浓强甘爽；制绿茶、红茶，香高味厚，是制绿茶与工夫红茶的优质原料。抗旱性与抗寒性尚强。扦插繁殖力较强，成活率较高。

适栽地区：乌龙茶茶区和江南部分红茶、绿茶茶区。

栽培要点：挖深沟种植，增施有机肥，适当增加种植密度。压低定剪高度，增加定剪次数，促进分枝。幼龄期茶园铺草覆盖。乌龙茶要及时分批、按"小至中开面"鲜叶标准留叶采摘、不宜偏嫩或偏老采。冬季注意预防冻害。

除了大量已育成的品种外，我国还保存有世界上数量最多的茶树种质资源。在地处浙江杭州的中国农业科学院茶叶研究所内，设有国家种质资源圃杭州茶树圃，其中就收集保存有茶树种质资源 2600 多份，此外，在云南勐海设有分圃，主要保存大叶种类型的茶树种质材料。

第三节　茶树的种植与管理

茶树的栽培主要包括茶园建立、幼龄茶树培养、成龄茶园管理等方面。

一、茶园的建立

新建茶园一般需要经过规划设计、土地开垦、茶苗定植、幼龄茶园培育等工作步骤。

规划设计：主要工作有宜茶条件的选择（包括环境条件、茶园立地条件、土壤条件、灌溉水条件等），茶园、道路、水利系统、绿肥基地、畜牧业基地、防护林带及茶树品种选择及搭配等的综合规划，还须对各阶段工作的时间安排及其相互配套和衔接等进行安排。

园地开垦：包括初垦、复垦、园地整理等。

茶树种植：主要有种植方式、时间、密度等内容。

幼龄茶园管理：主要工作有幼龄茶园的土壤管理（行间种绿肥，土壤覆盖、耕作等）；幼龄茶树的营养管理（基肥、追肥、茶园肥源及养分循环）；茶树病虫害防治；茶园水分管理；幼龄茶树的定型修剪等。

（一）园地开垦

园地开垦一般需要经过清障、修筑梯田、复垦整地等工序。清障是在荒地上开辟茶园的第一步，首先要清除大树、大石块及其他障碍物。对土中的树根、暗石等也要仔细清除，不留后患。在山坡地上清障时，必须严格防止水土流失和污染环境，为此需要选择适宜的作业时期（如避免在多大风大雨的季节进行），采取必要的预防措施。

对 15 度以上的坡地需要修筑水平梯田，对于每级梯面种植一行茶树的，其梯面宽应在 1.5 米左右，种二行茶树的则应为 3 米左右，依此类推。对 10 度以下坡地，可修成等高宽幅斜面梯田，25 度以上坡地不宜开辟茶园，应留作自然保护地，或种植防护林。修建梯田时要防止造成水土流失，为此，应当避免在雨季修建梯田。尽量缩短修建梯田的工期也是减少水土流失风险的措施之一。

（二）茶树种植

平地或缓坡地茶园的种植方式有常规种植方式和双条植种植方式两种。

常规种植方式：行距150厘米，丛距33厘米，每公顷20000丛，每丛2～3株。

双条植种植方式：大行距150厘米，小行距30～40厘米，丛距33厘米，每丛2～3株。

种植密度可以随茶树品种的不同而调整，大叶种可以适当增加大行距，小叶种则可以适当缩小其大行距。

对于15度以下的坡地茶园，可以按平地常规茶园的规格沿等高线种植，其坡面大行距可以随坡度的增加而适当放大。

梯级茶园的种植规格与平地或缓坡地相似。

茶苗移栽时间以秋末为好，早春亦可。深秋季节气温明显降低，茶苗的地上部已经停止生长，枝叶的水分蒸腾相对减弱，而此时的地温还相对较高，有利于茶苗根系的恢复和生长，所以此时移栽容易成活；同时，由于在秋冬季节有较长时间使茶苗恢复和扎根，到第二年春天气温上升时，茶苗便能利用有利的气候条件迅速生长。秋末农村劳动力充裕，这也有是秋末移栽茶苗的有利因素。但秋末定植的茶苗，要经受冻害的考验，所以在冬季气温较低的地区必须做好苗期茶园的抗寒防冻工作，对冬季有严重冰冻或干旱的地区，可以考虑早春移栽。江南地区的早春时期雨水较多，移栽茶苗的水分管理比较容易，成活率也较高，但由于茶苗恢复需要一段时间，加上地温的升高较慢，往往使茶树不能充分利用春季有利的气候条件迅速生长。我国茶区辽阔，气候多样，因此移栽的具体日期必须因地制宜，灵活掌握。

二、幼龄茶树培养

茶树从定植到投产一般需要4～6年的培养期，此时期虽然只有投入，没有经济收益，但它是今后能否高产优质及投产期长短的基础。幼龄茶园的特点是茶树抗逆性较差、茶行间土壤裸露、茶树迅速长高，所以此时期的工作重点包括精心培育以保全苗、行间间作或覆盖、土壤改良及防止水土流失、茶树定型修剪等。

（一）幼龄茶园的茶树培养

1. 首先要确保茶园全苗、壮苗

茶苗定植或茶籽出苗后的第一年，栽培管理的首要目标是全苗和壮苗。措施如下：

补苗：补苗茶树的品种必须与原有茶树相同，补苗时期以早春和晚秋为好。

抗旱及除草：浅耕培土，铺草，遮阴，灌水等都能提高茶树的抗旱能力。浅耕培土往往结合锄草进行，是幼龄茶园的一项经常性工作。抗旱除草的常规性工作主要是初夏锄草并覆盖，夏秋旱季灌水，初冬锄草培土。

遮阴：遮阴可减弱太阳辐射，减少水分蒸发，还可有效地改善茶园小气候。例如在湘南条件下，一排8米高的遮阴树，在旱热季有效遮阴范围可达8米以上。适宜于作遮阴树的树种有：台湾相思、合欢、杉树、银杏等。

冻害防治：冬季在茶树根部培土、铺草可减少根系受冻；在严寒来临前给茶园灌溉可以阻止地温大幅度下降；冬季茶园行间铺草也可减轻霜冻的危害。对已受严重冻害的茶树，应当在冬季过后将冻害部分剪去，剪后须加强培育管理以复壮树势。

2. 茶树定型修剪

一般茶树达到 2 足龄，苗高 30 厘米以上，下部茎粗超过 0.3 厘米，并有 1～2 个分枝时可做第一次修剪，主茎剪至离地面 15～20 厘米，分枝不剪，适用的工具是整枝剪。第二年进行第二次修剪：从第一次剪口处提高 15～20 厘米全部剪平，可用整枝剪或篱剪。第三年再提高 15～20 厘米用篱剪全部剪平。修剪时期以春茶前进行为宜，在江南茶区气候条件下，以 2 月下旬为好。剪后当年留养新梢，生长快的在新梢长到一芽 4～5 叶时可进行打顶，即把新梢的顶芽采掉。在冬季没有严寒的地区，也可以在初冬季节，茶树地上部停止生长时进行定型修剪。在气候较热、生长季节较长或肥力水平高的情况下，幼龄茶树生长迅速的也可以一年进行二次修剪。对大叶种或小乔木型茶树，其顶端优势强，主干生长快，可以采用分段修剪法：当茶树生长到主茎 4～5 毫米粗时，或枝条长到 7～8 片叶子时，或当枝条达到半木质化和木质化时，便可在离地 15 厘米处对符合标准的枝条进行第 1 次修剪，待新枝长到 20 厘米、茎粗 0.3～0.4 厘米，并有 2～3 个分枝时，再对这些枝条逐次进行分段修剪，剪时以分枝叉口为起点，延长到 8～12 厘米处剪下，并实行主枝强剪，侧枝轻剪的原则。实行这样的分段修剪 2 年后，茶树上已有 4～5 层短而壮的分枝，当树冠达到 40～50 厘米高以后，便可以用篱剪作水平修剪（图 4-20）。

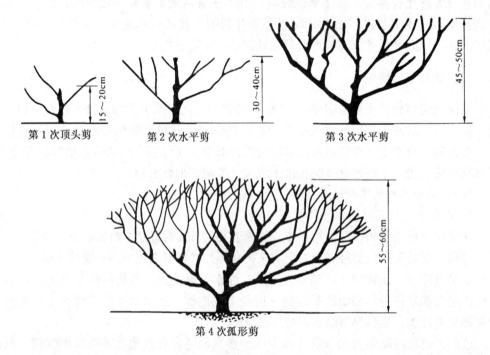

第 1 次顶头剪　　第 2 次水平剪　　第 3 次水平剪

第 4 次弧形剪

图 4-20　茶树定型修剪示意

（二）幼龄茶园的土壤管理

在成园以前的3、4年中，茶苗幼小，茶园地面裸露，此时是土壤改良的有利时机，因为当茶园成龄后地面被茶树树冠覆盖，土壤就很难改良了，所以必须充分利用这一时期加强土壤管理。主要可以采取深耕施有机肥、客土掺沙、行间间作绿肥等方法来改良土壤。

裸露的茶地最易生长杂草，所以浅耕锄草是幼龄茶园的重要管理工作。一般使用宽口锄头浅翻就可以达到杀死杂草的目的，同时也疏松表土，促进茶树生长。浅耕除草的时机选择应考虑三个方面：一是在地表稍干，天气晴朗时进行，这样有利于操作，锄下的草能迅速失水死亡；二是在茶园主要杂草的种子成熟以前；三是结合茶园施肥一起进行。

作为幼龄茶园的精细化管理，行间覆盖（铺草、覆地膜等）不但能保持土壤水分，还能有效地防止杂草生长，提高土壤有机质，并且还具有雨季减少地面径流、夏季降低地温、冬季保温防霜冻的效果。

铺草方法：时间一般以旱季来临前为好，铺草前最好进行一次锄草和施肥。如果以防止水土流失为主的，则应当在雨季来临前进行；以保暖防冻为主的，要在土壤冻结之前覆盖；以消灭杂草为主的，则要在杂草萌发后不久铺草。行间全面铺草，厚度约5～10厘米，每公顷需干草15吨，鲜草约60吨。稻草、麦秆、豆秸、油菜秆、割下的绿肥、割刈的茅草等都可作为铺草的材料，此外，树皮、落叶、泥炭等也是覆盖的好材料。杂草应当在其种子未成熟或尚未结籽以前割刈，割下的杂草可经过闷堆或太阳暴晒，以防杂草种子和病虫害带入茶园。按照有机农业的标准，覆盖所用的草料最好来自有机农业生产区域，所有覆盖草料应当尽可能利用与作物不同种的异种草源，以免病虫害传播。

（三）幼龄茶园的营养、水分管理

幼龄茶树的施肥要适当增加磷钾肥的供应。因为此阶段茶树需要生长大量的枝干和根系，迅速扩大其根系和树冠，所以对磷、钾肥的需求量相对较大。但在施肥数量上，要明显少于成龄茶园，因为茶树还小，吸收量有限。

茶树既喜湿，又怕涝，如遇雨季，茶园低洼处积水，容易产生湿害。因此，茶园水利系统应保水、供水和排水相结合，做到多雨能蓄，涝时能排，缺水能灌。幼龄茶树的根系较浅，抗旱能力弱，更应做好水分管理工作。幼龄茶园的水分管理可以从修建沟渠设施、行间覆盖、灌溉等方面进行。

此外还必须做好幼龄茶园的病虫害防治、生态建设、茶园配套设施建设等工作。

三、成龄茶园管理

成龄茶园也就是已投产的生产茶园。生产茶园的常年管理工作要点主要包括：修剪、施肥、病虫害防治、茶叶采摘等。

修剪：生产茶园需要进行每年一次的轻修剪。一般是在秋末季节对茶树树冠进行修剪，把一层经过一年采摘后变得不健康的、瘦弱的枝叶剪去，使翌年春天在较粗壮的枝条上萌发新芽。一般是在上次剪口基础上提高3～5厘米处剪掉。经过若干年的采

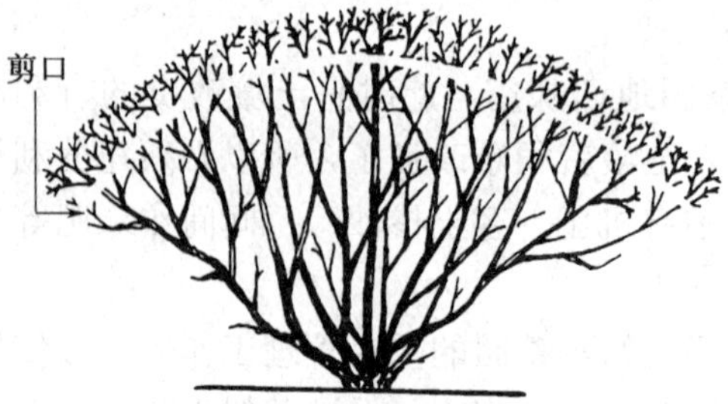

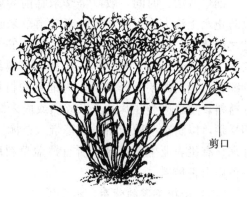

剪口

图 4-21　茶树深修剪示意

摘和轻修剪，茶树树冠可能变得越来越瘦弱，生产能力下降，这时就需要进行深修剪来复壮茶树。深修剪就是把茶树带有密集叶子的树冠层基本上剪去，让茶树在较粗的枝条上重新萌发出新的叶层树冠（图4-21）。

一般当茶树经历一二十年的生产采摘和修剪后，树势会逐渐衰弱，产量和品质均严重下降，此时可以采用重修剪方式来恢复树势（图4-22）。

施肥：生产茶园的施肥要根据生产茶类而有不同的计划。对于只生产名优茶的，一般只重施基肥和早春施催芽肥，夏秋季一般不再施追肥。对于以生产大宗茶为主的茶园，其施肥一般按"一基三追"的方式进行。即在秋末深施基肥，在春、夏、秋三季茶萌发前施速效肥称为追肥。生产水平较高的茶园，也有进行叶面喷施营养液的施肥方式。

植保：植保应当包括茶园病、虫、草害的综合防治。生产茶园由于覆盖度大，茶丛树冠密集，非常有利于病虫繁衍，所以茶园的病虫害防治显得非常重要，一般茶园病虫害可导致茶叶产量 15％以上的损失。

茶园病虫害防治的方法有农业防治、生物防治、物理防治、化学防治、综合防治等。化学防治有其高效快速的优点，但长期的化学防治容易导致生态失衡，病虫抗性增强，引起病虫害再猖獗，同时还可

剪口

图 4-22　茶树重修剪示意

能造成对环境和食品的污染。现在世界各国正大力提倡有机农业，在茶树病虫害防治上，目前我们应主要依靠生态防治和农业防治。只有在不得已的情况下才有节制地使用化学农药，并要在无公害农业标准指导下使用化学农药（图4-23）。

采摘：茶树的收获物与其他作物有显著的不同，它的采收对象是幼嫩新梢，采收的大小随制茶质量标准而变化很大。例如加工乌龙茶的鲜叶原料，一般要采较成熟的一芽二、三叶，而加工龙井茶的鲜叶原料则一般要采幼嫩的一芽一叶。所以，对于茶叶的采摘管理，首先要掌握好采摘标准。一般绿茶的采摘标准是幼嫩的一芽二、三叶，其中名优绿茶只采一芽一叶；红茶的采摘标准基本类似绿茶；乌龙茶的采摘标准明显较粗老，一般采较成熟的一芽二、三叶；黑茶原料采得最粗老，一般是将整个成熟得新梢（可长至一芽四、五叶）全部割下利用。

茶叶的采摘管理还需要注意调节采摘洪峰、采摘与留叶养树关系的处理、采摘劳力的合理安排等问题。由于采茶需要大量的劳动力，社会经济的迅速发展使采茶劳力越来越紧张，对此，大力发展机械采茶是必然的趋势（图4-24）。

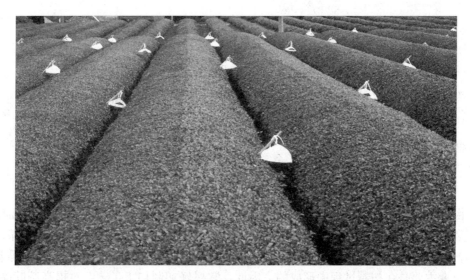

图 4-23　日本茶园用性信息素防治茶小卷叶蛾

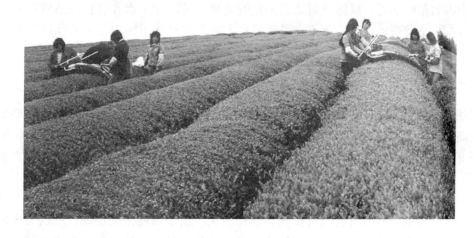

图 4-24　机器采茶

思考题：

1. 茶树的一生可以分为几个时期？

2. 茶树生长有"四喜四怕"的特性，具体内容是什么？

3. 茶树为什么特别喜欢酸性土壤？

4. 适合茶树生长的最适温度、最高温度和最低温度分别是多少？

5. 在茶叶生产中选用良种的重要性？

6. 茶树良种应该具备何种标准？

7. 开辟新茶园的主要工作有哪些？

8. 成龄茶园管理的要点是什么？

第五章　茶叶加工与贮藏

第一节　茶叶加工的基本原理

由茶树栽培而获得茶鲜叶，茶鲜叶经过加工才成为成品茶。茶叶加工通常需经过初制和精制两个阶段。鲜叶经过初制加工成为毛茶，再经过精制加工后做成精茶。毛茶的初制加工对茶叶品质的形成起着关键性作用，因为茶叶的色、香、味、形等基本品质要素主要是在初制过程中形成的。因此，掌握好初制加工工艺，对提高茶叶品质，最大限度地发挥鲜叶原料的经济价值，极为重要。

中国的茶叶加工，根据初制加工工艺的差异，可以加工出各具独特品质特征的绿茶、红茶、乌龙茶、白茶、黄茶、黑茶等六大茶类。虽然不同加工工艺能导致不同的茶类，但它们还是具有如下基本相同的工艺原理。

一、去水

茶树鲜叶含水量一般在 75％左右，成茶的含水量为 5％～10％，国家规定毛茶收购最高含水量不得超过 9％；出口精茶水分最高标准是：眉茶和珠茶 7％，乌龙茶 8％，红茶 9％。白茶和花茶 10％。所以，各大类茶叶的加工过程都包含着一个大量去水的过程。

（一）失水途径

鲜叶水分通过叶背气孔与叶面角质层而散失。由于嫩叶角质层薄，所以失水比老叶快。据研究，一芽一叶失水速度约比一芽二叶快一倍，约比一芽三叶快两倍（见表5-1）。

表 5-1　不同嫩度鲜叶与萎凋失水率

嫩度标准	鲜叶含水量（％）	萎凋 24 小时后含水量（％）	失水率（％）
一芽一叶	82.0	47.5	42.1
一芽二叶	81.7	60.1	26.4
一芽三叶	81.0	68.5	15.4
对夹叶	81.5	73.5	9.8

在绿茶的杀青、干燥工艺中，鲜叶已失去生命，水分挥发途径主要通过物理作用，先由内层向表面传送，然后在表面汽化。在干燥过程中，往往表层的水分和叶肉部分

的水分散失较快，而内部水分，尤其是叶子主脉和茶梗中的水分散失较慢，所以常会出现外干内湿的现象，造成干燥不均匀。为了解决这个问题，生产上在第一次干燥之后，要进行摊凉回潮。这是一个水分重新分布的过程，即内部的水分向表层扩散、挥发，使茶叶内外干燥程度基本一致，达到进一步干燥工艺的要求，从而有利于成品茶的品质。

（二）影响失水的因素

影响茶叶水分散失的外部因子，主要是温度、空气湿度和空气的流通状况。

1. 温度

温度高、蒸发快，但温度也不能过高，否则将使茶叶焦化，影响品质。通常，整个加热过程的温度应该先高后低，随着叶内含水量的减少而逐渐降低，以保证茶叶品质的形成。

2. 空气湿度

空气湿度低，茶叶中的水分就容易蒸发到空气中，从而加快茶叶失水的速度。在江南茶区的春夏季节，往往空气湿度较高，尤其是在梅雨季节，有时达到接近饱和湿度，从而给茶叶加工的干燥工序带来困难，致使干燥时间延长，能耗增加，且影响茶叶品质。对此，通过改善空气流通状况可在一定程度上解决问题。

3. 空气流通状况

空气流通速度越快，鲜叶水分蒸发就越快。在去水的过程中，空气与叶子的水蒸气压相差越大，叶内的水分就散失越快；如两者相仿，则叶内水分挥发缓慢。所以，生产上常采用鼓风或吸风装置来加速空气流通，促进叶内的水分蒸发，达到干燥的目的。

二、酶的抑制与促进

酶是生物体内促进化学变化的生物催化剂。茶叶中与茶叶加工关系密切的酶主要有多酚氧化酶、过氧化氢酶、过氧化物酶、淀粉水解酶、蛋白酶等。多酚氧化酶能促进茶多酚的氧化；淀粉水解酶能把淀粉水解成可溶性糖，蛋白酶能促进蛋白质水解为各种氨基酸，从而增加茶叶的水溶性成分含量，并提高茶叶滋味、香气等品质指标。

酶的活性受温度制约。温度适宜时，酶活性强，酶活性最强时的温度称为该酶的最适温度。在最适温度范围内，酶活性随温度的升高而增强；超过最适温度时，酶活性随温度的升高而减弱。当达到一定高温时，酶蛋白便遭受破坏，酶的活性就消失了。

茶叶中各种酶的最适温度是不同的。过氧化氢酶的最适温度是 25℃，当温度升至 35℃时，酶活性开始下降。多酚氧化酶的最适温度较为宽泛，在 15℃～55℃ 范围内，其活性随温度升高而增强；温度达 65℃时，酶活性显著减弱；80℃时酶活性完全消失。

因此，在茶叶加工过程中，实际上就是利用温度对酶的两重性来达到对酶的抑制与促进的目的。例如：绿茶的高温杀青和红茶的高温干燥，就是利用高温来抑制和破坏酶的活性；而红茶的萎凋、发酵和乌龙茶的做青，通常都把温度掌握在 35℃左右，以达到促进酶活性，提高酶促氧化产物的目的。

氧气是影响酶促氧化的又一重要因素。如表 5-2 所示，加工 1kg 红茶，从鲜叶到发酵结束，约消耗氧气 35 升。

61

表 5-2　红茶初制耗氧量（按 1kg 红茶计）

工　序	平均每小时耗氧量（L）	总耗氧量（L）
鲜　叶	1.0	2.0
萎凋叶	1.5	12.0
揉切叶	3.0	6.0
发酵叶	4.5	15.0
合　计	—	35.0

三、叶组织细胞的破碎

大多数茶类在加工过程中都要采用揉捻工序，来破坏叶细胞组织，使茶汁被挤出。这一方面有利于在加工过程中使一些化学成分之间相互混合并发生理化反应，从而形成茶叶滋味成分和香气成分等；另一方面，有利于成品茶在冲泡时泡出茶汁。红茶的饮用习惯是一次性冲泡，故采用重揉与揉切使红茶叶组织破坏率高达 90% 以上；而各种绿茶和乌龙茶等均习惯于多次冲泡，故采用轻揉或中揉，使叶组织破坏率在 40%～60% 之间。

揉捻工序使叶组织破坏，被挤出的茶汁与空气接触，特别是使分布在细胞液中的多酚类有机会与分布在细胞质中的多酚氧化酶充分混合，从而促进了生物化学反应的进程，此有利于色、香、味的形成。

茶叶的炒制干燥过程也有破碎叶细胞组织的作用。它一方面蒸发水分，同时也在机械作用下进一步破坏叶组织，并逐渐使茶叶成型：或直如针、或弯如眉、或圆如珠。

第二节　绿茶加工工艺

中国是茶叶大国，更是绿茶大国和强国。绿茶在中国茶叶家族中品种多、产量高、质量好、产区广，并且在国际市场上具有很强的竞争力。绿茶初制加工的基本原理就是利用高温破坏鲜叶中的各种酶的活性，特别是多酚氧化酶的活性，这样便制止了多酚类化合物的酶促氧化，从而避免发生鲜叶红变现象。这一过程称为"杀青"，能把鲜叶的绿色固定下来，绿茶主要靠此来保持其"清汤绿叶"的品质特征。

在绿茶家族中又有眉茶、珠茶、烘青和名优绿茶等之分。在此我们仅介绍眉茶的初制加工工艺。眉茶属条形炒青绿茶，是中国外销绿茶中数量最多的一种。它外形条索紧结，色泽绿翠，香高味浓，汤色黄绿明亮。眉茶由一芽二三叶的鲜叶原料加工而成，其基本的工艺流程为：鲜叶——杀青——揉捻——干燥。下面分别介绍绿茶加工的各主要工艺。

一、杀青

（一）杀青目的

1. 彻底破坏鲜叶中酶的活性，制止多酚类化合物的酶促氧化，防止红梗红叶的发生，以便获得绿茶应有的色、香、味特征；

2. 散发青草气、发展绿茶特有的香型；

3. 改变内含成分的性质，促进绿茶品质的形成；

4. 蒸发一部分水分，使叶片柔软，增强韧性，便于揉捻成条。

总之，杀青工艺能破坏鲜叶的组织与结构，改变鲜叶的物理性质和生理生化性质，这样既达到了固定茶叶绿色及使化学成分稳定的目的，同时也为下一步的工艺打下了基础。

（二）杀青技术要点

为了达到上述杀青目的，主要应掌握好以下 3 条技术原则。

1. 高温杀青，先高后低

杀青工序中要掌握的第一条原则是"高温杀青，先高后低"。杀青的主要目的是破坏酶的活性，蒸发一定的水分，挥发青草气，发展茶香等，要做好这些，需要高温条件。鲜叶红变的原因，主要是茶叶里的多酚类物质在多酚氧化酶的催化作用下，产生红色物质而变红。如果用高温迅速破坏酶的活性，则多酚类物质就失去了催化反应的条件，于是就不会变红而影响绿茶品质。绿茶的杀青，就是利用高温快速地破坏酶的活性，不使叶子变红。

"高温杀青"，究竟以多少度高温为好？原则就是鲜叶入锅后，能快速地使叶温达到 75℃～80℃，这样可迅速钝化多酚氧化酶的活性，从而使鲜叶的翠绿色得以固定。

"高温杀青"，还应掌握好锅子大小与投叶量多少的关系。相同大小的锅子，如果投叶量多，锅温就要高些；如果投叶量少，则锅温可适当低些。在不使叶子产生红梗红叶的前提下，掌握适当的低温对绿茶品质形成有利。

在杀青后期，酶的活性已被破坏，叶子水分已大量蒸发，此时应适当降低温度。此时如果继续采用高温，则芽尖和叶缘等失水快的部位容易炒焦，而且叶子内部的化学成分也会遭到损失，影响绿茶品质。

高温杀青必须先高后低，开始高温，后阶段逐渐降低，这样可以使叶子即能"杀匀杀透"，又能"老而不焦、嫩而不生"。

茶叶杀青工序主要采用茶叶杀青机。以前主要采用锅炒式杀青机（图 5-1），后来逐步被滚筒式杀青机所取代（图 5-2），对于蒸青绿茶，其杀青工序则要采用蒸汽杀青机。

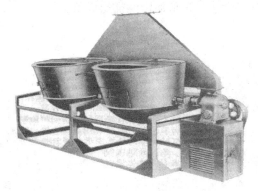

图 5-1　锅炒式杀青机

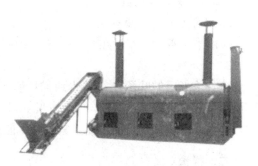

图 5-2　6CSR 系列金属炉滚筒杀青机

2. 抛闷结合，多抛少闷

在高温杀青的条件下，叶子接触锅底的时间不能太长，以免产生焦斑焦点。故要用抛炒，使蒸发出来的水蒸气和青草气能迅速散发出去，在散发水汽的同时叶温也随之下降。抛炒的优点是香气较好，能够散发低沸点的具有强烈青草气的挥发性成分，此对改善茶叶香气有利。抛炒技术掌握得当，可使叶色较为翠绿。但如果抛炒时间过长，就容易使牙叶断碎，甚至炒焦。梗子与叶脉的含水量高而与锅底的接触面又小，故太多的抛炒会使这些部位升温不如叶片快，从而导致杀青不匀，甚至产生红梗红叶。所以，有时需要改为闷炒，利用闷炒所产生的具有强烈穿透性的高温蒸汽，使叶子梗、脉内部迅速升温，这样便可解决抛炒中芽叶各部位升温不一致的问题，使杀青均匀一致并杀透。

闷炒使叶温升得既快又高，对破坏酶的活性有显著效果。如果锅温难以提高，可以适当提早进入闷炒、并适当延长闷炒的时间，以免产生红梗红叶。闷炒还能使叶质柔软，有利于揉捻成条。尤其是老嫩不匀的或梗子较多或较为粗老的鲜叶，闷炒效果更为显著。

闷炒还能改善低级茶的内质，如加速蛋白质水解成氨基酸，增进茶汤滋味。闷炒会使叶绿素含量有所降低，这对改善粗老茶叶的色泽也是有利的。

但是，如果闷炒时间过长，一方面会影响绿茶的香气，产生水闷气，同时还会造成叶色变黄，因为在湿热作用下叶绿素容易被破坏。采用抛闷结合，便可扬长避短，发挥各自的优点，提高杀青质量。但何时抛何时闷，要看鲜叶的状况和环境条件而定；一般掌握嫩叶多抛，老叶多闷。芽叶肥壮，节间较长的原料也要适当多闷炒。

3. 嫩叶老杀，老叶嫩杀

杀青的老与嫩是制杀青程度的高与低。所谓老杀，就是杀青程度重，主要是失水适当多些，杀青时间适当长些。所谓嫩杀，就是杀青程度轻，即杀青时间适当短些，失水适当少些。由于嫩叶中酶的活性强，鲜叶含水量高，通过"老杀"，可以迅速破坏酶的活性，并把多余的水分除去。如果杀青程度不足，则酶活性钝化不彻底，易产生红梗红叶；杀青不足还使杀青叶含水量太高，揉捻时液汁容易流失，并容易揉碎叶子。而对于低级的粗老茶叶，情况恰恰相反，它含水量低，纤维素含量高，这是需要较轻的杀青程度，即适当嫩杀，这样就不至于使叶子含水量过低而影响揉捻成条。

（三）杀青适度的标志

1. 以含水量和减重率衡量

一般当杀青叶含水量在 60% 左右，或减重率达到30%～40%时为杀青适度；

2. 从外观上掌握

检查杀青后的叶子，如果达到"叶色暗绿水分少、梗子弯曲断不了、香气显露青气消"，则为杀青适度。这样的杀青叶，叶色由鲜绿转为暗绿，无红梗红叶，手捏叶软，略有黏性，梗子折而不断，紧捏叶子能成团，稍有弹性，略带茶香。

二、揉捻

揉捻是大多数茶类加工的一个必需工序。茶叶揉捻一般由揉捻机来完成（图5-3）。

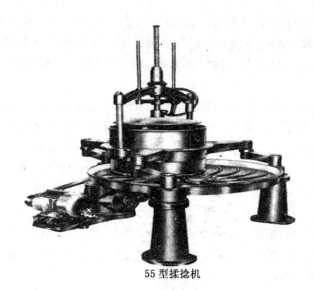

55 型揉捻机

图 5-3　茶叶揉捻机

（一）揉捻目的

对茶叶进行揉捻的目的主要有 2 条：

1. 卷紧条索，这可以为以后的炒干成条打好基础；

2. 适当破坏叶组织，使制成干茶后既要茶汁容易泡出，又要具备一定的耐泡程度。

（二）揉捻技术要点

1. 嫩叶冷揉，老叶热揉

所谓"热揉"，就是当杀青叶还热的时候，不经摊放散热，趁热揉捻。所谓"冷揉"，就是杀青叶出锅后，先经过摊放，使叶温下降到一定程度后在进行揉捻操作。嫩叶由于纤维素含量低，叶质柔软容易揉捻成条，所以可以采用冷揉。而冷揉能减少叶绿素的破坏，有利于保持茶叶的翠绿色。老叶的情况则相反，它有较高含量的纤维素、淀粉，如果趁热揉捻，这时纤维素较为柔软有利于揉捻成条。而且，热揉还有利于淀粉的水解，这对茶汤滋味有利。

所以，为了保持良好的色泽和香气，对嫩叶应采用冷揉；对较粗老的杀青叶，应趁热揉捻，这样可以获得较好的外形。虽然热揉对色泽和香气会有不良的影响，但老叶本来香气就不高，叶色也比较深绿，热揉失去部分叶绿素，会使叶色翠绿明亮，对老叶的品质反而有利。所以，老叶应采用热揉。

2. 投叶量、揉捻时间和加压均要适当

揉捻时投叶量的多少，直接关系到揉捻叶的质量。投叶量过多，开动机器时，叶团翻转冲击揉盖，或因离心力的作用，使叶子甩出揉桶外，甚至发生事故。揉叶过多时，还使翻转困难，造成揉捻不均，条索不紧，扁碎茶增加。还有，投叶量多时，叶子之间、叶子与揉桶之间以及叶子与揉盘之间摩擦增加，会使揉叶发热，影响茶叶的外形和内质。反之，如果投叶量过少，则揉叶之间相互揉挤力不足，叶团不易翻动，揉叶成条困难。所以，投叶量必须适当。

揉捻时间与加压程度密切相关，揉捻时间太短、加压太重，会造成梗叶分离、未成条而先断碎，使揉叶既达不到一定的细胞破碎率，又不易保持条索完整。要使揉捻叶的成条率达到要求，且芽尖、嫩叶不断碎，则投叶量、揉捻时间、加压大小均要适当。

一般来说，高级茶叶原料不加压或轻压揉30～40分钟为适宜，这样可保证做到揉捻适度，即成条又不断碎。相反，对较老的原料，要适当加重揉捻压力，这样就可使不容易成条老叶也能达到一定的成条效果。对揉捻叶加压的过程要先轻后重、逐渐加压，轻重交替，最后不加压。不加压轻揉，使叶片能逐渐地沿着主脉卷成条子，当叶子上下滚动时，可以开始加压。加压的轻重，则以叶子老嫩而定。一、二级叶子以无压揉捻为主，中间适当加轻压；三级以下的叶子，虽然说应该适当地重压，但要逐步加压。即开始无压、中间加压、最后又松压。加压过早或过重或一压到底，均难以达到揉捻的良好效果。

（三）揉捻适度的标志

1. 成条率：三级以上的鲜叶达80％以上；三级以下的鲜叶达60％以上。

2. 细胞破坏率：45％～55％。

三、干燥

干燥是形成眉茶品质的最后一道工序，此工序一般要分三次进行。"干燥"在制茶过程中，不能单纯地认为仅是去除叶中水分，而是在蒸发水分的同时，外形上有显著改变，内质发生复杂的热物理化学变化，使其朝着有利于绿茶品质的变化。曾有人做过试验，将揉捻叶用冷冻干燥，结果成茶香味不好，苦涩味很浓。

干燥的目的有三：

A. 继续使内含物发生变化，提高茶叶品质；

B. 继续整理条索，改进外形；

C. 去除过多的水分，达到足干，防止霉变，便于贮藏。

干燥工序可分为二青、三青和辉锅三道分工序，可以采用各式茶叶炒干机（图5-4、图5-5）或烘干机（图5-6）。大量实践证明，二青用烘干机，三青用锅式炒干机，辉锅用瓶式炒干机的机组搭配，制茶品质较好。

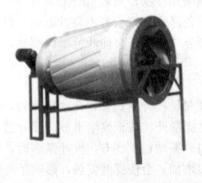

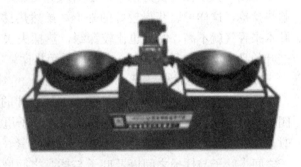

图5-4　6CPC-100型瓶式炒干机　　　图5-5　6CZG-84型双锅珠茶炒干机

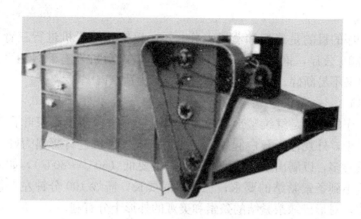

图 5-6　名优茶连续烘干机

（一）二青

二青分工序的目的主要是散发水分，便于三青造型。二青多采用烘干机。以烘代炒，是比较成功的经验。揉捻叶经过解块后，还含有 55%～60% 的水分，揉出的茶汁黏附于叶子表面，如果二青采用锅炒的话，茶汁会黏附在锅里，不仅会使茶汁损失，影响茶汤滋味，而且多酚类化合物与铁发生化学反应，产生墨绿色沉淀使茶叶变黑，影响色泽。烘干温度 110℃～120℃，摊叶厚度 1.0～1.5 厘米，烘到含水量 40%～50%，全程烘时约 10 分钟。烘到叶子手捏不粘，稍有触手，握可成团，松手后会弹散即可。

67

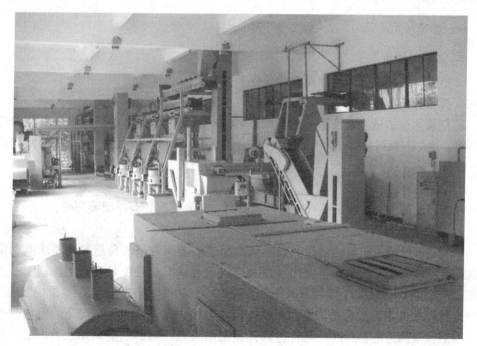

图 5-7　小型绿茶生产车间

（二）三青

三青分工序的目的是造型和蒸发水分并重。以锅式炒干机进行三青工序的操作，每锅投叶量约 10 公斤，锅温 100℃～110℃，时间 40 分钟左右。炒到手捏叶子发硬，有触手感，但又不易断碎，含水量在 20％左右时为适度。

（三）辉锅

辉锅分工序的目的是继续整形和散发水分，同时进一步提高茶叶香气。辉锅操作使茶叶达到足干，外观色泽灰白起霜。一般用瓶式炒干机进行辉锅为好。操作要点有三：一是叶量要多，以满出滚筒为度；二是温度要低（60℃～80℃），如温度过高，来不及炒紧，达不到条索紧结的要求；三是时间要长，需炒 100 分钟左右炒至足干。这样的辉锅操作，对形成绿茶紧结的条索和美观的外形十分有利。

第三节　红茶加工工艺

红茶也是中国的主要茶类之一，其生产量曾达到仅次于绿茶的第二位，但目前红茶的生产规模已经较小。红茶属于全发酵茶，初制加工的基本原理是创造有利条件，促进多酚类化合物在酶促作用下进行充分氧化，使之具有红汤红叶的品质特征。

红茶以一芽二三叶为原料，依制法不同，可分为工夫红茶、红碎茶和小种红茶三种。此处，仅以工夫红茶为例，介绍红茶初制加工技术。

工夫红茶的初制工艺为：鲜叶——萎凋——揉捻——发酵——干燥（毛火、足火）。下面分别介绍各道工序。

一、萎凋

（一）萎凋目的

1. 蒸发一定的水分，使叶质柔软，便于揉捻成条；

2. 挥发掉一些青草气较重的芳香成分，改善茶叶香型；

3. 随着水分的散发，细胞质逐渐浓缩，一些酶活性增强，如蛋白水解酶和淀粉水解酶等，这一方面可增加茶叶中可溶性成分的含量，同时也为发酵工序中的酶促氧化打下基础。

（二）萎凋方法

红茶加工的萎凋方法主要有室内自然萎凋、日光萎凋、萎凋槽萎凋等。

1. 室内自然萎凋

就是将鲜叶摊放在室内，让其自然失水而达到萎凋效果。自然萎凋要求萎凋室通风良好，利用开关门窗来调节室内温度和空气流通状况，避免日光直射。室温一般控制在 25℃左右，相对湿度 60％～70％，萎凋 18～20 小时即达到适度。萎凋快慢还与摊叶厚度有较大关系，摊叶薄，萎凋就快，反之则慢。在正常天气情况下，室内自然萎凋可得到质量满意的萎凋叶，但若遇到低温阴雨天气，则影响萎凋品质，而且，自然萎凋方法劳动强度大，所需厂房面积大，难以适应大生产的需要。

2. 日光萎凋

日光萎凋是把鲜叶摊放在竹帘或晒场上，借助太阳的光与热，促使鲜叶水分蒸发，达到萎凋的目的。日光萎凋气温以25℃左右较为理想，在春茶季节，气候较温和，日光萎凋质量较容易掌握；但在夏秋季节，气温高，中午前后因地面炎热，叶子容易灼焦，所以一般夏秋季不宜采用日光萎凋。日光萎凋的时间要视日光强度而定。萎凋过程中，根据日光的强弱，叶子的老嫩和萎凋情况，进行及时翻拌。日光萎凋具有设备简单、不用燃料、萎凋快速等优点，但受天气的限制，有一定的局限性。

3. 萎凋槽萎凋

这是把叶子摊放在萎凋槽（图5-8）上，利用鼓风机压送一定温度的空气，此热空气透过摊放在上面的叶层，带走叶子的水蒸气，从而加快叶子水分散失，达到萎凋的目的。对于雨水叶，要先鼓冷风，待除去表面水后再鼓热风，以免产生水闷气。萎凋过程应严格控制温度，注意萎凋槽各部位的温度高低及其变化情况，以及时调节冷热风门。在萎凋过程中温度掌握应先高后低。热空气温度为35℃左右，卸叶前5～10分钟停止加温改鼓冷风，以吹凉叶子。卸叶后，须进行摊凉，使水分重新分布，待叶质柔软，再进行揉捻。夏秋季节，天气炎热，气温高于30℃时，可不必加温，只要鼓风即可满足工艺要求。萎凋槽摊叶厚度18～20厘米，厚薄要均匀，抖散、摊平使呈蓬松状态。每小时翻拌一次，翻拌时停止鼓风，以免叶子吹散。翻拌要透，动作要轻，免伤叶子。萎凋时间以适度为准，一般为8～10小时。

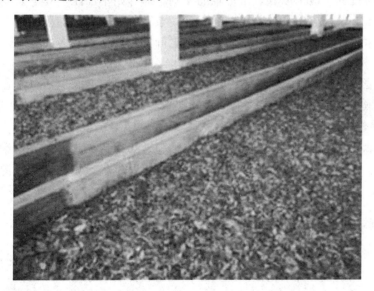

图5-8　茶叶萎凋槽

（三）萎凋程度

掌握好萎凋程度是形成红茶优良品质的前提，萎凋不足或过度，对茶叶的外形、内质均不利。如何掌握好萎凋程度，实践中总结出以下经验：

1. 看外观特征

主要掌握叶片手感柔软，手捏叶成团，松手时叶子不易弹散，茎梗和主脉折之不断，叶面光泽消失，叶色由翠绿转为暗绿，散失部分青草气，并散发出一定的清香。

2. 测含水量

一般掌握含水量 58%～66% 为宜；老叶萎凋要求较轻，嫩叶萎凋要求较重。

3. 测减重率

一般掌握鲜叶减重 27%～40%。

二、揉捻

（一）揉捻目的

1. 卷紧条索，使烘干后的红茶具有美观的外形；

2. 破坏叶细胞，挤出茶汁，使液泡中的多酚类物质与多酚氧化酶等酶类混合，以利于然后的酶促氧化反应，此为形成红茶特有的品质奠定重要基础。

（二）揉捻方法

与绿茶相比，红茶的投叶量宜多，揉捻时间也较长，一般达 90～120 分钟。红茶的揉捻多采用大、中型揉捻机，如 920 型揉捻机，其投叶量为 130～160 公斤，65 型揉捻机的投叶量为 60 公斤，55 型揉捻机则为 30 公斤。揉捻时间，920 型为 90 分钟，分 2～3 次揉，每次 30～45 分钟；65 型和 55 型一般揉 70 分钟，分两次揉，各 35 分钟。揉捻中的加压过程，应采取轻、重、轻的原则。即开始不加压，叶子初步成条后逐渐加压，以收紧茶条，揉捻结束前再减压揉，使茶条吸回茶汁。加压的轻与重，要视叶子老嫩、含水量多少而定，嫩叶压力宜轻，老叶宜重；含水量多的宜轻，含水量少的宜重。

揉捻室要求低温高湿，室温控制在 25℃ 左右，相对湿度 85%～90%，气温高、湿度低，则采取降温增湿措施，可在室内洒水喷雾。夏秋季节揉捻宜在晚间进行。

（三）揉捻程度

要求条索紧直，成条率达 85%～90%；细胞破坏率达 78%～85%；细胞质充分黏附在叶表面，手捏揉捻叶略有茶汁挤出，放手后茶团不松散，局部揉叶泛红，并发出浓烈的清香。

三、发酵

发酵是形成红茶品质"红汤红叶"的关键工艺。虽然红茶的发酵其实在揉捻时已经开始，但那时的发酵并未充分，尤其是在气温较低的春茶季节。因此，在发酵过程中，必须使揉捻叶处在一个比较适宜的环境条件下，让发酵作用比较完全并可以充分进行。

（一）发酵目的

1. 增强酶的活性，促进多酚类物质的适度氧化，使叶子变红；

2. 减少青草气、增进茶香；

3. 减少苦涩味、增强茶汤浓度。

（二）发酵方法

发酵是在发酵室或发酵机里进行的。先将发酵框用清水洗净，然后将揉捻叶摊放在发酵框中，摊叶厚度 10～15 厘米。一般掌握嫩叶宜薄，老叶宜厚；夏秋茶宜薄，春茶宜厚。摊叶时不必加压，发酵中不需翻拌，摊好叶子后，依次放入发酵架上，并以标签注明批次、等级、茶号、数量、时间等，以免在然后的操作中发生差错。每隔一定时间观察发酵叶的变化情况，看其是否达到发酵适度的标准。

发酵室的环境条件要求是：气温 25℃ 左右；空气相对湿度 90％ 以上；供氧充分。春茶季节气温较低，可以在发酵室里通入热蒸汽，以提高室内温度，增加湿度。夏秋季节，气温较高，则可利用在发酵室内喷雾洒水，以降温增湿。

发酵时间因茶树品种、叶子的老嫩、揉捻程度和气温高低的不同而有很大的差异。所以，时间不强求一致，而应当看茶做茶，具体情况具体分析，根据所达到的发酵程度而定。一般 2～3 小时可完成发酵。夏秋季节发酵快，春季发酵慢。

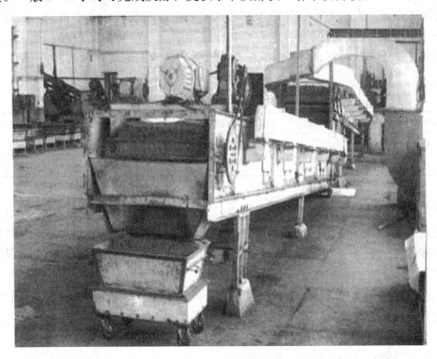

图 5-9　CTC 红茶的发酵

（三）发酵程度

掌握适宜的发酵程度，对获得优良品质的红茶，具有决定性的意义。发酵适度的叶子，其叶色呈铜红色，并发出浓厚的熟苹果香或花香。发酵不足则香气不纯（带青草气），冲泡后汤色欠红（泛绿），滋味苦涩，叶底花青。发酵过度的茶叶，则香气低闷，冲泡后汤色、叶底红暗，滋味平淡。要密切跟踪发酵进程，可从叶色和香气两方面进行观测，具体掌握如下：

1. 看叶色：若任其发酵则发酵叶会呈现从青绿→青黄→黄红→红→红褐→褐的叶色变化，以黄红到红之间为适度。

2. 闻香气：若任其发酵则发酵叶香气会从青草气→清香→花香、水果香→酸馊气，以清香到花香、水果香时为适度。

四、干燥

工夫红茶的干燥，采取两次烘干法，其中间有一段时间的摊凉。第一次烘干称为"毛火"，第二次烘干称为"足火"。

（一）干燥目的

1. 利用高温破坏多酚氧化酶的活性，制止酶促氧化；

2. 蒸发水分，紧缩茶条，使茶叶充分干燥，防止非酶促氧化，便于贮藏和运输；

3. 散发低沸点的青草气，进一步发展茶香。

（二）干燥方法

红茶加工的干燥工艺一般均采用自动烘干机，分毛火和足火两次进行。通常毛火工序的温度高于足火工序，这是因为刚进入毛火阶段的茶叶，含水量高，酶促氧化还在进行之中，采用较高的温度可以立即制止酶促氧化，以免发酵过度。足火的温度可以适当低些，因为这时需要较长时间的烘焙来促进茶香的形成（表5-3）。

表5-3 自动烘干机的操作指标

烘次	叶厚（cm）	温度（℃）	时间（min）	含水量（%）
毛火	1.5～2.0	110～120	12～16	18～25
足火	2.0～3.0	80～90	12～16	4～6

红茶的干燥过程如温度过高，容易造成茶叶外干内湿或烘焦的现象，使红茶产生假干燥或火工高、焦气的弊病。如温度过低，会造成低温闷蒸，促使发酵继续进行，甚至发酵过度，结果会使成品茶香气低闷，条索欠紧，品质下降。轻则次品，重则劣变。

毛火工序的干燥程度一般掌握在：手捏茶叶稍有刺手感，但叶子尚软，折而不断，紧握成团，放手既能弹散。此时茶叶的含水量在20%左右。足火工序的干燥程度掌握在：茶叶已足干，手指用力捏时能成粉，干嗅有茶香，此时的含水量在4%～6%。这时的茶叶的外观应是条索紧结、色泽乌润。

第四节 乌龙茶加工工艺

乌龙茶也称为"青茶"，是中国的六大主要茶类之一。近年来，随着人们对乌龙茶营养和保健功能的进一步认识，乌龙茶的产量和销量均逐年提高，已从1995年的5.3万吨增加到2011年的19.5万吨左右。乌龙茶主要产于福建、广东、台湾三省，以福建乌龙茶量多质优。乌龙茶采摘标准为新梢对夹3～4叶，初制加工的方法综合了红绿茶初加工的特点，香味既有红茶的甜醇又有绿茶的鲜浓，深受福建、广东、台湾等地人民和东南亚侨胞的喜爱。近年来，国内外市场迅速扩大，如日本就几度兴起"乌龙茶热"。

乌龙茶品种花色繁多，但加工方法大同小异。乌龙茶初制加工的基本工艺如下：

萎凋——做青（摇青）——杀青（炒青）——揉捻——干燥（烘焙）。

现以武夷岩茶为例，具体介绍各道加工工序。

一、萎凋

晒青：将采回的鲜叶按品种、老嫩、采摘时间，分别均匀地摊放在直径 90 厘米的水筛上，置于阳光下晒。晒青宜在下午 3 时以后进行，其目的是散失适量的水分，增强酶的活性，为摇青做准备。晒青时间随阳光强弱而异，晴天阳光强，只需 8～9 分钟。气温低、阳光弱时，晒青可长达 1 小时。晒青过程中要轻翻一次，并把两筛的叶子并为一筛。晒青的适宜程度是：第一叶和第二叶下垂，叶面失去光泽，叶质柔软，香气初显。晒青后的茶叶减重率为 10%～15%。

晾青：经晒青的叶子，移至室内通风阴凉处继续萎凋的过程称为晾青。晾青时，叶脉与茎内水分向叶面输送，原来在晒青中已呈现萎凋状的叶片又恢复紧张状态，俗称"还阳"。接着叶面水分又继续散失，叶片又萎软下来，俗称"退青"。此时，茶叶香气增浓，表明晾青已适度。随即可以三筛并两筛，并轻摇十余下，送入做青车间进入下一工序。

二、做青

做青又称摇青，是乌龙茶加工中特有的工序，也是形成乌龙茶品质的关键措施。

（一）摇青的主要目的

破坏叶缘细胞组织，使在局部范围内进行多酚类的酶促氧化，同时继续蒸发掉部分水分。

（二）摇青的方法

摇青有手工摇青和机器摇青（图 5-10）两种。手工摇青采用水筛，摇青时叶片在筛面做圆周旋转，并上下跳动，叶片与叶片、叶片与筛面之间发生摩擦，从而导致叶缘细胞被破坏。摇青与静置交替进行，使叶片交替进行"退青"与"还阳"。摇青一般分 5～7 次做，全程约需 6～9 小时。为了有利于生化变化的缓慢进行，必须控制摇青

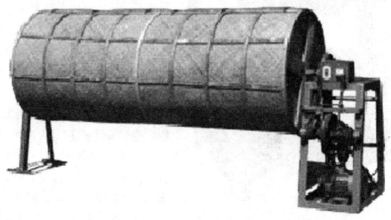

图 5-10   6CWYQ-82 型乌龙茶摇青机

室的温度和湿度，以室温 22℃～25℃，相对湿度 80％～85％为好。因摇青的碰撞力往往不足，故在第二或第三次摇青时，采用"做手"（用双手收拢叶子，轻轻地拍打）手法以加重摇青程度。每次摇青后需将叶子捧松，堆成四周高，中间低，呈凹形；堆面逐次缩小，堆叶逐次增厚，以控制叶子水分蒸发速度，并使水分分布均匀，并提高叶温，加速叶内物质转化。摇青转数与静置时间由少到多，最后又减少。

机器摇青采用滚筒摇青机，摇青机的滚筒长度为 160～200 厘米，筒直径 60 厘米，每次投叶量为 10～12 公斤，每分钟转速 25～30 转，摇青 8～12 次。与手工摇青一样，摇青与静置交替进行。

（三）摇青适度的标志

1. 叶面青绿、叶缘朱红、叶脉透明，红变面积约占 30％左右；

2. 青气消失，挥发出浓烈花香；

3. 茶叶柔软光滑、叶缘收缩，形似汤勺；

4. 含水量 65％～68％，减重率 25％～28％。

三、杀青

用锅式杀青机进行。与绿茶的杀青大致相同，但由于乌龙茶原料较粗大，又经萎凋与做青，其含水量较少，因此操作时要掌握"高温快炒、少抛多闷"的原则。锅温控制在 280℃左右，每锅投叶量 1.7～2.0 公斤左右，采用闷—透—闷的炒制方法。炒到叶子柔软，富有黏性，发出清香，减重率 45％～50％（以鲜叶为 100％）时，即可出锅。

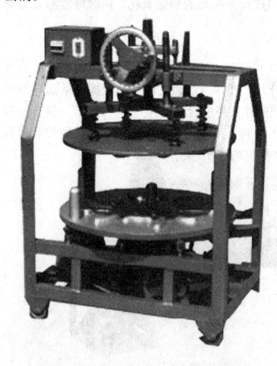

图 5-11 6CWBR-80 型乌龙茶包揉机

四、揉捻

杀青叶出锅后，要趁热揉捻。乌龙茶的揉捻与绿茶有显著不同，所用机械也有差别。乌龙茶揉捻采用包揉机（图 5-11）。包揉机选用小型的为好，以短时热揉为宜。40 型包揉机每筒投叶量 10 公斤左右。每次揉 6～10 分钟，采用逐步加压、快揉、热揉的方法。

五、干燥

乌龙茶的干燥工艺与红茶加工类似，也包括毛火和足火两个过程。

毛火：高温快速，用烘干机干燥时，温度约 150℃以上，摊叶厚度 2 厘米，烘 12 分钟左右，烘至七成干。摊凉 0.5～1.0 小时后进行足火。

足火：低温慢烘，烘干机温度为

110℃，摊叶厚度 4～5 厘米，约烘 18 分钟，可烘至足干。

第五节 白茶加工工艺

白茶是我国特有的茶类之一，也是中国传统的特种外销茶。白茶主要生产于福建省福鼎、政和、松溪和建阳等县，台湾省也有少量生产。

白茶的花色品种较多，主要有白毫银针、白牡丹、寿眉、贡眉和新工艺白茶等。

白茶的品类依茶树品种和采摘标准不同而区分。用大白茶新梢的肥壮嫩芽制成的称白毫银针；用大白茶或水仙品种的一芽一、二叶制成的称白牡丹；采自菜茶短小的芽叶和大白茶的单叶制成的叫贡眉和寿眉。

由于白茶的加工工艺独特，不经炒、揉（只有新工艺白茶经轻揉），使白茶芽叶完整，白毫密布，毫香清鲜，汤色浅淡，滋味醇和，持久耐泡。其性清凉，有退热降火、消暑止渴之效。

白茶加工的基本工艺流程为：鲜叶→萎凋→干燥。其中，萎凋工艺是白茶独特品质形成的关键工序。

一、白牡丹的加工

白茶中的白牡丹、寿眉、贡眉除了鲜叶原料来源的差异外，加工方法基本相同。

（一）鲜叶要求

鲜叶原料为采自大白茶品种茶树的一芽二叶嫩梢，要求有"三白"，即芽白和第一、二叶叶背具有浓密的白色茸毛。芽与叶的长度基本相等，以采自春茶第一轮新梢者品质为佳。

（二）品质特征

由于成品茶形似花朵，绿叶夹银毫，故称白牡丹。外形叶张平伏舒展，叶缘卷垂，叶色灰绿，芽叶连枝，毫心肥壮，毫色银白，叶面翠绿，叶背满披白毫，俗称"绿面白底"或"青天白地"。内质香气清鲜，毫香显露，滋味鲜醇甘爽，汤色杏黄，清澈明亮，叶底浅灰，绿面白底。

（三）加工技术

1. 萎凋

萎凋是白茶加工的关键工艺。通过萎凋促使鲜叶内含物发生一系列物理化学变化，形成白茶特有的外形和内质。

萎凋方法有室内自然萎凋、复式萎凋（即室内自然萎凋和日光萎凋结合进行）和加温萎凋三种。

（1）室内自然萎凋：室内要求通风良好，无日光直射，场所清洁卫生，配备萎凋帘、水筛、萎凋架等。鲜叶进厂后立即均匀地摊放在萎凋帘或水筛上，摊叶厚度一般掌握在 2～3cm，水筛每筛摊叶约 0.5kg。掌握萎凋温度 25℃±3℃，相对湿度 70%±5% 为宜。萎凋时间一般 48～54h，以萎凋适度为原则。

为避免萎凋叶贴筛而影响外形与萎凋均匀度，需及时进行 1～2 次拼筛。当萎凋

36～42h 或萎凋叶达 7～8 成干时两筛并一筛。拼筛后继续萎凋 12h 左右，达 9 成干时下筛拣剔。高级白牡丹拣去蜡片、黄片、红叶、粗老叶、梗和夹杂物；一级的拣去蜡片、红叶、梗和夹杂物；二级的拣去红叶、梗和夹杂物；三级的拣去梗和夹杂物；低级的拣去杂物。拣剔时要防止芽叶断碎。采用全萎凋方法加工的在拣剔后继续萎凋至足干。

（2）复式萎凋：在春、秋茶季，室内自然萎凋需要结合进行 2～4 次日光萎凋，才能使萎凋比较有效地开展。把青叶放置于微弱日光下轻晒，若温度在 25℃ 左右，相对湿度在 70% 左右，每次晒 30 分钟左右；若温度高于 28℃，相对湿度低于 60%，则晒 15 分钟左右。掌握用手触摸青叶有微热感时即移入室内，待叶温降低后再进行第二次日光萎凋，反复 2～4 次，总时间 1～2h。拼筛、拣剔方法与室内萎凋相同。

（3）加温萎凋：遇阴雨天气需要采用萎凋槽或增温排湿设备进行加温萎凋。将鲜叶摊放在萎凋槽的盛叶框内，摊叶厚度 10～20cm，以不被吹成破洞为度。一般掌握风温 30℃ 左右，历时 12～16h，其间翻拌数次，动作宜轻快。鼓热风与停吹交替进行，一般鼓 1h 停 15 分钟。雨水叶和露水叶加温萎凋时先鼓冷风，吹干鲜叶的表面水分后再鼓热风。萎凋结束前 20 分钟鼓冷风，以降低叶温。拣剔方法与室内萎凋相同。

（4）萎凋程度：采用全程自然萎凋方法的萎凋至手捻茶叶成粉含水量低于 8% 为好。采用萎凋、烘焙加工工艺的则萎凋至九成干时进行烘焙。阴雨天气需要防止叶色变红变黑，当青叶转翠绿色达六七成干时，即进行烘焙。

2. 干燥

干燥采用烘焙的方法用烘干机或焙笼进行，其作用是：破坏青叶内残余酶的活性，制止酶促氧化的发生，固定干燥之前已形成的茶叶外形和色泽；去除水分，紧缩茶条；促使内含物质发生热化学转化，发展白茶特有的香味品质。

（1）烘干机烘焙：九成干的萎凋叶采取一次性烘干。一般掌握风温 80℃～90℃，摊叶厚 3～4cm，历时约 20min，烘至足干。六七成干的萎凋叶分毛火、足火两次进行。毛火风温为 90℃～10℃，摊叶厚 3～4cm，历时约 10min，毛火后摊凉 0.5～1.0h。足火风温为 80℃～90℃，摊叶厚 3～4cm，历时约 20min，烘至足干。

（2）焙笼烘焙：九成干的萎凋叶采取一次性烘焙。烘焙前期每笼摊叶约 0.5kg，后期每笼约 1.0kg。六七成干的萎凋叶分两次烘焙。毛火用明火，每笼摊叶约 0.75kg，毛火后摊凉约 0.5～1.0h。足火用暗火，每笼摊叶约 1.0kg。烘焙过程小心翻拌数次，谨防叶片断碎。

（3）烘焙程度：烘焙足干的茶叶为手捻茶叶能成粉末，折梗易断，含水量在 6% 以下。

二、白毫银针的加工

（一）鲜叶要求

白毫银针是以福鼎大白茶、福鼎大毫茶、政和大白茶、福云 20 号等大白茶品种或水仙
品种的肥嫩单芽加工而成。

选择成年长势旺盛或台刈后的茶树加以精心培育，在春季第一轮新梢萌发时采肥壮的芽头或肥壮的一芽一、二叶进厂后进行"抽针"，即将芽叶分开，茶芽称为"鲜针"供制白毫银针用，剩下的嫩梢用于制作寿眉等白茶。由于白毫银针十分珍贵，鲜叶采摘需要严格掌握"十不采"原则，即雨天不采，露水未干不采，细瘦芽头不采，紫色芽头不采，空心芽头不采，开心芽头不采，人伤芽头不采，风伤芽头不采，虫伤芽头不采，病害芽头不采。

（二）品质特征

白毫银针因其成茶色白如银，满披白毫形状似针而得名。其品质特点为：外形芽头肥壮，满披白毫，银光闪闪；内质香气清鲜，毫香浓，味鲜甜，汤晶亮呈浅杏黄色。福鼎县所产银针呈银白色，滋味清鲜，以外形为胜；政和县所产银针呈银灰色，毫显芽壮，滋味鲜爽浓厚，以汤味为佳。

（三）加工技术

白毫银针的加工经萎凋、烘焙两道工序完成，不同产地在制法上有所差异。

1. 福鼎制法

主要是指产于福鼎、福安、霞浦等闽东茶区的银针。在晴朗天气，按照采摘标准采下鲜针及时薄摊于室内水筛上。采用室内萎凋与弱日光下轻晒相结合的复式萎凋方法，时间1～2天，萎凋至八九成干后用焙笼进行文火烘焙。若遇阴雨天气，当萎凋减重率达40％左右时即用焙笼进行烘焙。在焙笼内先铺上一层白纸，将萎凋后的银针薄摊于白纸上，每笼摊约0.25kg，八九成干的萎凋银针，烘焙温度一般掌握在50～60℃，时间约30分钟烘至足干。六七成干的萎凋银针，或遇阴雨天气萎凋减重率达40％左右的萎凋银针，需要烘焙2～3次，毛火温度掌握在60℃～70℃，足火温度掌握在50℃左右，由高渐低，期间摊凉1～2次，烘至足干。

2. 政和制法

主要是指产于政和、松溪、建阳等闽北茶区的银针。有两种加工方法，第一种是全萎凋方法，即将晴天采下的鲜针在室内薄摊萎凋，或在弱日光下轻晒至七八成干，再置于强日光下晒至足干。第二种是室内自然萎凋达七八成干时，采用文火烘至足干。烘焙技术与福鼎制法相同。

三、新工艺白茶的加工

新工艺白茶是福建省福鼎白琳茶厂于1968年创制的白茶产品，在传统白茶的加工工艺中增加了轻微揉捻的工序，使成品茶滋味更浓厚，外形更为紧缩美观。以"新工艺白茶"或"新白茶"命名，主销香港市场。

（一）鲜叶要求

鲜叶原料采摘标准为一芽二三叶和对夹二三叶，基本与制作贡眉、寿眉的原料相同。新工艺白茶对原料嫩度要求不高，一改传统白茶重视原料的工艺特点。

（二）品质特征

新工艺白茶外形稍呈条状，内质香气清鲜，滋味平和，稍显回甘，汤色杏黄。与传统白茶的贡眉和寿眉相比，汤色较深，滋味较浓，别具风格。

（三）加工技术

1. 萎凋

萎凋有室内自然萎凋和加温萎凋两种，方法与传统白茶相同。

2. 揉捻

揉捻是新白茶区别于传统白茶的特有加工工艺。目的在于改善因鲜叶原料偏粗老而造成外形粗松、滋味淡薄的问题。经过揉捻使萎凋叶稍微紧缩成条，叶肉组织轻度破碎，增进汤味浓度。方法是将萎凋叶蓬松装入揉捻机，稍加压或轻压揉捻 10～15min。以外形稍呈条索状为揉捻适度。

3. 干燥

一般用烘干机烘焙，掌握风温 120℃左右，快速焙至足干。

4. 精制

分为筛分、风选、拣剔、烘焙、拼堆、装箱 6 道工序。

毛茶经筛分、风选、拣剔后进行烘焙，一般掌握风温 130℃～140℃，要求温度较高以使成品茶显露火工香，目的是消除因鲜叶原料偏粗老而造成的滋味粗涩、淡薄感，这也是新白茶的又一个工艺特点。烘焙结束及时拼堆与装箱。

第六节　黄茶加工工艺

黄茶是中国的特有茶类之一，是一种生产历史悠久、具有闷黄特殊工序的茶类。早在唐代四川的蒙顶黄牙就已作为贡茶。

黄茶按鲜叶老嫩分为黄芽茶、黄小茶和黄大茶三种。君山银针、蒙顶黄牙、莫干黄芽等属于黄芽茶；北港毛尖、沩山毛尖、平阳黄汤、鹿苑茶等属于黄小茶；皖西霍山黄大茶、广东大叶青等属于黄大茶。

黄茶的典型品质特征是"黄汤黄叶"，香气清悦，滋味醇厚。

黄茶加工的基本工艺流程为：鲜叶→杀青→揉捻→闷黄→干燥。闷黄是黄茶加工的关键工序。

一、黄芽茶的加工

现以君山银针为例来介绍黄芽茶的加工。君山银针产于湖南岳阳君山，位于洞庭湖中的小岛，历来为我国主要名茶产区。

（一）鲜叶要求

君山银针的鲜叶要在清明前后 3～4 天采摘单个芽头为原料，要求芽头长 25～30cm，并带有 2～3mm 长的芽柄。

（二）品质特征

君山银针全由粗壮的单芽组成，外形直而不曲，满披茸毛，色泽金黄，称之"金镶玉"。内质香气清醇，汤色杏黄明亮，滋味醇和、鲜爽、甘甜。冲泡时芽头直挺树立杯中，徐徐下落，十分美观。

（三）加工技术

君山银针的加工工序主要有杀青、摊晾、初烘、初包、复烘、复包、干燥、分级。初包和复包是闷黄工序。

1. 杀青

先将锅壁磨光擦净，保持锅壁光滑，开始锅温为120℃～130℃，后期适当降低。每锅投叶量300g左右，叶子下锅后用手轻快翻炒，切忌重力摩擦，以免芽头弯曲、脱毫、色泽变暗。经4～5min，视芽蒂萎软、青气消失、茶香显露，减重率达30％左右时，即可出锅。

2. 摊晾

将杀青后的芽头置于竹制盘中，先扬簸10～12次，然后摊晾3～4min即可。

3. 初烘

将摊晾后的芽头置于竹制小盘（直径47cm，内糊两层牛皮纸），放在焙灶上，用木炭火初烘。温度50℃～60℃。烘焙15～16min，每隔2～3min翻一次，烘至五六成干下烘。

4. 初包

下烘后的茶芽摊晾2～3min后，取1.0～1.5kg用双层牛皮纸包成一包，置于无异味的木制或铁制箱内，放置48h左右，使茶芽在湿热作用下闷黄，待芽色呈现橙黄时为适度。

5. 复烘

烘量比初烘多一倍，火温45℃左右，每隔5～6min翻一次，促使进一步挥发水分，烘至七八成干为止。

6. 复包

复烘后的茶芽摊晾后，用三层牛皮纸包好，以促使黄茶有效成分的继续形成，弥补初包时黄变程度之不足，历时需24h左右。待茶芽色泽金黄，香气浓郁即为适度。

7. 干燥

干燥的温度掌握在40℃～50℃，烘至足干即可。可以进一步发展茶香。

8. 分级

按芽头的肥瘦、曲直、色泽的黄亮程度进行分级。完成分级的茶叶用纸包好，放于铁箱内，密封保存。

二、黄小茶的加工

以湖北鹿苑茶为例。鹿苑茶又称鹿苑毛尖，产于湖北远安鹿苑一带，这里气候温和、雨量充沛，所产茶叶品质优良。鹿苑茶被誉为湖北茶中佳品。

（一）鲜叶要求

鲜叶采摘从清明开始至谷雨结束。一般是上午采，下午摘短（将大的芽叶摘短），晚上炒制。采摘标准为一芽二叶，要求鲜叶细嫩、新鲜，不带鱼叶、老叶、茶果，保证鲜叶的净度。

（二）品质特征

鹿苑茶条索紧结弯曲呈环状，色泽金黄，白毫显露，香气清香持久，滋味醇厚回

79

甘，汤色杏黄明亮，叶底嫩黄匀整。

（三）加工技术

鹿苑茶的加工工序为：杀青、二炒、闷堆、三炒四道工序。

1. 杀青

锅温要求160℃左右，先高后低。每锅投叶量为1.0～1.5kg。炒时要快抖多闷，抖闷结合。杀青6min左右，至芽叶萎软如绵，折梗不断，五六成干时起锅，趁热闷堆15min左右，然后散开摊放。

2. 二炒

锅温100℃，每锅投入湿坯叶1.0～1.5kg。适当抖炒散气，并开始整形搓条，要轻柔、少搓，以免挤出茶汁，使茶条变黑。炒15min左右，茶坯达七八成干时出锅。

3. 闷堆

闷堆是鹿苑茶品质形成的重要工序。将茶坯堆积在竹盘内，上盖湿布，闷堆5～6h，拣剔去杂。

4. 炒干

锅温80℃左右，投入闷堆茶坯2kg，炒至茶条受热回软，继续搓条整形，并采用旋转手法闷炒为主，促使茶条成环状并色泽油润。一般炒30min左右即可达到足干，起锅摊晾后包装贮藏。

三、黄大茶的加工

黄大茶主要产于安徽霍山、六安、金寨、岳西，毗邻的湖北英山县也有生产。现以霍山黄大茶的加工为例。

（一）鲜叶要求

鲜叶采摘标准为一芽四五叶，春茶一般在立夏前后2～3天开采，采期一个月左右，采3～4批。夏茶在芒种后3～4天开采，采1～2批。要求鲜叶具有一定的成熟度，叶大梗大，一个新梢上长4～5片叶子，才能做出高品质的黄大茶。

（二）品质特征

外形梗壮叶肥，叶片成条，梗叶相连似钓鱼钩，色泽油润呈"古铜色"；内质汤色深黄，叶底黄褐，滋味浓厚耐泡，具有高爽的焦香味。以大枝大叶、茶汤黄褐、焦香浓郁为主要特征。

（三）加工技术

黄大茶加工工序有：炒茶（杀青和揉捻）、初烘、堆积、再烘等。堆积是为了闷黄。

1. 炒茶

分生锅、二青锅、熟锅三锅相连操作。

生锅主要起杀青作用，锅温180℃～200℃，投叶量0.25～0.50kg。双手持炒茶把与锅壁成一定角度，在锅中旋转炒拌，叶片随之旋转翻动，均匀受热失水。要求转得快、用力匀，不断翻转抖扬，及时散发水汽。炒3min左右，待叶质柔软，即可扫入第二锅。

二青锅主要起继续杀青和初步揉捻的作用，锅温稍低于生锅。炒法与生锅基本相同，但用力要大，转圈要大起揉条作用。用力逐渐加大，做紧条形。当叶片皱缩成条，茶汁黏着叶面有黏手感，即可扫入熟锅。

熟锅主要起进一步做细茶条的作用，是黄大茶定型阶段。锅温为 130℃～150℃，炒法与二青锅同。茶叶在竹丝把下旋转、搓揉，随时松把解块，使茶叶吞吐在竹丝把间。炒至三四成干，条索紧细，发出茶香即可起锅。

2. 初烘

以烘笼或烘干机烘焙，温度 120℃左右，烘至七八成干，有刺手感，折之梗断皮连为适度。下烘后立即进行堆积。

3. 堆积

堆积是黄大茶黄变的主要过程。即将初烘叶趁热堆积于茶篓，稍压紧置于干燥的烘房内，利用烘房余热促进热化学变化。堆放 5～7 天，堆到叶色变黄，香气显露为度。

4. 再烘

黄大茶的再烘可分为拉小火和拉老火两个阶段。

拉小火属于低温烘焙，目的是除去部分多余水分，在湿热条件下，进一步促进黄变。温度 100℃左右，烘至九成干，即可下烘摊晾 3～5h，再行拉老火。

拉老火属于明火高温足烘，是形成黄大茶特有焦香味和进一步黄变的阶段。温度 130℃～150℃。烘笼投叶量 12.5kg，烘至足干，茶梗折之即断，茶叶手捻成粉，并发出高火香，即可下烘，趁热包装待运。

第七节　黑茶加工工艺

黑茶是我国特有的茶类之一，属于后发酵茶。生产历史悠久，生产区域广阔，品种花色丰富，产销量大。一直以来，黑茶都是边疆藏族、蒙古族和维吾尔族等兄弟民族日常生活中的必需品。

黑茶主产于我国的湖南、湖北、四川、云南、广西等地，产品有湖南的"三尖"，即天尖、贡尖和生尖；"三专"，即黑砖、花砖和茯砖；以及湖北的青砖茶、广西六堡茶、四川的南路边茶和西路边茶、云南的普洱茶等。

黑茶虽然产地不同，种类繁多，但有其共同特点是：鲜叶原料粗老，大多为一芽五六叶甚至更老的茶树枝叶，叶粗梗长；加工中都有渥堆发酵变色工艺，是黑茶品质形成的关键。

黑茶外形色泽黑褐油润，内质汤色橙红，香味醇和不涩，叶底黄褐粗大。风味不同于绿茶、亦有别于黄茶，形成了具有独特品质的茶类。

黑茶加工的基本工艺流程为：鲜叶→杀青→揉捻→渥堆→干燥。

一、湖南黑茶的加工

湖南黑茶主产于湖南安化、益阳、桃江、宁乡、汉寿、临湘等地。

（一）鲜叶要求

湖南黑茶的鲜叶原料以新梢青梗为对象，不采一芽一、二叶。一般分为四级：一级以一芽三、四叶为主，二级以一芽四、五叶为主，三级以一芽五、六叶为主，四级以对夹驻梢为主。

（二）品质特征

湖南黑茶外形叶张宽大，条索卷折呈泥鳅状，色泽油黑，内质汤色橙红，香味醇厚，具松烟香，叶底黄褐。

（三）加工技术

湖南黑茶的加工工艺可分为杀青、初揉、渥堆、复揉、干燥等五道工序。

1. 杀青

由于鲜叶原料粗老，含水率低，叶质硬化，杀青时不容易杀透杀匀，所以在杀青前要对鲜叶原料进行洒水处理。当地称洒水为"打浆"或"灌浆"。洒水量为鲜叶重量的 10％左右，但要根据鲜叶的老嫩程度和采茶季节灵活掌握，通常是：嫩叶少洒，老叶多洒；春茶少洒，夏秋茶多洒；雨水叶、露水叶、一级叶不洒。具体操作是：边洒水，边翻拌，做到洒水均匀一致，叶面叶背都要有水附着，以不往下滴水为度。

采用锅式杀青机或滚筒杀青机杀青。使用锅式杀青机当锅温达到杀青要求时，每锅投叶量 8～10kg 洒水叶。要"少抛多闷"，鲜叶入锅后，立即加盖闷杀，闷 2～3 分钟后抛杀 1～2 分钟，如此循环往复，闷抛结合，直至杀青适度。当叶色由青绿变为暗绿，青气基本消失，发出特殊清香，茎梗折而不断，叶片柔软，稍有黏性为杀青适度。

2. 初揉

杀青叶出锅后立即进行趁热揉捻。热揉有利于叶片卷折成条，塑造良好外形。由于叶片较粗老，叶温冷却后叶片发硬，不易揉捻成条，且会揉碎产生大量碎片。

揉捻方法与一般红、绿茶相同，要掌握"轻-重-轻"的加压原则，但以轻压或松压为主，即采用"轻压、短时、慢揉"的办法。揉捻机转速以每分钟 37 转左右为好，加轻压揉 15 分钟左右。

揉捻程度以掌握较嫩叶卷成条状，粗老叶大部分折皱，小部分呈泥鳅状，茶汁流出，叶色黄绿，细胞破坏绿 15％～30％为适度。

3. 渥堆

渥堆是黑茶加工的特有工序，也是形成黑茶品质的关键性工序。渥堆使茶叶内含物质发生一系列复杂的化学变化，以形成黑茶特有的色、香、味。

渥堆场所要清洁无异味，无日光直射，室温保持在 25℃以上，相对湿度在 85％左右。初揉下机的茶坯直接进行渥堆，将茶叶堆成高约 1m、宽 70cm 的长方形堆，上面覆盖湿布等，以保温保湿，促进化学变化。茶堆的松紧度要适当，既要有利于保温保湿，又要防止过紧，造成堆内缺氧，影响渥堆质量。如果初揉叶含水量低于 60％，可浇少量清水或温水，每 100kg 茶坯喷水 6kg 左右，要喷细喷匀，以利渥堆。渥堆过程中，一般不予翻动，但如果气温过高，堆温超过 45℃时，要翻动一次，以免烧坏茶坯。正常情况下，春季为 12～18h，夏秋季为 8～12h。

渥堆程度，以掌握茶堆表面出现凝结的水珠，叶色由暗绿变为黄褐，青气消失，发出酒糟气味，附在叶表面的茶汁被叶肉吸收，黏性减少，结块茶团一打即散为适度。渥堆不足的茶坯，叶色黄绿，有清臭气，黏性大，茶团不易解散，则需继续渥堆。渥堆过度的茶坯，摸上去有泥滑感，闻之有酸馊气，用手搓揉会使叶肉叶脉分离，叶色乌暗，汤色浑浊。渥堆过度的茶坯不宜复揉，应单独处理，不能与品质正常的茶坯混合加工。

4. 复揉

复揉的主要目的是使渥堆时回松的叶子进一步揉捻成条和破坏叶细胞，以提高茶条紧结度和香气滋味的浓厚度。方法是将渥堆适度的茶坯解块后上揉捻机复揉，揉法与初揉同，但加压更轻，时间更短些。揉至条索紧卷，呈黑泥鳅状为度。

5. 干燥

黑毛茶的干燥在专用的"七星灶"上用松柴明火烘焙，因此，带有特殊的松烟香。七星灶由灶身、火门、七星孔、匀温坡和焙床5部分组成。烘焙时，先将焙帘和匀温坡打扫干净，然后生火。将松柴以堆架方式摆在灶口，点火燃烧，火力保持均匀，借风力使火温透入七星孔内，沿着匀温坡使火均匀地扩散到焙床的焙帘上。当焙帘温度达到70℃以上时，即可撒上第一层茶坯，厚度2~3cm，待茶坯烘至6~7成干时，再撒上第二层茶坯。依次连续撒到5~7层，总厚度18~20cm，不超过焙框高度。当最后一层茶坯烘至7~8成干时，即退火翻焙。翻焙时用特制的铁叉，将上层茶坯翻到底层，底层茶坯翻到上层，使上中下茶坯受热均匀，干燥均匀。烘至茎梗折之易断，叶子手捻成末，嗅之有锐鼻松香，含水量8%左右，即为干燥适度。

二、普洱茶的加工

普洱茶主产于我国云南省，因为最早的集散地在云南普洱县，故名"普洱茶"。现在，随着需求的增加，除了云南省外，四川、广东、湖南等地也有普洱茶生产。普洱茶经过蒸压可制成普洱沱茶、普洱砖茶、七子饼茶、小饼茶等紧压茶。

普洱茶的原料均采自大叶种茶树，因而品质具有味浓、耐泡、香醇等特点。普洱茶的加工工艺是杀青、揉捻、晒干、渥堆、晾干、筛分。

1. 杀青

采用锅式杀青机或滚筒杀青机杀青，因大叶种鲜叶含水量高，使用锅式杀青机杀青时，需要抛闷结合而使茶叶失水均匀，达到快速杀匀杀透的目的。

2. 揉捻

根据鲜叶原料老嫩程度，看茶做茶、灵活掌握：嫩叶轻柔，短揉；老叶重揉，长揉。揉至芽叶基本成条为度。

3. 晒干

利用太阳光，将揉捻叶薄摊于清洁的水泥晒场上晒干，晒至茶叶含水量在10%左右为适度。没有阳光的日子也可以用烘干机烘干。

4. 渥堆

渥堆是普洱茶品质形成的关键性工序。先将晒好的晒青匀堆，再洒水使茶叶吸水受潮，含水量掌握在30%以上，再次匀堆拌匀茶叶，然后，将茶叶堆成1m左右厚度，让其自然发酵，在发酵过程中堆温应保持在 60℃～70℃，中间翻拌 3～4 次。当发现茶叶堆温超过 70℃时，应立即翻拌降温；若堆温低于 60℃，说明水分不足，也应翻拌并同时加水以提高堆温，再拌匀堆放发酵。经过若干天甚至 1～1.5 个月的堆积发酵以后，茶叶色泽变褐，并散发出特殊的陈香，滋味变得浓而醇和。

5. 晾干

将渥堆适度的茶叶扒开进行晾茶，散发水分，自然风干。

6. 筛分

干燥后的茶叶，先进行解块，松散成条的散茶，进行筛分分档，便制成了普洱茶的散茶毛茶。

第八节 茶叶贮藏

茶叶极易吸湿和串味，如果贮藏条件不好，新茶的优良品质会很快下降、陈化和劣变。为了长期稳定地满足人们对饮茶质量的需求，必须做好茶叶的贮藏工作。此外，做好贮藏工作还可以调节茶叶季节性生产与常年消费之间的矛盾；协调茶叶产区与销区的供需关系；又可使茶叶销售旺季不致脱销，保证商品茶流通的连续性。所以，茶叶的科学贮藏方法在茶叶生产和流通的各个环节中都有重要意义。

一、茶叶品质在贮藏中的变化

成品茶叶在贮藏过程中的品质变化主要包括：含水量增加、滋味物质减少、香气和色泽改变等。

（一）含水量增加

茶叶贮藏中品质变化是多方面的，主要是由于茶叶含水量增加而引起一系列化学变化，使原有的色、香、味不能保持。在各茶类中，绿茶品质的变化最快、最大。

实践证明，在常温下，含水量越高的茶叶，其品质劣变速度就越快。但水分含量也不是越低越好，因为根据食品干燥理论，绝对干燥的食品，各种物质均暴露于空气中，更容易遭受氧化变质。当水分子以氢键形式与食品的成分相结合，形成单分子状态的一层膜，这就起到了隔离氧气的作用，所以被隔离的物质就不易被氧化。因此，这种含有单分子层水分的食品不易变质。有关研究指出，茶叶的单分子层水分含量约为 3％，即 3％的含水量是贮藏茶叶的最理想的含水量。然而，在保证茶叶品质的前提下，茶叶的实际含水量一般难以降到 3％的程度。实验表明，只要把茶叶的含水量控制在 7％以下，其品质就不易变化。因此，生产实践中往往把茶叶干燥到含水量 4％～5％的范围。这样，在以后的贮藏中便能较好地保持茶叶品质。

在常温常湿下，如包装条件差，茶叶含水量会迅速增加。空气中相对湿度愈大，含水量增加愈快。所以，降低相对湿度是贮藏中保持茶叶品质最重要的措施。

（二）滋味物质减少

茶多酚和氨基酸是决定茶叶滋味的主要物质，在常温下贮藏，茶多酚的自动氧化作用一直在进行，从而不仅使茶汤滋味变淡（绿茶），浓度显著下降（红茶），而且还使绿茶汤色变黄、叶底泛黄，使红茶汤色与叶底变暗。在温度较高、湿度较大的情况下，氨基酸的氧化降解加速，含量下降，茶汤的鲜爽度也明显下降。

（三）香气物质变化

在常温下，随着贮藏时间的延长，茶香将逐渐消失，陈味则不断加重。据日本的测定资料，绿茶"新茶香"的主要成分是正壬醛、二甲硫、顺-3-己烯己酸酯等，在贮藏中，这些成分明显下降；而形成"陈味"的主要成分如丙醛、2，4-庚二烯醛、1-戊烯-3-醇、3，5-辛二烯-2-酮等，则在贮藏中逐渐产生。在红茶贮藏中，一些具有花香和水果香的香叶醇、苯乙醇、苯乙醛等成分，不断减少，而具有陈味的正戊醇等则显著增加。

（四）色泽物质变化

在常温条件下，茶叶经过一段时间贮藏后，色泽的变化十分明显，尤以绿茶更为突出。这种变化的主要原因是由于叶绿素遭受了破坏。在光和热的作用下，叶绿素容易分解变色。绿茶在贮藏过程中，由绿变褐的另一个原因是叶绿素转化成暗褐色的脱镁叶绿素。另据研究，在贮藏中的绿茶，由于含水量不同，叶绿素含量的变化也有明显区别。含水量愈高，叶绿素的减少量愈多（表5-4）。

表5-4　不同含水量炒青贮藏 140 天后叶绿素含量变化

样品级别	含水量（%）	贮藏前叶绿素含量（%）	贮藏后叶绿素含量（%）	贮藏后比贮藏前减少量（%）
一级二等	3.58	0.205	0.123	40.24
一级二等	8.61	0.205	0.097	52.68
一级二等	12.23	0.205	0.085	58.54

二、引起茶叶品质劣变的主要因素

茶叶在贮藏中品质劣变的根本原因是由于许多化学成分发生了一系列化学变化，影响这些化学变化的因素很多，其中主要是温度、湿度、氧气和光线。

（一）温度

茶叶在贮藏过程中，一般温度愈高，品质劣变的速度就愈快，因为温度高时化学变化的速度加快。据研究，在一定范围内，温度每升高 10℃，绿茶色泽褐变的速度要增加 3～5 倍。同时，温度升高还有利于茶叶中酶的活动，从而加速茶叶的陈化，使茶叶产生陈茶气味。因此，在有条件的地方，最好采用低温冷藏。试验表明，茶叶冷藏的经济适宜温度为 0℃～5℃，如温度低至 -25℃，则效果更好（表5-5）。

表5-5　不同贮藏温度对绿茶 Vc 保留量的影响

贮藏温度	常　温	5℃	-25℃
Vc 保留量	67.7	88.7	91.4

（二）空气相对湿度

茶叶很易吸湿，因此茶叶包装与贮藏过程的环境条件必须干燥。茶叶含水量愈高，茶叶陈化变质就愈快。要防止茶叶在包装和贮藏过程中变质，茶叶含水量必须保持在6%以内，最好控制在3%～5%。但是，茶叶在贮藏时含水量的变化，除受茶叶本身含水量的影响外，还受周围空气中相对湿度的影响。空气相对湿度愈大，茶叶吸湿愈快，茶叶含水量的增高，茶叶内化学物质自动氧化作用就增强，茶叶变质就愈快。研究表明，在贮藏期间，茶叶吸湿速率与所处环境的相对湿度有关，相对湿度在50%以上时，茶叶含水量就会显著升高。空气湿度大，这不仅影响茶叶的色、香、味，而且还会滋生霉菌。

（三）氧气

贮藏期间，茶叶中的有效成分，如茶多酚、维生素C、类酯等物质会缓慢氧化成对茶叶品质不利的物质。因此，在茶叶贮藏期间最好隔绝空气。中国近年来的成品茶销售包装大多采用真空充氮包装，效果不错。

（四）光线

光会促使植物色素和脂类物质氧化。茶叶在直射光下贮存，不仅色泽发黄，还会产生不良气味。茶叶中的色素氧化后，使绿茶由绿变黄，使红茶由乌黑变棕褐色。光照后的茶叶，叶内的某些物质发生光化学反应而产生有日晒味的戊醛、丙醛、戊烯醇等物质，加速成品茶的陈化。因此，茶叶的贮藏最好采用不透光的材料和容器，以避免强光或光线的直射。

（五）异味

由于茶叶中含有棕榈酸和萜烯类化合物，这些化合物具有很强的吸收异味的功能。因此，不要将茶叶，尤其不要将一般包装的茶叶与樟脑丸、香皂、香烟、油漆等任何有气味的物品放在一起，也不能将茶叶贮放在樟木箱等有气味的容器内，以免串味影响茶叶品质。

三、茶叶贮藏方法

掌握了引起茶叶品质劣变的主要原因后，便可以有针对性地采取措施，使茶叶品质尽可能长时间地得以保存。茶叶合理贮藏的要点是：低温、干燥、去氧、避光。大批量商品茶的贮藏应建造专用仓库，有条件的可建造专用冷库。以下介绍的是几种家庭茶叶贮藏方法。

（一）瓦坛贮茶法

用江苏宜兴和浙江长兴等地生产的陶瓷坛贮藏茶叶。贮藏前要先用桃花纸把茶叶包好，然后在瓦坛的底层放生石灰袋（茶与石灰的比例为5∶1），上面再放茶叶包，装满后用棉花包紧坛盖。经过较长时间，当生石灰化开后需要更换生石灰。在杭州茶农们存放西湖龙井茶均采用此法。

（二）铁罐贮茶法

先用桃花纸把茶叶包好，然后装入铁罐内，把盖子盖紧。用透明胶带纸封口后，放在阴凉、干燥、洁净的地方保存。

（三）塑料袋贮茶法

目前用得最多的是用塑料袋保藏茶叶，这也是家庭贮藏茶叶最简便、最经济的方法之一。可选用塑料袋两只，把茶叶放于袋内，将空气挤出后，用封口机封口。然后，再套一只塑料袋，同法封口，最后放入干燥、无味、密封的铁罐内保存。

（四）木炭贮茶法

红茶和乌龙茶由于本身的风味特点，一般均采用此法保存。方法是用木炭 1 公斤盛于布袋内，放进瓦坛或铁箱中，放入干燥待存放的茶叶后，盖紧瓦坛或铁箱。木炭回潮后需取出晒干或烘干，冷却后再用。

（五）真空充氮贮茶法

采用铝塑复合袋做包装材料。装入干燥的茶叶后，用专门的机器进行抽气充氮封口。此法贮藏茶叶效果极佳。

（六）冰箱贮茶法

先将干燥的茶叶放入茶罐，胶带纸封口，再套双层塑料袋，然后置于 5℃ 以下的冰箱中。也可以先用铝塑复合袋包装茶叶，然后将其放入冰箱中长期贮藏。据研究，按照此方法贮藏一年后的茶叶，色泽翠绿，并仍然有新茶香。适合各种名优绿茶的贮藏。

（七）热水瓶贮茶法

热水瓶能保温，主要是由于双层的瓶胆之间真空和胆壁上镀有反射系数很高的镀层。用新热水瓶来保存高档名优绿茶，非常经济、实惠、方便。即把茶叶装进热水瓶，尽量装满，盖好塞子。若一时不饮用的茶叶，可以用石蜡或不干胶封口。这样保存数月乃至一年的茶叶，仍如新茶。

思考题：

1. 茶叶加工的基本原理是什么？

2. 绿茶加工的关键工序是什么？应该如何掌握？

3. 红茶加工的关键工序是什么？应该如何掌握？

4. 乌龙茶加工的关键工序是什么？应该如何掌握？

5. 白茶加工的关键工序是什么？应如何掌握？

6. 黄茶加工的关键工序是什么？应如何掌握？

7. 黑茶加工的关键工序是什么？应如何掌握？

8. 引起茶叶品质劣变的主要因素是什么？应该如何加以防范？

9. 茶叶贮藏过程中主要应该注意什么问题？

第六章　茶叶分类

中国有着数千年的产茶历史，创造出丰富多彩的茶类和数以千计的茶叶品种，其茶叶种类之多为世界之冠。老一辈茶叶行家有一句话叫做"茶叶学到老，茶名记不了"，此形象地反映出中国茶叶种类丰富多彩的程度。

第一节　茶类起源与演化

在几千年的发展过程中，人们经历了咀嚼鲜叶、生煮羹饮、晒干收藏、蒸青做饼、炒青散茶，直至发展和演变成现代的白茶、黄茶、黑茶、乌龙茶、红茶、绿茶等多种茶类。如今丰富多彩的茶叶品类，是历代千千万万茶人的创造成就，也是中华传统文化的组成部分。

一、从生吃鲜叶到生煮羹饮

茶的最早利用始于咀嚼生吃茶树鲜叶。这种最原始的利用方法进一步发展的结果便是生煮羹饮，即将茶鲜叶煮汤后吃。茶作羹饮，见晋代郭璞（276～324年）的《尔雅》"槚，苦茶"之注："树小如栀子，冬生叶，可煮羹饮。"

在这一发展阶段，茶可能还用作菜肴和食物，例如在《晏子春秋》中有这样的记载："婴相齐景公时，食脱粟之饭，炙三弋五卵、茗菜而已"。说的是晏婴在当时（公元前547～前490年），身为国相，饮食节俭，吃糙米饭，几样荤菜以外只有以茶做的菜。有些地方现在仍保留着以茶作菜的习俗，如云南省基诺族至今仍有吃"凉拌茶"的习惯，采来新鲜茶叶，揉碎放在碗中，加入少许黄果叶、大蒜、辣椒、盐等作配料，再加入泉水拌匀，就成了一道美味可口的茶菜。又有《晋书》中记载："吴人采茶煮之，曰茗粥"。《广陵耆老传》中也提到："晋元帝时，有姥姥，每旦独提一器茗，往市鬻之，市人竞买，每旦至夕，其器不减。"唐代诗人储光羲（707～约760年）记述了盛夏吃茗粥的诗一首："当昼暑气盛，鸟雀静不飞，念君高梧阴，复解山中衣。数片远云度，曾不避炎晖。淹留膳茗粥，共我饭蕨薇。敝庐既不远，日暮徐徐归。"这说明在唐代时也有吃茗粥的习俗。

二、蒸青造型——加工茶类的开始

据魏·张揖（公元230年前后）《广雅》的记载，三国时期已经有了蒸茶作饼，并将茶饼晒干或烘干后贮藏的做法。饮用时碾末冲泡，或将干茶煮作羹饮，在作羹以前有的加佐料调和。这种蒸茶作饼并晒（烘）干后贮藏的做法，是真正意义上制茶工艺的开始。到了唐代，蒸茶作饼的制法已逐渐完善，在陆羽《茶经·三之造》中有这样的记述："晴，采之。蒸之，捣之，拍之，焙之，穿之，封之，茶之干矣"。这就是一种简单的蒸青绿茶的加工技术。此后对鲜叶采用不同的前期处理方式和后期干燥方式，便演化出以后各种茶类。

自唐至宋，由于贡茶的兴起，促进了制茶技术的创新，各种茶叶新品不断涌现。宋代熊蕃的《宣和北苑贡茶录》（1121～1125年）记述："采茶北苑，初造研膏，继造腊面。""宋太平兴国初，特置龙凤模，遣使即北苑造团茶，以别庶饮，龙凤茶盖始于此。"据原注释称，太平兴国二年始置龙焙，造龙凤茶。龙凤茶，皆为团片的茶，起于北宋丁谓（962～1033年）。宋徽宗《大观茶论》称："岁修建溪之贡，龙团凤饼，名冠天下。"宋代赵汝励《北苑别录》（1186年）中载有龙凤团茶的制造工艺：分蒸茶、榨茶、研茶、造茶、过黄、烘茶等工序。

这种以蒸青为主要特征的制茶方法，在其干燥前也有不进行压制造型的，即最后所得干茶是散茶而非团饼等形状的茶。据陆羽《茶经·六之饮》记载："饮有觕茶、散茶、末茶、饼茶者"，其中觕茶即粗茶。说明当时除了饼茶外，尚有粗茶、散茶、末茶等非团饼茶。

到了明代，人们逐渐认识到，制茶工艺中的团、饼造型工序对茶叶品质没有实质性的好处，反而耗时费工，并损失茶汁和茶香，还不如蒸青叶茶为好。于是，蒸青散茶加工技术便逐渐推广开来。特别是明太祖朱元璋于洪武二十四年（公元1391年）九月十六日下了一道诏令，废团茶兴叶茶，从此蒸青散茶便取代了团饼茶而成为主流。

三、从蒸青茶到炒青茶

唐代的制茶技术不但经历了蒸青绿茶工艺从萌芽、发现、再到成熟的过程，同时，炒青绿茶工艺技术也在这一时期开始出现。唐代刘禹锡（772～842年）《西山兰若试茶歌》中载有："山僧后檐茶数丛，春来映竹抽新茸。宛然为客振衣起，自傍芳丛摘鹰嘴。斯须炒成满室香，便酌砌下金沙水……新芽连拳半未舒，自摘至煎俄顷余。"其中"斯须炒成满室香""自摘至煎俄顷余"，描写的就是简单的炒青绿茶工艺。这是至今发现的关于炒青绿茶最早的文字记载。经历唐、宋、元代的不断发展，到了明代，炒青绿茶工艺已日趋完善。

"炒青"一词见于清代茹敦和的《越言释》："茶理精于唐，茶事盛于宋，要无所谓撮泡茶者。今之撮泡茶，或不知其所自，然在宋时有之。且自吾越人始之。按炒青之名，已见于陆诗，然放翁安国院试茶之作有曰日铸（浙江绍兴日铸茶）则越茶矣，不团不饼，而曰炒青。"

四、从绿茶到其他茶类

（一）黄茶的起源

据专家学者推断，黄茶是从绿茶工艺演变而来。当绿茶炒制工艺掌握不当，如杀青温度太低，蒸青时间过长，杀青后未及时摊凉及时揉捻，或揉捻后未及时烘干、炒干等，都可能使叶子变黄，导致黄叶黄汤的结果。这样的茶叶基本上与现代的黄茶相同。这样偶尔产生的工艺被理解并主动改善，特别是将"乘热闷黄"的做法进行改进并固定后，便演变成为现代的黄茶加工工艺。明代许次纡在《茶疏》（1597年）中的记载与这种演变推断相似："顾彼山中不善制法，就于食铛火薪焙炒，未及出釜，业已焦枯讵堪用哉。兼以竹造巨笥，乘热便贮，虽有绿枝紫笋，辄就萎黄，仅供下食，奚堪品斗。"

（二）黑茶的起源

专家学者推论黑茶起源于明朝末期。其出现的过程可能与黄茶相似，可能是因为对绿茶加工工艺掌握不当，特别是在茶叶足干前的一段时间内茶叶被长时间堆积，结果导致茶叶的后发酵，并形成黑茶的品质特征。明代嘉靖三年（公元1524年），御史陈讲疏就记载了当时湖南安化生产的黑茶，并销往边区以换马的情形："商茶低仍，悉徵黑茶，产地有限，乃第菱上中二品，印烙篦上，书商品而考之。每十斤蒸晒一篦，送至茶司，官商对分，官茶易马，商茶给卖。"

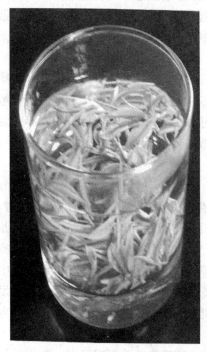

图6-1　安吉白茶：属于绿茶类的白茶

（三）白茶的起源与演变

白茶的加工工艺最为简单，它们不炒不揉，其基本工艺是萎凋与干燥。白茶品质特征是干茶满披白毫，色泽银白灰绿，汤色清淡。白茶的名称最早出现于宋代，当时是指干茶表面密布白色茸毫、色泽银白的"白毫银针"，后来经发展又产生了"白牡丹"、"贡眉"和"寿眉"等不同花色。白茶是采摘大白茶树的芽叶制成。大白茶树最早发现于福建政和，传说咸丰、光绪年间被乡农偶然发现，这种茶树嫩芽肥大、毫多，生晒制干，香味俱佳。从现代科学的茶叶分类角度看，将茶树鲜叶经过萎凋、干燥工艺，制成具有白茶品质特征的茶叶，就是白茶。

现代又出现一些所谓的白茶，如安吉白茶（图6-1）、宁波白茶、建德白茶等，实际上它们并不是茶类分类意义上的白茶，而是由于茶树生理原因在某一阶段使新梢叶子颜色偏白，用这样比较偏白的鲜叶而制成的茶，它们多数是按绿茶工艺制成，属于绿茶类。

（四）红茶的起源

红茶的定义为：鲜叶经过酶促氧化，使茶叶中的儿茶素等成分充分转化为茶黄素和茶红素等，从而造就红汤红叶的品质特征。最早的红茶始于福建崇安的小种红茶。清代刘靖在《片刻余闲集》（1732年）中载有："山之第九曲尽处有星村镇，为行家萃聚。外有本省邵武、江西广信等处所产之茶，黑色红汤，土名江西乌，皆私售于星村各行。"自星村小种红茶创造以后，逐渐演变产生了工夫红茶。工夫红茶工艺传至安徽，在祁门生产出了后来闻名国内外的"祁门功夫"红茶。20世纪20年代，在印度等国开始出现了一种将茶叶切碎加工的红碎茶工艺。所产的红碎茶因其浓、强、鲜的品质优势，使其成为世界红茶贸易市场的主角。

（五）乌龙茶的起源

有学者认为乌龙茶可能起源于北宋时的福建崇安，也有推定始于明末年代的。在清代陆廷灿《续茶经》所引述的王草堂《茶说》中载有："武夷茶……茶采后，以竹筐匀铺，架于风日中，名曰晒青，俟其青色渐收，然后再加炒焙。阳羡芥片，只蒸不炒，火焙以成。松萝、龙井，皆炒而不焙，故其色纯。独武夷炒焙兼施，烹出之时，半青半红，青色乃炒色，红色乃焙色也。茶采而摊，摊而摝（摇的意思），香气发越即炒，过时不及皆不可。既炒既焙，复拣去其中老叶、枝蒂，使之成一色。"

五、从素茶到花香茶

素茶是相对于加香花等配料的茶而言的；素茶就是没有加配料的茶。人们为了增强茶叶的香气，便尝试将香料或香花加入茶叶，这种做法已有很久的历史。宋代蔡襄《茶录》（1049～1053 年）中就提到了加香茶："茶有真香，而入贡者微以龙脑和膏，欲助其香。"南宋施岳《步月·茉莉》词中有茉莉花焙茶的记述，该词原注："茉莉岭表所产……此花四月开，直至桂花时尚有玩芳味，古人用此花焙茶。"明代钱椿年的《茶谱》（1539 年）中载有："木樨、茉莉、玫瑰、蔷薇、兰蕙、橘花、栀子、木香、梅花皆可作茶。"这表明，当时已经掌握了花茶加工技术。

六、现代茶饮料的出现

为了满足方便快速的现代消费需求，最近几十年又发展出了一些新型茶产品，如即饮型茶饮料、速溶茶、茶可乐、果味茶、保健茶等。这些茶产品的出现，使茶的利用方式和应用领域不断扩大。

即饮型的茶饮料最早出现于 20 世纪 70 年代的日本，不久我国也开始发展这类茶饮料。20 世纪 90 年代以来，即饮型茶饮料在我国高速发展并逐步普及。目前已有五十多家茶饮料生产企业，生产销售 100 多个茶饮料产品，年产量已达 500 万吨左右。速溶茶、保健茶等产品的发展也比较迅速，但普及程度还远远落后于即饮型茶饮料。不过，速溶茶作为茶在其他领域应用的中间产品（添加物）正在不断发展中，保健茶也具有很好的前景。

第二节　茶叶的命名分类依据

茶叶是一种传统商品，花色品种很多，为了便于识别和掌握品质特点，进行科学分类是十分必要的。

一、茶叶命名的方法

不同种类的茶叶，命名的方法五花八门，大致可以概括为以下十种。

91

（一）根据形状而命名

如形似瓜子片的安徽六安"瓜片"，形似眉毛的浙江、安徽、江西的"眉茶"、"秀眉"、"珍眉"，形似一株株小笋的浙江长兴"紫笋"，形状圆直如针的湖南岳阳"君山银针"、湖南安化的"松针"，形曲如螺的江苏的"碧螺春"，状如蟠龙的浙江临海的"蟠毫"，形似竹叶的四川峨眉山的"竹叶青"，犹如一朵朵兰花的安徽岳西的"翠兰"，有的把一根根茶叶以丝线扎结成各种花朵形状，如江西婺源的"墨菊"、安徽黄山的"绿牡丹"等。

（二）结合产地的山川名胜而命名

如浙江杭州的"西湖龙井"，普陀山的"普陀佛茶"，安徽歙县的"黄山毛峰"，江西金坛的"茅山青峰"，湖北的"神农奇峰"，江西的"庐山云雾"、"井冈翠绿"、"灵岩剑峰"、"天舍奇峰"，云南的"苍山雪绿"，四川的"鹤林仙茗"等。

（三）根据外形色泽或汤色命名

对六大茶类的命名就是如此，如绿茶、白茶、黑茶、红茶、黄茶和青茶（乌龙茶）。

（四）将外形色泽与形状结合而命名

如"银毫"、"银峰"、"银芽"、"银针"、"银笋"、"玉针"、"雪芽"、"雪莲"等。

（五）依据茶叶的香气、滋味特点而命名

如具有兰花香的安徽舒城的"兰花茶"，滋味微苦的湖南江华的"苦茶"。

（六）根据采摘时期和季节而命名

如清明节前采制的称"明前茶"，雨水前采制的称"雨前茶"，3～5月份采制的称"春茶"，6～7月份采制的称"夏茶"，8～10月份采制的称"秋茶"。当年采制的称"新茶"，不是当年采制的称"陈茶"。

（七）根据加工制造工艺而命名

如用铁锅炒制的称"炒青"，用烘干机具烘制成的称"烘青"，利用太阳光晒干的称"晒青"，茶的鲜叶用蒸汽处理后制成的称"蒸青"，茶叶用香花窨制而成的称"花茶"，茶叶经蒸压而成形的称"紧压茶"，这类紧压茶有的形似砖块，称"砖茶"，有的形似饼块，称"饼茶"。也有的根据茶叶加工时发酵的程度加以区分，如发酵茶（红茶）、半发酵茶（乌龙茶）和不发酵茶（绿茶）。

（八）根据包装的形式命名

如"袋泡茶"、"小包茶"。

（九）依照茶树品种的名称而命名

如乌龙茶中的"水仙"、"乌龙"、"肉桂"、"黄棪"、"大红袍"、"奇兰"、"铁观音"等，这些既是茶叶名称，又是茶树品种名称。

（十）按茶叶添加的果汁、中药以及功效等命名

如荔枝红茶、柠檬红茶、猕猴桃茶、菊花茶、杜仲茶、人参茶、柿叶茶、甜菊茶、减肥茶、戒烟茶、明目茶、益寿茶、青春茶等。

二、茶叶分类的依据

茶叶分类的方法也有很多种，有的按采茶季节分类，将茶叶分为春茶、夏茶、秋

92

茶；有的按产地分类，将茶叶分为"祁红"即祁门红茶（产于安徽省祁门县的红茶）；"滇红"即产于云南省的红茶；"英红"产于广东省英德的红茶；"屯绿"产于安徽省屯溪的绿茶；"婺绿"产于江西省婺源县的绿茶；"杭绿"产于杭州市余杭、富阳等地的绿茶；有的按销路分类，将茶叶分为内销茶、外销茶、边销茶、和侨销茶等。

上述各种分类方法，均有一定的依据，也能说明一些问题，并具有一定实用价值，但它们都存在不少缺陷，容易产生混淆。比如说，按销路分为外销茶和内销茶，但有的茶叶既可外销又可内销，甚至可以侨销。现在大多数的茶叶工作者赞成这样的观点：茶叶的分类主要应依据茶叶的加工原理、加工方法和茶叶的品质特征，同时参考贸易上的习惯。以此原则，可以将茶分为如下两大部分、十二大茶类：

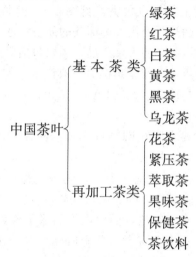

中国茶叶

基本茶类
- 绿茶
- 红茶
- 白茶
- 黄茶
- 黑茶
- 乌龙茶

再加工茶类
- 花茶
- 紧压茶
- 萃取茶
- 果味茶
- 保健茶
- 茶饮料

第三节 各大茶类的分类及品质特征

一、基本茶类

（一）绿茶

绿茶是中国产量和花色品种最多的一类茶叶，全国 18 个产茶省（区）都有绿茶生产。中国绿茶种类之多居世界之冠，出口量也是世界第一，达数万吨之多，占世界茶叶市场绿茶贸易量的 70% 左右。中国的传统绿茶——眉茶和珠茶，一向以香高、味醇、形美、耐冲泡，而深受国内外消费者的欢迎。绿茶的基本工艺流程分杀青、揉捻、干燥三个阶段。杀青方式有加热杀青和热蒸汽杀青两种，以蒸汽杀青制成的绿茶称"蒸青绿茶"。干燥依最终干燥方式不同有炒干、烘干和晒干之别，最终炒干的绿茶称"炒青"，最终烘干的绿茶称"烘青"，最终晒干的绿茶称"晒青"。

1. 绿茶的分类

$$
绿茶 \begin{cases}
炒青绿茶 \begin{cases}
眉茶（炒青、特珍、珍眉、凤眉、秀眉、贡湘等）\\
珠茶（珠茶、雨茶、秀眉等）\\
细嫩炒青（龙井、大方、碧螺春、雨花茶、松针等）
\end{cases}\\
烘青绿茶 \begin{cases}
普通烘青（闽烘青、浙烘青、徽烘青、苏烘青等）\\
细嫩烘青（黄山毛峰、太平猴魁、华顶云雾、高桥银峰等）
\end{cases}\\
晒青绿茶（滇青、川青、陕青等）\\
蒸青绿茶（煎茶、玉露等）
\end{cases}
$$

2. 绿茶的品质特征

绿茶种类很多，品质特征差异也很大，见图6-2。但共同的基本特征是"清汤绿叶"，切忌"红梗红叶"。下面简要介绍各类绿茶的品质特征。

炒青绿茶：炒青是中国绿茶中的大宗产品，主要包括眉茶、珠茶、龙井茶等。

眉茶的品质特征：外形要求条索紧结圆直，有绿苗，匀净完整，切忌松、扁、碎；色泽要求绿润，切忌枯黄；内质要求香气高鲜、持久，汤色嫩绿明亮，滋味浓醇爽口，叶底嫩绿明亮。

珠茶的品质特征：外形要求颗粒圆结重实，色泽黑绿油润；内质要求香醇味浓，汤色黄绿明亮，叶底匀嫩完整，黄绿明亮。

龙井茶的品质特征：外形要求扁平挺直、匀齐光滑、芽毫稀少；色泽绿中呈黄；香气馥郁清高持久，滋味甘鲜醇厚，叶底嫩匀成朵。

烘青绿茶：鲜叶经过杀青、揉捻，而后烘干的绿茶称为烘青。烘青绿茶外形虽不如炒青绿茶那样光滑紧结，但条索完整，常显峰苗，白毫显露，色泽多为绿润，冲泡后茶汤香气清鲜，滋味鲜醇，叶底嫩绿明亮。

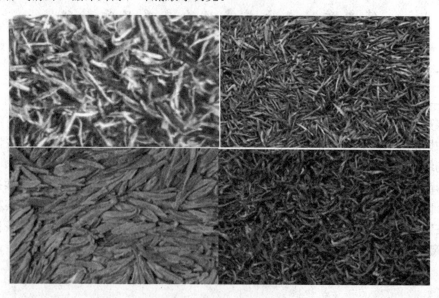

图 6-2 各种外形的绿茶

烘青主产于浙江、江苏、福建、安徽、江西、湖南、湖北、四川、贵州、广西等地。主要品类有，福建的"闽烘青"、浙江的"浙烘青"、安徽的"徽烘青"、江苏的"苏烘青"、湖南的"湘烘青"、四川的"川烘青"等。烘青通常用来作为窨制花茶的茶坯，没有窨花的烘青称为"素茶"或"素坯"，窨花以后称为烘青花茶。花茶是中国内销量较大的茶叶种类。

晒青绿茶：鲜叶经过杀青、揉捻以后利用日光晒干的绿茶统称"晒青"。晒青的产地主要是云南、四川、贵州、广西、湖北、陕西等省（区）。主要品种有云南的"滇青"、陕西的"陕青"、四川的"川青"、贵州的"黔青"、广西的"桂青"等。晒青茶除一部分以散茶形式销售饮用外，还有一部分经再加工成紧压茶销往边疆地区，如将湖北的老青茶制成"青砖"，云南、四川的晒青加工成"沱茶"、"饼茶"、"康砖"等。

蒸青绿茶：蒸青绿茶是中国古代最早发明的一种茶类，它以蒸汽将茶鲜叶蒸软而后揉捻、干燥而成。蒸青绿茶常有"色绿、汤绿、叶绿"的三绿特点，美观诱人。唐、宋时就已盛行蒸青制法，并经佛教途径传入日本，日本至今还沿用这种制茶方法。蒸青绿茶是日本绿茶的大宗产品，日本茶道饮用的茶叶就是蒸青绿茶中的一种——"抹茶"。

据考证，南宋咸淳年间（1265～1274年），日本佛教高僧大禅师到浙江余杭径山寺研究佛学，当时径山寺盛行围坐品茶研讨佛经，常举行"茶宴"，饮用的是经蒸碾焙干研末的"抹茶"。大禅师回国后，将径山寺之"茶宴"和"抹茶"制法传至日本，启发了日本"茶道"兴起。日本的蒸青绿茶除抹茶外，尚有玉露、煎茶、碾茶等。中国现代蒸青绿茶主要有煎茶、玉露。煎茶主要产于浙江、福建、安徽三省，其产品大多出口日本。玉露茶中目前只有湖北恩施的"恩施玉露"仍保持着蒸青绿茶的传统风格。除恩施玉露之外，江苏宜兴的"阳羡茶"、湖北当阳的"仙人掌茶"，都是蒸青绿茶中的名茶。

（二）红茶

红茶曾经是中国的第二大茶类，近些年来由于经济效益比较差，红茶产量明显萎缩。中国的红茶产区，可分为大叶种红茶区和中小叶种红茶区；前者主要分布在云、贵、川、粤、桂、琼等省（区），后者主要分布在湘、鄂、赣、皖、浙、苏等省。世界茶叶总贸易量中，红茶约占90%。中国出口的大叶种红茶如"滇红""英红"在国际市场上有一定的竞争力；而中小叶种的红茶由于质量较差，售价低，无竞争力。但也有一些传统红茶，独具品质特色，仍受消费者的欢迎，例如祁门红茶，其条索紧结有锋苗，滋味醇厚甜润，尤其还是有独特的芬芳香味（俗称"祁门香"），因而其售价远远超过一般红茶。

1. 红茶的分类

红茶 {
功夫红茶（滇红、祁红、川红、闽红等）
红碎茶（叶茶、碎茶、片茶、末茶）
小种红茶（正山小种、烟小种等）
}

2. 红茶的品质特征

红茶又可分为工夫红茶、红碎茶和小种红茶。"红汤红叶"、"香味甜醇"是各种红茶共同的品质特征，如图 6-3 所示。各类红茶的品质还是有所区别的，下面介绍它们各自的品质特征。

功夫红茶的品质特征：外形要求条索细紧匀称，色泽乌润；内质要求香气馥郁，滋味甜醇，汤色叶底红亮。因产地与品种不同，不同品种的工夫红茶的品质亦有差异，如"滇红"条索肥壮，金毫特多，香味醇厚，叶底肥厚红亮；"祁红"则是条索细紧而稍弯曲，有锋苗，具糖香或苹果香。

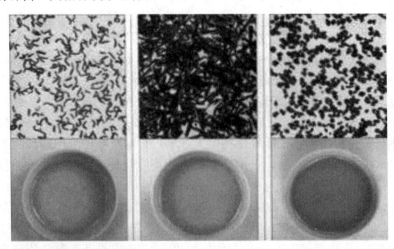

图 6-3　各种红茶外形及茶汤

从左到右分别为滇红、工夫红茶、红碎茶

红碎茶的品质特征：大叶种红碎茶，颗粒紧结重实，有金毫，色泽乌润或红棕，香气高，汤色红艳，滋味浓强鲜爽，叶底红匀。中小叶种红碎茶，颗粒紧实，色泽乌润或棕褐，香气高鲜，汤色尚红亮，滋味欠浓强，叶底尚红亮。

小种红茶的品质特征：外形要求同工夫红茶；内质要求有较大差别，其中正山小种红茶具有松烟香，滋味醇厚，似桂圆味，叶底呈古铜色；烟小种红茶带松烟香，滋味醇和，汤色稀浅，叶底略带古铜色。

（三）乌龙茶

乌龙茶属于半发酵茶，即是介于不发酵的绿茶与全发酵的红茶之间的一类茶叶。由于它外形色泽青褐，因此也称它为"青茶"。乌龙茶冲泡后，叶片上有红有绿，典型的乌龙茶是叶片中间呈绿色，叶片边缘呈红色，所以有"绿叶红镶边"之美称。乌龙茶茶汤呈黄红色，有天然花香，滋味浓醇，具有独特的韵味。乌龙茶主产在福建、广东、台湾三省，因茶树品种和茶叶品质上的差异，乌龙茶可区分为闽北乌龙、闽南乌龙、广东乌龙、台湾乌龙等四类。据近年来的研究结果，乌龙茶具有良好的药理功能，再加上其香高味浓，回味甘甜的特有品质，在国内外销量大增。特别是在日本，自二十世纪八十年代年代以来，已数次掀起了"乌龙茶热"，他们还十分推崇乌龙茶的美容和养生功效，称其为"养颜茶"。

乌龙茶的品质与其茶树品种和产地有密切的关系，所以各种乌龙茶商品名往往以茶树品种来命名，这在其他茶类中并不多见。

1. 乌龙茶的分类

$$乌龙茶（青茶）\begin{cases}闽北乌龙（武夷岩茶、大红袍、肉桂等）\\闽南乌龙（铁观音、奇兰、黄金桂等）\\广东乌龙（凤贩凰单枞、凤凰水仙等）\\台湾乌龙（冻顶乌龙、包种、乌龙等）\end{cases}$$

2. 乌龙茶的品质特征

各种乌龙茶的品质特征因茶树品种、产地以及加工方法的不同而有明显的区别，但它们也具有共同的品质特征，即"绿叶红镶边"或"三红七绿"。下面简介一些常见乌龙茶的品质特点。

铁观音：条索紧结呈螺旋状，色泽乌润起"砂绿"，俗称"青蒂，绿腹，蜻蜓头"。汤色金黄，具有天然兰花香，滋味浓而甘鲜（图6-4）。

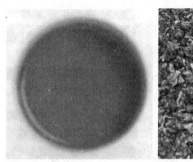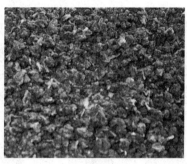

图6-4　乌龙茶（铁观音）

闽南水仙：条索肥壮紧结，具兰花香，滋味醇厚、鲜爽、回甘。叶底肥嫩黄亮，红边鲜艳。

武夷水仙：条索肥壮紧结匀整。叶端扭曲如蜻蜓头，色泽青翠黄绿，香气浓郁清长。汤色金黄、滋味浓厚、醇和、爽口、回甘。叶底肥嫩、绿叶红边。

凤凰水仙：条索肥壮匀整、色泽灰褐乌润、不显毫，香气清香芬芳，滋味浓厚回甘，汤色清红，叶底厚实，红边绿心。

台湾乌龙：台湾省所产的乌龙茶，根据其萎凋做青程度不同分台湾乌龙和台湾包种两类。"乌龙"萎凋做青程度较重，汤色金黄明亮，滋味浓厚，有熟果味香。最出名的台湾乌龙是产于南投县凤凰山、鹿谷镇、名间的"冻顶乌龙"，香味特佳。其次是新竹县一带的峨嵋、北浦等地的乌龙茶。它们都是采用优良品种青心大白、白毛猴、台茶5号、硬枝红心等制作而成。"包种"的萎凋做青程度较轻，主产于台北县一带的文山、七星山、坪林、石碇、新店、深坑、淡水等地，其中以文山包种品质最好。台湾包种选用青心乌龙、台茶5、12、13号品种为原料制作而成。台湾包种因发酵程度较轻，叶色较绿，汤色黄亮，滋味近似绿茶。

（四）白茶

白茶为中国所特有，主要产于福建省的福鼎、政和、松溪和建阳等县，台湾也有少量生产（图6-5）。白茶性清凉，退热降火，有治病功效，尤以银针最为珍贵，海外侨胞视其为茶中珍品。白茶主销港、澳地区，其次是新加坡、马来西亚、德国、荷兰、法国和瑞士等国，中东地区也有一定的销量。

1. 白茶的分类

$$白茶\begin{cases}白芽茶（白毫银针）\\白叶茶（白牡丹、贡眉、寿眉）\end{cases}$$

2. 白茶的品质特征

白茶按叶芽嫩度分为白毫银针、白牡丹、贡眉和寿眉四种。

采用政和大白茶或福鼎大白茶的单芽制成的白茶称为白毫银针，其品质特征是：芽头满披白毫、色白如银、形状如针，香气清芬，汤色碧清，滋味清鲜爽口。

采用水仙或政和大白茶的一芽一、二叶初展芽叶制成的白茶称为白牡丹，其品质特征为：外形似枯萎花瓣、色泽灰绿，汤色橙黄、清澈明亮，毫香高长，滋味鲜醇清甜。

采用大白茶或菜茶的一芽二、三叶制成的白茶称为贡眉，其色香味均不如白牡丹，色泽灰绿稍黄，香气鲜醇，汤色黄亮，滋味清甜，叶底黄绿。

寿眉：由低级原料制成，不带芽，品质比贡眉差，色泽灰绿带黄，香气低，并略带青气，汤色清澈，滋味清淡，叶底黄绿粗杂。

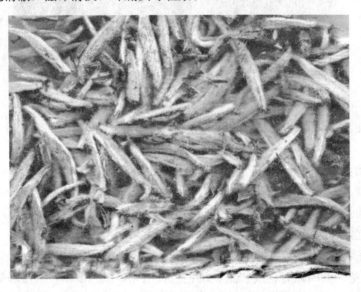

图 6-5 中国的传统白茶（白毫银针）

（五）黄茶

黄茶也是中国特产，主要产于安徽、四川、湖南、湖北、浙江、广东等地。

1. 黄茶的分类

$$黄茶\begin{cases}黄芽茶（君山银针、蒙顶黄芽、莫干黄芽等）\\黄小茶（北港毛尖、沩山毛尖、温州黄汤、鹿苑茶等）\\黄大茶（霍山黄大茶、广东大叶青等）\end{cases}$$

2. 黄茶的品质特征

黄茶具有三黄之说，即："色黄、汤黄、叶黄"，再加上其"香味清悦醇和"，便是按原料芽叶的嫩度和大小可以把黄茶分为黄芽茶、黄小茶和黄大茶三类。

黄芽茶（以君山银针为例）：它原料细嫩，由单芽或一芽一叶加工而成。其芽头肥硕，满披白毫，色金黄闪银光，被誉为"金镶玉"。其汤杏黄，香清鲜，味甘鲜。冲泡后芽头三起三落，颇有欣赏价值。

黄小茶（以鹿苑茶为例）：由细嫩芽叶（如一芽一、二叶初展）制成。其条索紧直略弯，显毫，色金黄，汤杏黄，香幽味醇（图6-6）。

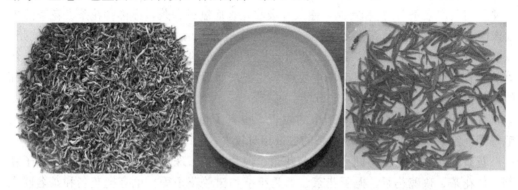

图6-6　鹿苑茶：干茶、茶汤、叶底

黄大茶（以霍山黄大茶为例）：由一芽二、三叶至一芽四、五叶为原料制作而成。其叶大梗大，黄色黄汤，有锅巴香，味浓耐泡。

（六）黑茶

黑茶也是中国特产。生产历史悠久，产区广阔，产销量大，品种花色很多。我国黑茶的年产量占全国茶叶总产量的1/4左右，以边销为主，部分销往内地，也有少量侨销，因此习惯上称黑茶为"边销茶"。

黑茶是中国边疆藏族、蒙古族、维吾尔族等兄弟民族日常生活必不可少的饮料。"宁可一日无食，不可一日无茶"，这就是兄弟民族对茶叶需要程度的真实写照。唐代《唐史·食货志》就有兄弟民族"嗜食乳酪，不得茶为病"的记载。这说明边疆地区各兄弟民族饮茶有着悠久的历史，黑茶已是他们日常生活的必需品。

1. 黑茶的分类

黑茶
- 湖南黑茶（安化黑茶等）
- 湖北老青茶（蒲圻老青茶等）
- 四川边茶（南路边茶、西路边茶等）
- 滇桂黑茶（普洱茶、六堡茶等）

2. 黑茶的品质特征

黑茶一般原料粗老，加之制造过程中往往堆积发酵时间较长，因而叶色油黑或黑褐，故称黑茶。黑茶的品质特征如下（以湖南黑茶为例）：条索卷折成泥鳅状，色泽油黑，汤色橙黄，叶底黄褐，香味醇厚，具松烟香。

二、再加工茶类

前面所介绍的绿茶、红茶、乌龙茶、白茶、黄茶、黑茶是我国的基本茶类（俗称六大茶类）。以这些基本茶类为原料进行再加工以后的产品统称再加工茶类。它们主要包括花茶、紧压茶、萃取茶、果味茶、保健茶、茶饮料等。

（一）花茶

花茶也是中国特产的茶类。它是采用香花（如茉莉、白兰、珠兰等）与茶叶（俗称"茶坯"、"素茶"）拼和窨制，使茶叶吸收花香而制成香茶，亦称窨花茶。花茶的主要产区有福建的福州、宁德、沙县，江苏的苏州、南京、扬州，浙江的金华、杭州，安徽的歙县，四川的成都、重庆，湖南的长沙，广东的广州，广西的桂林、横县，台湾的台北等地。花茶的内销市场主要在华北、东北地区，以山东、北京、天津、成都等地的销量最大。外销也有一定市场。

窨制花茶的茶坯主要是绿茶中的烘青，也有少量炒青和部分细嫩绿茶，如大方、毛峰等。红茶与乌龙茶窨制成花茶的数量相对较少。

花茶因窨制的香花不同分为茉莉花茶、白兰花茶、珠兰花茶、玳玳花茶、柚子花茶、桂花茶、玫瑰花茶、栀子花茶、米兰花茶和树兰花茶等。也有把花名和茶名联在一起称呼的，如茉莉烘青、珠兰大方、茉莉毛峰、桂花铁观音、玫瑰红茶、树兰乌龙、茉莉水仙等。各种花茶都具有各自的特色，但总的品质均要求香气鲜灵浓郁，滋味浓醇鲜爽，汤色明亮。

花茶的分类如下：

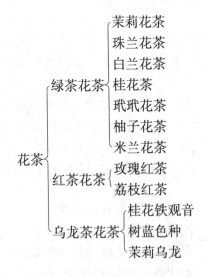

（二）紧压茶

各种散茶经再加工蒸压成一定形状而制成的茶叶称为紧压茶（图6-7）。紧压茶也是中国特有的茶类。根据所采用原料茶类的不同，可以分为绿茶紧压茶、红茶紧压茶、乌龙茶紧压茶和黑茶紧压茶等。

紧压茶分类如下：

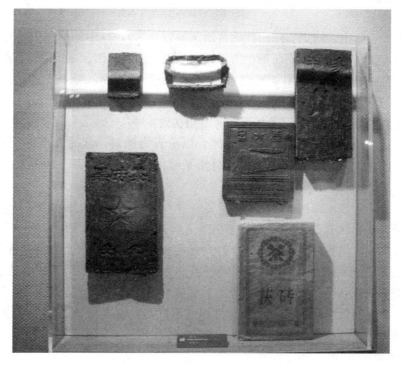

图 6-7　各种形状的紧压茶

紧压茶
- 绿茶紧压茶
  - 沱茶
  - 普洱方茶
  - 竹筒茶
  - 耙耙茶
- 红茶紧压茶
  - 米砖茶
  - 小京砖
  - 凤眼香茶
- 乌龙茶紧压茶——水仙饼茶
- 黑茶紧压茶
  - 湘尖
  - 黑砖
  - 花砖
  - 老青砖
  - 康砖
  - 金尖
  - 方包茶
  - 茯砖
  - 紧茶
  - 圆茶
  - 饼茶
  - 六堡茶

1. 绿茶紧压茶

此茶类产于云南、四川、广西壮族自治区等省（区），其中的品种主要有沱茶、普洱茶、普洱方茶、竹筒茶、广西粑粑茶、四川毛尖、四川芽细、小饼茶、香茶饼等。

沱茶：是由过去的蒸压团茶演变而来。沱茶呈厚壁碗形，产于云南下关。以滇青味原料制成的沱茶称"云南沱茶"，产于重庆的称"重庆沱茶"。沱茶每个重有250g和100g两种。沱茶滋味浓醇，有较显著的降血脂功效。

普洱方茶：产于云南省西双版纳等地，以滇青为原料，蒸后在模中压成10cm×10cm×2.2cm的方块形，每块重250g，外形平整，有"普洱方茶"四个字。此茶香味浓厚甘和。

竹筒茶：产于云南滕冲、勐海等地。是一种直径为3～8cm、长8～20cm的圆柱形茶。竹筒茶冲泡后既有茶香，又有竹子清香，清凉解渴。竹筒茶是将茶鲜叶杀青、揉捻后装入竹筒内，捣实加盖，竹筒体上打孔，在40℃左右的炭火上慢慢烘烤至干而成。

粑粑茶：产于广西大苗山自治县和临桂县。大苗山的制法实把茶放在蒸笼里蒸熟，蒸后揉压成圆饼或茶团，放在阴凉处晾干。临桂县是把老嫩鲜叶分开处理，粗茶脱梗，用刀切碎，先在蒸笼中蒸到一定程度，再加入嫩叶蒸。蒸青后揉捻紧条，以茶梗为包心，外包嫩叶，手捏成团或椎脊形，然后烘干即成。

2. 红茶紧压茶

以红茶为原料蒸压成砖形或团形的压制茶。砖形的有米砖茶、小京砖等，团茶有凤眼香茶。米砖主产于湖北省赵李桥，主销新疆、内蒙古，也有少量出口。米砖每块重1.125千克，为23.7cm×18.7cm×2.4cm的砖块形。米砖主要以红茶的片末茶为原料，蒸后在模中压制而成，上有商标花纹图案。

3. 乌龙茶紧压茶

按照乌龙茶的制造工艺并压制成的紧压茶，福建漳平县生产的"水仙饼茶"就属此类。采摘水仙种茶树鲜叶，经晒青、晾青、摇青、杀青和揉捻后，将揉捻叶压模造型，再用白纸包好进行烘焙至干即成，所以又称"纸包茶"。水仙饼茶过去是手捏成团的，因手捏加工，大小不一，后来才改用木模加工，压成方形茶饼。水仙饼茶，边长6厘米，厚1厘米，方形，每块重20g。水仙饼茶外形光整，色泽乌褐油润，香味醇厚，汤色深褐似茶油。水仙饼茶主销闽西各地及厦门、广东一带。

4. 黑茶紧压茶

以各种黑茶的毛茶为原料，经蒸压制成各种形状的紧压茶，主要有湖南的"湘尖"、"黑砖"、"花砖"、"茯砖"，湖北的"老青砖"，四川的"康砖"、"金尖"、"方包茶"，云南的"紧茶"、"圆茶"、"饼茶"，以及广西的"六堡茶"等。

湘尖：产于湖南安化，是一种条形的篓装黑茶，过去分天尖、贡尖和生尖，现在改称为湘尖一、二、三号，分别以黑毛茶一、二、三级为原料蒸压而成。湘尖一号每篓重50公斤，湘尖二号每篓重45公斤，湘尖三号每篓重40公斤。主销甘肃、宁夏等地。湘尖的压制是经称茶、汽蒸、装篓、紧压、捆包、打气针、晾干等七道工序而制成。

黑砖：产于湖南安化，是一种砖块形的蒸压黑茶，大小为35cm×18cm×3.5cm，色黑褐，主销甘肃、宁夏、新疆和内蒙古。以黑毛茶为原料，经称茶、蒸茶、预压、压砖、冷却、退砖、修砖、检砖等工序而制成。

花砖：产于湖南安化，是一种砖块形蒸压黑茶。大小为 35cm×18cm×3.5cm，每块重 2 千克。主销甘肃、宁夏、新疆和内蒙古。花砖的前身是花卷茶（又名千两茶），压制成圆柱形似树干，每篓有旧秤 1000 两，1958 年后改压成砖。压制工艺与黑砖基本相同。

老青砖：产于湖北赵李桥，是一种砖形蒸压黑茶，大小为 34cm×17cm×4cm，主销内蒙古等地。以老青茶为原料，经筛制、压制、干燥、包装等工序而制成。

康砖：产于四川的雅安、乐山地区，属南路边茶，是一种圆角枕形蒸压黑茶，大小为 17cm×9cm×6cm，主销西藏、青海和四川的甘孜藏族自治州。以晒青毛茶为原料经蒸压制成。

金尖：产于四川的雅安、乐山地区，也属南路边茶，是一种圆角枕形蒸压黑茶，大小为 24cm×19cm×12cm，每块重 2.5 千克。主销西藏、青海和四川甘孜藏族自治州。以晒青毛尖茶为原料经蒸压制成。

方包茶、圆包茶：均属西路边茶。圆包茶目前已不生产，方包茶产于四川灌县、安县、平武等地。是一种长方篓包型炒压黑茶，大小为 66cm×50cm×32cm。主销四川阿坝藏族自治州，也销青海与甘肃。方包茶是以晒青茶为原料经炒制筑包、烧包与凉包工序而制成。

茯砖：主产于湖南安化、益阳、临湘等地，四川省也有部分生产。是一种长方砖形蒸压黑茶。湖南茯砖大小为 35cm×18.5cm×5cm，每块重 2 千克；四川茯砖大小为 35cm×21.7cm×5.3cm，每块重 3 千克。茯砖主销青海、甘肃等地。湖南茯砖以黑毛茶为原料，经毛茶拼配筛制、汽蒸沤堆、压制定型、发花干燥而制成。茯砖品质以发出金花（金黄色霉菌）较多为上品。

紧茶：产于云南省。是一种长方形蒸压黑茶，这种茶过去的造型是带柄的心脏形，1957 年后改为砖形，大小为 15cm×10cm×2.2cm，每块 250 克。主销西藏和云南藏族地区。以滇青为原料，经潮水沤堆后蒸压干燥而制成。

圆茶：产于云南省。是一种大圆饼形蒸压黑茶，又称"七子饼茶"。直径为 20 厘米，中心厚 2.5 厘米，边厚 1 厘米，每块重 357 克。主销东南亚各国。以滇青为原料，经潮水沤堆后蒸压而制成。

饼茶：产于云南省。是一种小圆饼形蒸压黑茶。直径 11.6 厘米，中心厚 1.6 厘米，边厚 1.3 厘米，每块重 125 克。主销云南丽江、迪庆等地。也是以滇青为原料，经潮水沤堆后蒸压而制成。

六堡茶：产于广西苍梧、贺县、恭城、富县等地。六堡茶又散茶与紧压茶两种。六堡紧压茶高 56.7 厘米，直径 53.3 厘米，每篓重 30～50 千克。以六堡散茶为原料，经潮水沤堆后蒸热装篓压实、晾干、堆放陈化而制成。此茶表面出现"金花"（金黄色霉菌）者品质最佳。

紧压茶除了上述的几类之外，还有一种也可归属于紧压茶的茶类——"固形茶"，它是一种细条形的再加工茶。用茶叶加工产生的细茶末，研磨成茶粉，加入淀粉、蛋白质等黏合剂，调和成糊状，然后加压，通过滤孔挤压成直径 1～1.5 毫米，形似细面条的细条形，晾后烘干，切断成 1～2 厘米长即成。这种固形茶，热水冲泡后不溶化，茶条不散，但茶汁能浸出。固形茶的生产是副茶利用的一种途径，除中国外，日本、前苏联等国也有少量生产。

（三）萃取茶

以成品茶或半成品茶为原料，用热水萃取茶叶中的可溶物，过滤后弃去茶渣，获得的茶汁经浓缩或不经浓缩，再经干燥或不干燥，这样制备成的固态或液态茶，统称为萃取茶。主要有罐装饮料茶、浓缩茶及速溶茶。

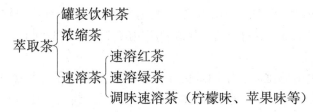

1. 罐装饮料茶

成品茶叶用一定量的热水提取，过滤出的茶汤添加一定量的抗氧化剂（如维生素 C 等）、糖、香料等配料，然后进行装罐或装瓶、封口、灭菌而制成罐装饮料茶。这种饮料茶的浓度约为 2%，符合一般饮用习惯，开罐或开瓶后即可饮用，十分方便。

2. 浓缩茶

成品茶用一定量的热水提取，过滤出茶汤，进行减压浓缩或反渗透膜浓缩，到一定浓度后装罐灭菌而制成。这种浓缩茶可直接饮用，也可以作罐装饮料茶的原汁，直接饮用时，只需加水稀释即可。

3. 速溶茶

又称可溶茶。成品茶用一定量热水提取过滤出茶汤，浓缩后加入环糊精（以减弱速溶茶成品的强吸湿性），并充入二氧化碳气体，进行喷雾干燥或冷冻干燥后即成粉末状或颗粒状速溶茶。速溶茶成品必须密封包装，以防吸湿。速溶茶可溶于热水或冷水，冲饮十分方便。

（四）果味茶

用成品茶或半成品茶，加入果汁后制成各种果味茶。这类茶既有茶味，又有果味和果香，风味独特，颇受消费者欢迎。中国生产的果味茶有荔枝红茶、柠檬红茶、猕猴桃茶、橘汁茶、椰汁茶、山楂茶等。

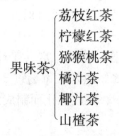

（五）保健茶

用茶叶和某些中草药或食品拼和调配后制成各种保健茶，使本来就有营养保健作用的茶叶，某些防病治病的功效得到进一步加强。保健茶种类繁多，功效也各不相同。一些常见的保健茶及其功效如下：

杜仲茶（壮阳）、绞股蓝茶（补身健体）、益寿茶（延年益寿）、八仙茶（延年益寿）、抗衰茶（延年益寿）、明目茶（眼睛保健）、健胃茶（健胃助消化）、富硒茶（抗癌）、薄玉茶（防治糖尿病）、抗疟茶（抗疟疾）、嗓音宝（清热润喉）、止痢茶（治痢疾）、心脑健（保护心血管）、降压茶（治高血压）、减肥茶（减肥降血脂）、天麻茶（清脑益寿）、枸杞茶（补肝明目）、首乌松针茶（抗辐射）。

（六）茶饮料

随着现代饮料工业的开发，人们更加注重饮料的营养与保健功效。茶是人们公认的保健饮料，因此在饮料中添加各种茶汁是开发新型饮料的一个途径。近年来出现于市场上的含茶饮料有"茶可乐""茶乐""茶露"，各种"茶叶汽水""多味茶""绿茶冰淇淋""茶叶棒冰"，各种"茶酒"（如铁观音茶酒、信阳毛尖茶酒、茅台茶酒、茶香槟），"牛奶红茶"等。

$$
茶饮料\begin{cases} 茶可乐 \\ 茶汽水 \\ 茶叶棒冰 \\ 罐装茶水 \\ 多味茶 \\ 茶酒 \\ 牛奶红茶 \end{cases}
$$

与碳酸饮料等相比，茶饮料具有明显的优势，所以这些年来发展非常迅速。

思考题：

1. 中国的制茶技术是如何发展与演变的？
2. 中国的六大基本茶类是如何产生的？
3. 茶叶分类的主要依据是什么？
4. 绿茶有哪些主要产品？其品质特征如何？
5. 红茶可以分为哪几种主要产品？各有什么品质特征？
6. 乌龙茶有哪些主要产品？其品质特征是什么？

105

第七章 茶叶品质审评

第一节 茶叶品质化学

千姿百态的茶叶,其色、香、味、形的本质是以多种化学物质作为基础的,这些物质的含量及其组成比例都影响着茶的品质。

一、茶叶色、香、味、形的由来

茶作为饮料,已有数千年的发展历史,至今已成为世界三大饮料之一。作为一种饮料和食品,其基本品质要素主要反映在色、香、味、形等方面。因此,对茶叶的质量而言,除了必须符合卫生标准外,它的色、香、味、形就成为评估其品质的基本要素。各种茶类各有其特征,并有与其特征相适应的色、香、味、形的质量要求。

茶叶的色香味形,一方面代表了各种茶类的特有品质,同时又由于它的色泽悦目,香气诱人,滋味爽口,使人产生一种食欲。因其色香味俱佳,使人饮后在感官上享受到真正的愉快。当然,茶叶的色香味形,是茶叶品质的综合反映,除了形主要依赖于物理作用外,色香味均以品质化学成分为基础。

(一)茶叶色泽的化学本质

各种茶类都具有自己独特的色泽。茶叶色泽包括干茶色与汤色两个部分。茶叶的颜色,习惯上都是指干茶的色泽。在茶叶品质审评上,还指泡茶后留下来的叶底的色泽。这些色泽的出现,都有其一定的物质基础,这就是形成各种颜色的茶叶化学成分。由于各种呈色化学成分的变化,因而产生各种茶类所特有的色泽,不同的色泽能满足不同消费者的需求。

茶叶中的有色物质很多,有绿色的叶绿素,橙红色的类胡萝卜素,还有具有各种不同颜色的黄酮及其苷类物质与花青素等。此外,还有一些鲜叶在加工过程中由于不同的加工方式所形成的各种茶类的特有颜色物质,如茶黄素、茶红素、茶褐素等。

绿茶的绿色主要决定于叶绿素。鲜叶经过热处理之后,使叶中的活性物质(主要指酶)因受高温而被破坏,其活性被抑制,这就制止了各种化学成分因生物化学反应而变化,使叶绿素在鲜叶中较多地保留下来,这样制成的茶叶,就成为绿茶。优质绿茶的茶汤色泽应该是清澈明亮的淡黄微绿色,这里的淡黄颜色,主要缘于以类黄酮苷类物质为主体的成分,而绿色的贡献者主要还是叶绿素。

红茶的干茶色泽看起来有乌润感,它之所以命名为红茶,是指茶汤的颜色。因此,红茶的外形色泽要求,即干茶颜色的品质标准,并不反映红的特性。国际上通用的红茶名词为 Black tea,在字义上完全以外形乌黑色泽为依据,并无红的含义。红茶汤色要求红艳明亮，这种汤色主要来自多酚类物质的氧化产物，主要是茶黄素和茶红素。红茶在制茶工序中有一个发酵过程，这实际上是一个氧化过程，鲜叶中的多酚类经过这一氧化过程，有30％～40％转化成为红茶的特征色素成分，其氧化产物的主要成分是茶黄素、茶红素、茶褐素。发酵技术掌握恰当，这三种主要成色物质比例协调，红茶汤色就可以获得红艳明亮的结果，这是优质红茶的汤色。

乌龙茶是半发酵茶，它的加工方法，采用的技术原理，介于红茶与绿茶之间，干茶色泽一般偏青褐。乌龙茶的汤色呈黄红色，由于它是半发酵茶，鲜叶中的茶多酚被氧化的量很少，因此，茶黄素与茶红素的含量都很低，茶褐素更少。

（二）茶叶香气的化学本质

茶叶香气是由多种芳香物质综合组成的，不同芳香物质的种类及数量的组合，形成各种茶类的香气特征。如：具有嫩茶鲜爽清香香气的成分有：顺-3-己烯醇与其他六碳醇类、六碳酸、反-2-六碳烯酸以及某些五碳醇类；属于铃兰类鲜爽花香的成分有：沉香醇；具有蔷薇类柔和花香香气的成分有：2-苯基乙醇、香叶醇；具有茉莉、柚子类甜醇浓厚香气的成分有：β-紫萝酮与紫萝酮的衍生物、顺茉莉酮、茉莉酮酸甲酯、橙花叔醇；具有果味香气的成分有：茉莉内酯及其他内酯类化合物、茶螺烯酮、其他紫萝酮类化合物；具有烘炒香型的成分有：反-2-顺-4庚二烯、5，6-环氧-β-紫萝酮。茶叶中还有属于其他香气性质的各种化合物。这些芳香物质组成了各种茶类的不同香味，其香型就反映了茶类的香气特性。

茶鲜叶中的芳香成分约有85种，而绿茶中约有260种，红茶中组成香气的芳香物质更多，大约有400种之多。芳香物质种类与组成的不同，形成了千变万化、多种多样的茶叶香味特色。

（三）茶叶滋味的化学本质

化学成分刺激味觉器官是人们能感受到滋味的原因，这种刺激还受到化学成分的味阈值的制约，由味觉器官的反应形成味觉感受。茶叶中对味觉起主导作用的物质是茶多酚（包括儿茶素及各种多酚类物质）、氨基酸，具辅助作用的是咖啡因、还原糖等化合物；在红茶中除茶多酚、氨基酸外，起特征作用的是儿茶素类经氧化后产生的茶黄素、茶红素。所有这些物质，都有其物理与化学特性，在不同的条件下，包括其含量与组成比例的变化，表现出不同茶类的滋味特征。

绿茶茶汤中呈味物质综合反映的结果，感官上就形成了鲜醇滋味的特征。绿茶的鲜与醇是各种呈味物质综合反映的结果，特别是它的醇度。在所有茶汤呈味物质中，没有一种的滋味是显示醇的，鲜是氨基酸的反映，醇是氨基酸与茶多酚含量比例协调的结果。

关于红茶的滋味，工夫红茶以鲜、浓、醇、爽为主，红碎茶则以浓强、鲜爽为主，辅之以收敛性、醇厚、醇和、鲜强等。就红茶品质而言，氨基酸的作用处于辅助地位，而多酚类才是最主要的呈味物质，更确切地说是儿茶素及其氧化产物茶黄素的含量起着主要作用。用化学方法测得的红茶的浓强度与鲜爽度，与感官审评的结果是一致的，这种鲜爽度不是像绿茶那样取决于氨基酸，而是取决于茶黄素。因为儿茶素经酶性氧化生成的茶黄素，是决定红碎茶的鲜爽味及茶汤亮度的主要成分，它改变了原来儿茶素的滋味特征。

（四）茶叶外形的形成

各种茶类的外形都是通过一定的物理作用形成的。茶叶的外形有条形、扁形、针形、圆形、片形、卷曲形等。

茶叶的外形是通过制茶工艺而形成，同时也取决于茶叶细胞壁的厚薄。通常，细胞壁薄者易弯曲变形，而细胞壁的厚薄与其化学成分有关。所以，茶叶外形的化学基础是细胞壁的化学组成。通常，细胞壁是由纤维素、半纤维素、木质素、果胶物质及其他多糖组成。故幼嫩芽叶易成型。

二、不同季节茶的品质特点

茶的品质特点，是由茶的品质成分决定的。除了茶树品种的遗传因子决定茶叶品质基础外，其品质成分的变化与茶树生长发育的外界环境条件密切相关。因此产生了茶叶品质的季节性变化，形成不同季节茶的不同特点。

从茶叶品质成分的季节特点来看，主要反映在氨基酸和儿茶素的变化上。春茶由于茶树的氮代谢占优势，因此氨基酸的含量明显较高，结果导致氨基酸含量与儿茶素含量的比值相应提高。春茶的另一个品质特点，是果胶的含量较高，它与茶叶的外形色泽和茶汤滋味的醇度有关。

从绿茶所含的维生素C来看，春茶的含量也是最高的，以后就逐渐下降。绿茶的叶绿素含量，不论是春茶或夏茶，在伸育期内，含量随着叶子的成熟而有所增加。茶叶的主要品质成分，如茶多酚、氨基酸、咖啡因等，都因季节不同而有较大的变化。

茶叶的芳香物质含量，也因季节不同而不同。据分析，每100g鲜叶干重，春茶的芳香油含量有5.8mg，夏茶有2.4mg，秋茶有4.0mg。这说明，春茶的香气是最好的，在秋高气爽之时，茶叶香气也常常得到改善。

三、不同茶类的品质化学特征

（一）绿茶

绿茶的品质特征是："香高味醇，清汤绿叶"。

1. 由于"高温杀青"，钝化了酶的活性，在短时间内阻止茶叶内含化学物质的酶性氧化、分解，这是构成绿茶品质色香味风格的最重要工艺过程，它使叶子基本保持绿色。

2. 绿茶初制过程是一个热化学变化的过程，在高温高湿条件下，使某些可溶性物质含量有所增加，如氨基酸、可溶性糖，它们分别是由于蛋白质和淀粉水解而来。这些成分含量的增加，使绿茶滋味的鲜爽度和醇度得以提高。这也就是人们常说的喝绿茶比喝红茶营养价值高的原因之一。

绿茶的滋味特色上讲究醇，所谓醇，简单地可以理解为"可口"，在化学物质上主要是氨基酸和茶多酚的含量高低，以及两者比值的协调。一般品质好的绿茶，主产于浙江、安徽、江西、湖南、江苏、四川等省区，多由中叶种和小叶种茶树鲜叶制成，它们的氨基酸含量相对较高，而茶多酚的含量比大叶种要低得多，这样反映在绿茶品质上，鲜爽度比较高，苦涩感较低，总体口感比较醇和。

　　绿茶的香气是十分诱人的，有的有清香，如西湖龙井、洞庭碧螺春等；有的有果香和花香，如黄山毛峰、庐山云雾等。此外，高级炒青具有板栗香、兰花香或甜香。这些良好的香气与加工工艺密切相关。在热化学的作用下，茶叶中低沸点的具有青臭气的芳香物质如青叶醇、青叶醛等被挥发，而高沸点的芳香物质如苯甲醇、苯丙醇、芳樟醇等得以显露。尤其是具有百合花香的芳樟醇类含量较高，这对绿茶香气影响较大。另外，绿茶初制过程中，生成了一些具有芳香的新物质，如紫罗酮、茉莉酮、橙花叔醇等。它们对绿茶香气也有明显影响。茶叶内含的一些氨基酸、可溶糖、蛋白质，由于在高温高湿的条件下，发生化学分解，产生了一些有助于绿茶香气的物质，如花香，焦糖香、果味香等，从而对绿茶也有一定的助香作用。所以绿茶不仅香高，而且香味也比较持久。

　　（二）红茶

　　红茶的品质特点最明显的是其干茶的黑色和开汤后的"红汤红叶"。

　　红茶属发酵茶，是酶性氧化最充分的一种茶类。茶叶中的多酚类物质经过多酚氧化酶的氧化、聚合和其他一系列的物质转化，形成有色的茶黄素、茶红素和茶褐素，致使茶汤和叶底红艳明亮。在茶多酚氧化聚合的同时，还伴随着芳香物质的形成和转化，特别是在茶叶加工的发酵阶段，香味成分的增加最多、最快。因此，红茶发酵的程度，不仅关系到红茶的汤色、滋味，而且对红茶香气的形成也至关重要。

　　安徽和福建的红茶，牝牛儿醇的含量比其他茶高许多，故其甜香和玫瑰花香明显；而云南红茶（滇红）和广西、广东的红茶，其沉香醇及其氧化物较多，故香气高、爽。

　　红茶中的红碎茶是最注重内质的茶叶，滋味强调浓、强、鲜，并要求高香，富有刺激性，饮用时习惯于加牛奶冲泡，以显示棕红色和粉红色为最好。因此，红碎茶要求冲泡时能很快浸出茶叶的内含物质，即一次性浸出率越高越好。

　　高品质的红茶，特别是大叶种红茶，冲泡后汤色特别红艳，在茶碗边沿有明亮的"金圈"，茶汤冷后常常出现乳凝现象——"冷后浑"。这种"冷后浑"的现象，是高品质红茶的重要反映。据分析，茶汤"冷后浑"现象主要是由于高含量的茶黄素、茶红素与咖啡因等物质结合而引起的。一般红茶中茶黄素比例高的，可产生明亮的"冷后浑"，而茶红素比例高的，则产生暗的"冷后浑"。所以，茶黄素含量对红茶品质的贡献最大。

　　（三）乌龙茶

　　乌龙茶滋味甘浓、香气馥郁，它无绿茶之苦、少红茶之涩，性和不寒，久藏不坏，香久益清，味久益醇。加上乌龙茶具有"绿叶红镶边"或"三红七绿"的色泽，以及外形壮结、匀整，高级的乌龙茶还讲究"韵味"，如武夷岩茶：具有岩骨花香之岩韵；安溪铁观音：具有香味独特的观音韵等，使乌龙茶特别引人注目，奇妙无比。

　　乌龙茶属于半发酵茶，制工精细，综合了红、绿茶加工的工艺特点，使乌龙茶兼有红茶之甜醇，绿茶之清香。其浓香和鲜爽的回味是其他茶类所不及的。

　　乌龙茶的原料较粗老，这是形成乌龙茶特有品质的一个重要因素，因为这种原料其茶多酚、咖啡因、含氮量比嫩叶少，而醚浸出物则显著增加。醚浸出物的增加对乌龙茶的品质，特别是香气，起着很重要的作用。乌龙茶的特有香气与茶树品种有关，如肉桂之桂皮香、黄旦蜜桃香、凤凰单枞之天然花香等，只有当新梢较成熟时才能制成。

乌龙茶在加工过程中，茶多酚经过适度的酶促氧化，伴随着胡萝卜素、氨基酸和脂肪酸等物质的降解，形成大量的香气滋味成分。使乌龙茶浓香馥郁，并同时具有绿茶的鲜浓和红茶的甜醇，留芳齿颊、回味甘甜。

乌龙茶加工中的晒青、晾青，以及不断反复的摇青工艺，是形成乌龙茶品质的关键。晒青和晾青的程度适当，能调节萎凋过程中的水分适当的蒸发和内含物质的分解，并有效控制茶多酚类的氧化，叶绿素的分解，以及水浸出物、氨基酸、可溶性糖类的增加，这与乌龙茶花香的形成有一定的关系。乌龙茶那特有的诱人香味，主要是在萎凋处理时诱发，并在摇青中加速形成的。各种乌龙茶所产生的特异香气，除受茶树品种、产地因素影响外，受发酵程度的影响也很大。一般说，发酵程度轻的，其香气就形成包种茶的风格；发酵程度重的，就形成接近红茶香气的风格。

（四）黑茶

黑茶品种很多，品质也不尽一致，但它们有一个共同的特点，就是原料比较粗老，多系一芽五六叶，甚至更老的茶树枝叶。因此黑茶的外形特点是叶粗、梗多，干茶黑褐，汤色棕红，叶底深红暗棕。这是由于叶绿素被破坏，多酚类化合物被氧化，再加上原有的黄色物质如叶黄素、花黄素、胡萝卜素等也显露出来的结果。

黑茶加工中香味的变化是深刻的，由原来的粗青气和涩味，变为香气纯正、滋味醇和。这是由于茶叶在渥堆过程中，糖类物质和有机酸发生变化，醇、醛、酮类芳香物质不断增加，还有蛋白质在加工中被水解成氨基酸，氨基酸又与茶多酚氧化聚合，转化为香气物质，而原先有青草气的低沸点的物质，在加工过程中大量挥发或发生异构化而消除，使新形成的良好香气显露出来。

黑茶的滋味比较特殊，其原因除了鲜叶原料比较粗老外，主要是由于黑茶的独特加工工艺。长时间的高温、高湿，不仅使茶叶内含化学成分发生了深刻的变化，而且由于大量的微生物的作用，使之变化更趋激烈。因此在黑茶中，鲜叶原有的一些滋味物质，如茶多酚、氨基酸、咖啡因、糖类、维生素等被大量氧化消耗，同时形成了一些不同于鲜叶的氧化产物。

（五）黄茶

黄茶以"三黄"（色黄、汤黄、叶底黄）为品质特征。

形成黄茶品质的主导因素是热化学作用。热化学作用有两种：一种是湿热作用，另一种是干热作用。黄茶加工工艺中的湿热作用，可以引起茶叶品质成分的一系列氧化和水解，成就了黄叶、黄汤、滋味浓醇的内质特征；而干热作用则主要发展了黄茶的香味。

黄茶采用降低火温杀青，同时采用多闷少抖，造成高温高湿的条件，使叶绿素受到较多的破坏。多酚类化合物在湿热的条件下则自动氧化和异构化，茶多糖、蛋白质等发生水解，这些都为黄茶形成浓醇的滋味及黄色创造了条件。

（六）白茶

白茶以茶芽完整、形态自然、白毫显露、香气清鲜、滋味甘醇、持久耐泡而著称。据分析，白茶外观色泽的形成，是由于叶子中色素及多酚类化合物的作用结果，在萎凋过程中，叶绿素、胡萝卜素等易被破坏分解，而叶黄素性质则较为稳定，从而使叶子的绿、黄色素比例发生变化；同时在长时间的萎凋过程中，由于水分的不断散失，细胞液的浓度发生改变，细胞透性加强，这在一定程度上使多酚类化合物和多酚氧化酶更容易混合在一起，从而促进了多酚类物质的酶促氧化聚合，但由于叶子未经揉捻，这种酶促氧化是很缓慢的。在萎凋过程中，叶绿素、胡萝卜素等易被破坏分解，而叶黄素则较为稳定，叶子的绿、黄色比例发生变化，加上茶多酚缓慢的酶促氧化，在绿、黄、红三种色素的复杂变化和影响下，形成了白茶外观上特有的灰绿色泽。

白茶香味的形成，与萎凋关系密切。萎凋前期，由于鲜叶水分散失，使叶细胞组织内含物浓度加大，酶的活性增强，有机物质趋向水解，淀粉水解成单糖，蛋白质水解成氨基酸，加上茶多酚的酶促氧化和聚合，产生很多的芳香物质，形成了白茶特有的香气和滋味。

第二节　茶叶品质审评

茶叶品质审评是研究鉴定茶叶品质和促进提高茶叶品质的一门学科。茶叶品质审评在茶叶加工、收购、科研等部门都起着重要的作用。

一、审评室的布置

茶叶审评是一项细致的技术工作，必须排除外界因素的干扰，以保证审评结果的准确、公正。为此，一个条件合格的审评室是必需的基本条件。

审评室应背南面北而设，因为北面光线从早到晚比较均匀，变化较小。另外，墙壁、天花板均以白色为好，这样可以增加室内光线的明亮度。审评室要求干燥、清洁，空气新鲜，无怪异气味。

审评室里的基本需布置：

1. 干评台

置放在审评室靠窗部位，用以放置样茶罐、样茶盘。对干茶的审评在此台上进行。

2. 湿评台

置于干评台的后面，台面为白色，用以放置审评杯、审评碗等。样茶的泡水开汤、审评内质等操作在此台进行。

3. 茶样柜

置于干湿评台的后方或侧面，用以存放茶叶样品。

二、审评用具

为了取得茶叶评审的正确结果，审评用具是专用的，必须规格一致。

1. 审评盘

111

用以审评干茶外形。

2. 审评杯

用以样茶开汤，并审评茶叶香气。杯为瓷制白色，杯盖上有一小孔，在杯柄对面的杯口上有一缺口，呈弧形或锯齿形，以便于滤出茶水。审评杯的容量统一为 150ml。

3. 审评碗

用以审评茶叶的汤色和滋味。其容量统一为 200ml。

4. 叶底盘

用以审评样茶叶底。叶底盘通常为黑色。

5. 其他用具

（1）样茶称（粗天平）：用以称取样茶。每一样茶每次开汤的样茶用量一般为 3g 或 5g。

（2）定时钟：用来计量茶叶冲泡时间。

（3）网勺：用细密铜丝网组成，用以捞取遗留在审茶碗内茶汤中的碎茶片。

（4）茶勺：为普通纯白色瓷匙，取茶汤评滋味用。

（5）汤杯：放茶匙、网匙用，用时盛白开水。

（6）吐茶桶：评审时用以吐茶或盛放已泡过的茶叶渣。

（7）烧水壶：铝壶、钢壶或电茶壶，用于烧水。

三、审评内容

茶叶品质好坏等级的划分和价值的高低，主要根据茶叶外形、香气、滋味、汤色、叶底等五个大项目，通过感官评审来予以确定（图 7-1）。

（一）外形

茶叶外形既可反映原料老嫩，又可判断制茶技术的好坏。外形可以从嫩度、条形、色泽、净度四方面来评定。

1. 嫩度

是外形审评的重点，是决定茶叶品质的基本条件。茶类不同，采摘标准不一，但在统一的采摘标准下，嫩的比老的好。审评茶叶的嫩度主要看各种芽叶所占的比例、叶质老嫩、有无锋苗和茸毛、条形的光洁度；嫩芽叶比例大，锋苗多，白毫显露，条形光滑平伏，则茶叶嫩度好。

2. 条形

各种茶叶均有特定的形状要求，茶叶外形既可反映原料老嫩，又可判断制茶技术的好坏。审评条形主要看它的松紧、弯直、整碎、壮瘦、扁圆、轻重、匀齐等。

3. 色泽

干茶色泽可以反映鲜叶的老嫩和加工好坏，主要审评茶叶的色度和光泽度两个方面。色度是指茶叶的颜色和深浅程度；光泽度是指色面的亮暗程度。评审干茶色度显比较颜色的深浅，光泽度则从润枯、鲜暗、匀杂等方面加以评比。干茶以有光泽、油润为好，色泽枯暗、花杂的为次。

4. 净度

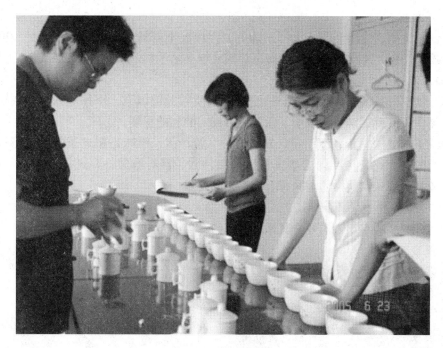

图 7-1　茶叶审评

指茶叶干净与夹杂的程度。净度直接影响到茶叶品质的优劣，制作水平的高低，费工的多少，成本的高低。净度的审评要求评价茶叶中茶梗、茶籽、朴片、茶末以及非茶物质的有无和多少。茶叶以不含夹杂物质的为好。

（二）香气

香气的评审主要评比香气的纯正、高低和长短。

1. 纯正

指茶叶应有的正常香气，不应夹杂有其他不好的异味，如：烟焦、酸馊、霉陈、鱼腥、日晒、油气等气味。

2. 高低

茶叶的香气以香浓、清鲜为佳，纯平为一般，粗老气为差。

3. 长短

香气的长短即香气的持久程度，香气保留时间越长越好。

总之，茶叶香气以高而长、鲜爽馥郁为好；低而粗则差；凡有烟焦、酸馊、霉陈等气味的为低劣。

（三）汤色

茶叶汤色的审评，是从茶的色度、亮度、混浊度三方面进行评比。

1. 色度

看茶汤的颜色是否正常，有否陈化和劣变。

2. 亮度

指茶汤的亮暗程度。以一眼见底的明亮茶汤为优。

3. 混浊度

茶汤以清澈、纯净透明、无混杂为上。浑浊度不好的茶汤，其汤不清且糊涂，视线不易透过汤层，难见碗底，汤中有沉淀物或细小悬浮物。

（四）滋味

作为饮料，茶汤滋味的好坏是决定茶叶品质的关键因素。审评滋味首先要辨别滋味是否纯正，然后再辨别其浓淡、强弱、鲜爽、醇和的程度。

不纯正的滋味有苦、涩、粗、异味之分。苦、涩、粗味是粗老茶的品质特征，异味是劣变的茶叶。茶汤中内含物丰富、刺激性强、富有收敛性，这样的滋味就浓强，再加上较高的鲜味，这样的滋味符合高档茶的要求。

（五）叶底

对茶叶叶底的审评，主要看其嫩度、色泽和匀度。

1. 嫩度

以芽与嫩叶含量比例和叶质老嫩加以衡量。

2. 色泽

看色度和光泽度。其含义与干茶色泽相同。

3. 匀度

从老嫩、大小、厚薄、色泽、整碎等来鉴别。

在正常采制的条件下，叶底与茶叶的色、香、味具有一定程度的相关性，是评定茶叶品质优次的重要依据。

四、样茶的冲泡条件

（一）泡茶的水温

审评用水的温度应达到沸滚起泡的程度，水温标准为100℃。沸滚过度的水或不到100℃的开水用来泡茶，都不能达到评茶的良好效果。

古人早就认识到，评茶烧水应达到沸滚而起水泡为度，用这样的水冲泡茶叶才能使茶汤香味更多的发散出来。水浸出物也溶解得较多。水沸过久，会使溶解于水中的空气被驱逐而变为无刺激性，用这种开水泡茶，必将失去用新沸滚的水冲泡茶汤所应有的新鲜滋味。如果水没有沸滚而冲泡茶叶，则茶叶中的水浸出物不能最大限度地泡出，茶汤滋味就淡薄。

（二）泡茶的时间

茶叶汤色的深浅明暗和汤味的浓淡爽涩，与茶叶中水浸出物的数量和质量密切相关。泡茶时间的长短不同，茶汤中溶解物的量和质是不同的。因此，泡茶时间对茶叶品质的审评有很大的影响。在茶叶审评中，一般红、绿茶的冲泡时间均定为5分钟。

（三）茶水的比例

审评用茶量和冲泡的用水量多少，与汤味浓淡和茶汤的厚薄有很大关系，审评用茶量多而水少，叶难泡开，茶汤过于浓厚。反之，茶少水多，汤味就过于淡薄。审评时如果茶水比不一致，其审评结果就不具可比性。

在国际上，审评红、绿茶时，所采用的茶水比例是3g茶叶加150ml水，即采用

1：50的茶水比例。

五、评茶程序

茶叶的感官审评分为干看外形、湿评内质两部分。审评顺序一般按外形、香气、汤色、滋味、叶底的顺序进行。

（一）干看外形

抽取有代表性的样茶250g，置于审茶盘中，经过筛摇，将样茶分出上、中、下三个层次。

一般说：比较粗大、轻飘的茶叶浮在表面，叫上段茶；条索细紧重实的茶叶集中于中层，叫中段茶；体积小的碎茶、片末沉积于底层，叫下段茶。根据外形审评的各项因子，对照标准样进行评比分析，确定其等级。

（二）湿评内质

1. 开汤

俗称泡茶或沏茶，为湿评内质的第一步骤。先将茶盘中茶样充分拌匀后，称取茶样3g，置于150ml的审茶杯中，用沸水冲泡，5分钟后倒出茶汤；杯中残余茶水应完全沥尽。开汤后先嗅香气，继看汤色，再尝滋味，最后评叶底。

2. 闻香气

香气依靠嗅觉来辨别。茶叶中挥发性的芳香气体与嗅觉接触，嗅觉神经受到刺激，产生电化学作用，使大脑产生香的感觉。闻香气应一手拿杯，另一手半揭开杯盖，靠近杯沿用鼻轻嗅或深嗅。闻香气应以热闻、温闻、冷闻相结合来进行。

热闻：重点辨别香气正常与否及香气的类型和高低。

温闻：主要区别香气的好坏。

冷闻：主要区别香气的持久性。

审评茶叶香气时，还应注意排除外界的干扰，如抽烟、擦香脂、用香皂等均会影响审评香气的准确性。

3. 看汤色

茶汤靠视觉来审评。茶叶冲泡后，其内含成分溶解在沸水中的溶液所呈现的色彩，称汤色。审评茶汤要及时，因为茶汤中的成分与空气接触后很容易发生变化。

4. 尝滋味

由味觉器官来区别。茶汤温度以50℃左右为宜，如茶汤温度过高，味觉易麻木；如温度太低，一方面味觉灵敏度差，另一方面随着汤温下降，原溶解在热汤中的物质被逐步析出，使滋味变差。

审评滋味主要按浓淡、强弱、爽涩、鲜滞及纯杂等评定优劣。为了正确评定滋味，审评前不要吃有刺激味觉的食物，如辣椒、葱蒜、糖果等，也不宜吸烟，以保持味觉的灵敏。

5. 评叶底

主要靠视觉和触觉来判别。将杯中冲泡过的茶叶倒入叶底盘中，鉴别其老嫩、匀齐、色泽、整碎及有无其他夹杂物来评定优劣。

第三节 茶 的 鉴 别

一、真茶与假茶的区别

所谓假茶，就是用类似茶树叶片和嫩芽的其他植物的芽叶，按茶叶的加工工艺进行加工，做成形似茶叶并冒充茶叶销售的物品。采制假茶的植物有毛榉、山楂、茶梅、柳树、冬青、女贞、金银花等的芽叶，还有用茶渣揉紧干燥后参入真茶的作假现象。但有时"茶"只是作为一种需要用水冲泡的饮料名称，如苦丁茶、菊花茶等，就不能称之为假茶了。

那么真假茶如何鉴别呢？主要可以通过感官鉴别和化学分析鉴别。

（一）感官鉴别

首先可以从茶叶的香气来判断。凡具有明显的茶叶香气者，即为真茶；而有青腥气或夹杂其他气味者，就可能是假茶。其次可以从茶叶的色泽来判断，将茶叶摊放在白纸或白盘子等浅色背景中，仔细观察辨别，若绿茶深绿、红茶乌润、乌龙茶乌绿，且每种茶的色泽基本均匀一致，当为真茶；若茶叶颜色杂乱，很不协调，或与茶的本色不相一致，即有假茶之嫌。

开汤审评是比较准确的方法，可以从茶汤的香气、汤色、滋味上加以鉴别。比较这几个方面与正常茶叶应有的特点是否符合，即可断定是否真假茶。特别是可以从已泡开的叶底上加以辨别：

1. 真茶的叶片边缘有锯齿，上半部密、下半部稀而疏，近叶柄处平滑无锯齿（如图7-2所示）。在幼叶锯齿前端有透明的腺点，这种具腺点的锯齿称为腺齿。随着叶的发育老化，腺点脱落，留下褐色的斑点。而假茶叶片则无锯齿或锯齿形状和分布状况与真茶不同。

2. 真茶脉序属环结曲行羽状脉，一级脉（主脉）明显，叶背叶脉凸起；二级脉（侧脉）7～15对，每对二级叶脉延伸至叶缘1/3处向上弯曲呈弧形，与上方侧脉相连，构成封闭状的网状系统，这是真茶的重要特征之一（见图7-2）；而假茶叶脉形状就不同，多数呈羽毛状，有的直达叶片边缘。

3. 真茶叶背有茸毛，而假茶一般没有茸毛（见图7-3）。

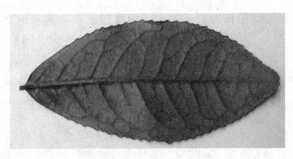

图7-2 茶叶的叶脉与锯齿

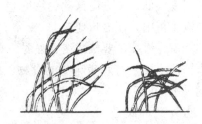

图7-3 茶叶背面的茸毛

（二）化学分析鉴别

茶叶中的特征性成分咖啡因和茶多酚是化学鉴别的主要依据。一般来说，茶叶中咖啡因含量为 3％～5％，茶多酚含量为 20％～30％。凡植物新梢中同时含有这两种成分，并达到一定的含量，那可基本确定是茶叶了。

1. 咖啡因的简易测定法

取磨碎茶样 1g，放入 100ml 三角瓶中并铺平，慢慢滴入 10％的氢氧化钠，使茶叶湿润。加入氯仿约 10ml，以浸没茶叶为度。在热水浴上回流提取 10 分钟。冷却后加入少量活性炭。搅拌后过滤。用滴管吸取管少量氯仿提取液，滴在载玻片上，任其自然挥发，干后在显微镜下观察。若有针状结晶，说明有咖啡因存在，基本上是真茶。否则即为假茶。

2. 茶多酚的简易测定法

取磨碎茶样 1g，放入 100ml 三角烧瓶内，加上 80％的酒精 20ml，加热煮沸 5 分钟。冷却后过滤，在滤液中再加入 80％酒精至 25ml。摇匀，吸取 0.1ml，加入装有 1ml 95％酒精的试管中，摇匀。加入 1％香荚兰素盐酸溶液 5ml 摇匀。此时，若溶液呈鲜红色，说明有较多的茶多酚，是真茶；若是红色很浅，或不显红色，那就是假茶或掺有假茶。

二、新茶与陈茶的鉴别

（一）如何看待新茶与陈茶

"茶以新为贵"。这是因为茶在贮藏过程中，如果保管不当，茶叶吸收水气和异味，使得构成色、香、味等品质指标的化学成分发生了或多或少的变化，即发生了所谓的陈化反应，致使茶叶色泽改变，失去光泽，汤色浑浊泛黄、香气低闷，滋味劣化，品质降低。当然，对于茶叶的新鲜度，各茶类的要求是不一样的，如大多数绿茶、红茶等以新鲜为好，而有些茶类如普洱茶则以存放年代较长为好，因为这类茶叶需要一定的陈化时间才能达到茶叶所要求的品质特点和风味特征。

（二）新茶与陈茶的鉴别

一般可以从色泽、香气和滋味这三个方面进行判断。一般而言，新茶比较接近茶叶本身应有的品质特点，而陈茶由于在存放过程中，茶叶中的内含物质发生了或多或少的化学变化，因而在色、香、味等方面都发生了一定的变化，我们就可以从这些方面进行辨别。

1. 看色泽

不同茶类干茶和茶汤的色泽有不同的要求，绿茶色泽青翠碧绿，汤色黄绿明亮；红茶色泽乌润，汤色红橙泛亮，是新茶的标志。茶在贮藏过程中，构成茶叶色泽的一些物质，会在光、气、热的作用下，发生缓慢分解或氧化，如绿茶中的叶绿素等成分分解、氧化，会使绿茶色泽变得枯灰失润，而叶黄素的显露、褐色素的增加，会使绿茶汤色发褐变暗，混浊不清，失去了原有的新鲜色泽。红茶贮存时间长，茶叶中的茶黄素和茶红素也会继续发生氧化等化学反应，使色泽变得灰暗，同时茶褐素相对含量的增多，也会使汤色变得混浊不清，同样会失去红茶新茶的鲜活感。

2. 闻香气

新茶香气高爽、清香馥郁；陈茶香气低闷混浊。构成茶叶香气的成分有数百种，主要包括一些挥发性醇类、酯类、醛类等物质。它们在茶叶贮藏过程中，既能不断挥发，又会缓慢氧化。而且茶叶是多孔性物质，吸收性特别强，能吸收环境中的异味。因此，随着时间的延长，茶叶香气物质的挥发，导致茶叶的香气就会由浓变淡，而茶叶香气物质发生氧化反应和茶叶吸收异味，茶叶的香型就会由新茶时的清香馥郁而变得低闷混浊，甚至有异味。

3. 尝滋味

新茶的滋味醇厚鲜爽，而陈茶却是淡而不爽。因为在贮藏过程中，茶中的多酚类化合物、氨基酸、水溶性维生素等构成滋味的物质，有的分解后降解，有的聚合成为不溶于水的物质，从而使可溶于茶汤中的有效滋味物质减少。因此，不管何种茶类，大凡新茶的滋味都醇厚鲜爽，而陈茶却显得淡而不爽。

三、春茶、夏茶及秋茶的鉴别

春茶苦，夏茶涩，要好喝，秋白露。这是人们对不同季节茶叶品质的大致概括。春茶、夏茶及秋茶的划分，如果以中国传统的节气来分，一般把小满节气前采摘加工的茶叶称为春茶，小满至立秋期间采摘加工的茶叶称为夏茶，立秋至寒露时期采摘加工的茶叶称为秋茶。如果以阳历日期来划分，则于5月底以前采制的为春茶，6月初至8月上旬采制的为夏茶，8月中旬以后采制的为秋茶。这种划分茶叶的方式，主要是对红绿茶而言，而且是对我国大部分产茶地区四季分明的气候特点来进行划分的。有些产茶地区的气候四季变化不明显，这种划分就不太适合了。

春茶、夏茶及秋茶的品质特征可以从它们的色、香、味、形等方面来区别，其鉴别方法主要有干看和湿看两种。

1. 干看

凡绿茶色泽绿润，红茶色泽乌润，茶叶条索紧结，肥壮重实，或有较多细毫，香气馥郁，都是春茶的品质特征。凡绿茶色泽灰暗，红茶色泽红润，茶叶轻飘松大，嫩梗瘦长，条索松散，香气粗老，都是夏茶的品质特征。凡绿茶色泽黄绿，红茶色泽暗红，茶叶大小不一，叶张轻薄瘦小，香气较为平和，则是秋茶的品质特征。

2. 湿看

凡茶叶冲泡后下沉较快，香气浓烈持久，滋味醇厚，绿茶汤色绿中透黄，红茶汤色红艳，叶底柔软厚实，正常芽叶多者，一般为春茶。凡茶叶冲泡后，下沉较慢，香气稍低，绿茶滋味欠厚苦涩，红茶滋味较强欠爽，叶底薄而较硬，对夹叶较多者，为夏茶。凡茶叶冲泡后香气不高，滋味平淡，叶底大小不一，对夹叶多者，为秋茶。

四、高山茶与平地茶的鉴别

(一) 高山出好茶的原因

古往今来，中国的历代贡茶、传统名茶以及当代新创制的名茶，大多出自高山。如江西的庐山云雾茶，浙江的华顶云雾茶，湖北的熊洞云雾茶，安徽的高峰云雾茶，江苏的花果山云雾茶，湖南的南岳云雾茶等。其实，高山之所以出好茶，是优越的茶树生态环境造就的。高山出好茶的奥妙，就在于那里优越的生态条件正好满足了茶树生长的需要。这主要表现在以下三方面：

1. 茶树生长在高山多雾的环境中。一是由于云雾对光线中不同波长的光吸收反射程度不同的影响，使得茶树得到的光线中红黄光的比例增强，同时森林茂盛，茶树接受光照时间短，强度低，漫射光多，这样的光照类型能促进茶叶中含氮化合物的合成，使茶树芽叶中的氨基酸、叶绿素以及芳香物质等物质含量明显增加；二是由于高山的空气和土壤的湿度较大，从而使茶树含水量增加，光合作用形成的糖类化合物不易形成纤维素，茶树新梢可在较长时期内保持鲜嫩而不易粗老。这种情况对茶叶的色泽、香气、滋味、嫩度的提高，特别是对绿茶品质的改善，都是十分有利的。

2. 高山植被繁茂，枯枝落叶多，地面形成了一层厚厚的覆盖物，这样不但土壤质地疏松、结构良好，而且土壤有机质含量丰富，茶树所需的各种营养成分齐全，从生长在这种土壤的茶树上采摘下来的新梢，有效成分特别丰富，加工而成的茶叶，当然是香高味浓了。

3. 高山的气温对改善茶叶的内质有利。研究表明，茶树新梢中茶多酚和儿茶素的含量随着海拔高度的升高和气温的降低而减少，从而使茶叶的涩味减轻；而茶叶中氨基酸和芳香物质的含量却随着海拔升高和气温降低而增加，这就为茶叶滋味的鲜爽甘醇提供了物质基础。

由此可见，高山出好茶是由于高山的气候、土壤等生态环境综合作用的结果。优质的鲜叶，加上精湛的制作工艺，就可以制作出高水平的名优茶。当然，只要气候温和，雨量充沛，云雾较多，温差较大，以及土壤有机质丰富，结构良好，即使不是高山，但具备了与高山类似的生态环境，同样会生产出品质优良的茶叶。

（二）高山茶与平地茶的比较

从总体而言，高山茶与平地茶相比，由于生态环境有别，不仅茶叶外表形态不一，而且茶叶内在品质也不相同。其主要区别如下：

高山茶新梢肥壮，色泽翠绿，茸毛较多，节间较长，嫩度好。由此加工而成的茶叶，香气高、滋味浓、耐冲泡，且条索肥硕、紧结，白毫显露。平地茶的新梢则相对短小，叶底较硬而薄，叶张平展，叶色黄绿少光泽。由此加工而成的茶叶，香气稍低、滋味较淡，条索细瘦，身骨较轻。这些品质区别，只是相对而言的总体情况，并非绝对。

五、西湖龙井茶和浙江龙井茶的鉴别

（一）西湖龙井和浙江龙井的定义

西湖龙井茶驰名中外，备受青睐，其声誉的形成是经过了千百年漫长的发展历史。西湖龙井茶，以"色绿、香郁、味醇、形美"四绝著称。"淡而远"，"香而清"，别具风格，独树一帜。据说乾隆皇帝下江南，曾到狮峰下胡公庙品饮龙井茶，饮后赞不绝口，并将庙前十八棵茶树封为"御茶"。龙井茶产区分布在西湖西南龙井村四周的秀山俊峰，故名西湖龙井茶。因产地不同，炒制技术略有差异，产品也各显特色，历史上有"狮"、"龙"、"云"、"虎"四个品类之别，其中以狮峰龙井为最佳。其色绿中显黄，呈糙米色，香郁味醇，世人誉为龙井之巅。龙井茶形似碗钉，扁平挺秀，光滑匀齐，翠绿略黄；香馥若兰，清高持久；泡在杯中，嫩匀成朵，一旗一枪，交错相映，芽芽直立，栩栩如生，汤清明亮，滋味甘鲜。

龙井茶有美好的外形和内质，与精巧的加工手法有密切关系。高级龙井茶的炒制分"青锅"、"辉锅"两道工序，其间不经揉捻，这是炒制龙井茶的一大特色。在特制的锅中炒制龙井茶，炒制手法有抖、带、挤、甩、挺、拓、扣、抓、压、磨等，号称十大手法。炒制时，随鲜叶老嫩和锅中茶坯成熟程度，手法不时变换，因势呵成。

由于西湖龙井茶制作工艺复杂，产量稀少，价格昂贵，供不应求。1999 年 8 月，在杭州市政府和相关部门的努力下，西湖龙井茶成为国家质检总局公布的国家首批原产地域产品保护对象，但其保护范围进行了扩大。根据国家质检总局 2001 年发布的 28 号《龙井茶原产地域产品保护》公告，批准龙井茶原产地域为西湖产区（杭州西湖区行政区域内，面积 168 平方千米，茶园面积 900 公顷）、钱塘产区（杭州市的萧山、余杭、富阳、临安、桐庐、建德、淳安等行政区）、越州产区。

早在 2001 年，国家质检总局就正式对龙井茶实行原产地域保护，将龙井茶定义为：以"龙井"地名命名，用在原产地域范围内经认定的茶园内生产的茶鲜叶，并在原产地域内按《龙井茶》标准生产加工的绿茶。同时规定只有用杭州西湖产区的茶鲜叶生产的龙井茶才能称为"西湖龙井"。原产地实际区域为西湖区东起虎跑、茅家埠，西至杨府庙、龙门坎、何家村，南起社井、浮山，北至老东岳、金鱼井这一范围内的茶地为西湖龙井茶基地，保护面积为 168 平方公里。

"浙江龙井"只是产自富阳等地的钱塘龙井和产自绍兴等地的越州龙井，这些茶叶节间较长，扁体较窄，色绿油润，芽锋显毫，汤色较浑，香气较清淡，一般以产地命名或标明，也有另取茶名的，如大佛龙井、湘湖龙井等。这些产区的龙井茶，少数产品的品质风格类似西湖龙井，但多数而言，在外形的扁平度、香味的风格上还是略逊于西湖龙井。

（二）西湖龙井和浙江龙井的区别

西湖龙井、浙江龙井到底有什么不同呢？目前物理检验和化学分析手段还不能胜任西湖龙井和浙江龙井的鉴别，唯一有效的办法，是靠懂得龙井茶品质与制作工艺的专业人员进行感官审评。审评按外形、汤色、香气、滋味和叶底等五项因子进行，其中外形审评所包含的色泽、形态、嫩度（等级）、新鲜度等，是审评的重点。

西湖龙井茶叶节间短，扁体宽，叶包芽不分叉，糙米色，较绿润，体表无茸毛，无毫球；嫩香中带清香，滋味较清鲜柔和，汤色浅绿明亮，清澈，回味醇厚，兰香持久，西湖龙井叶底朵朵分明，很饱满。

一般来说，浙江龙井茶叶节间较长，扁体较窄，茶身较长大，色绿油润，有时黄绿或暗绿，带暗斑点，芽锋显毫，汤色显绿较浑，香气较清淡，带嫩栗香，滋味较醇厚；这些龙井茶产区，少数产品的品质风格类似西湖龙井，但多数而言，在外形的扁平度、香味的风格上还是略逊于西湖龙井。

若在西湖龙井中掺入浙江龙井，则由于鲜叶品种不同和加工技术的差异，干茶的整体色泽较花杂，大小也不均匀。

因狮峰的茶园大多在遮阴度较大、日照强度较小的山间，早春气温又低，开采早的幼嫩鲜叶，叶绿素含量低，叶黄素含量高，呈嫩黄色，经炒制后成茶具有天然糙米色，即淡黄嫩绿色。这是狮峰龙井的一大特色，也是品质优良的标志。所以，部分茶农就片面地追求这种色泽，把茶叶炒成火功过高的糙米色，即呈淡黄色的老火茶，致使失去了龙井茶应有的馥郁鲜嫩的香气特征。用高温辉锅炒出的糙米色老火龙井茶很多，审评时注意鉴别是天然糙米色，还是老火糙米色。

六、无公害茶、绿色食品茶和有机茶的区别

（一）无公害茶、绿色食品茶和有机茶的概念

无公害茶叶（广义）是指在无公害生产环境条件下，按特定的操作规程进行栽培、加工、储藏和运输等，成品茶的农药残留、重金属和有害微生物等有害污染物指标，内销符合国家规定允许的标准，外销符合进口国家、地区有关标准的茶叶，是符合食品安全的茶叶的总称。它包括3个层次，第一层次为无公害茶（狭义），即在生产过程中可以使用除国家禁止使用外的所有化学合成物质，茶叶产品的卫生指标达到本国或进口国有关标准的要求，对消费者身体健康没有危害的茶叶，并经有关部门认证，许可使用无公害农产品标志的产品。第二层次是A级绿色食品茶，系指在生态环境质量符合规定的产地，生产过程中允许限量使用限定的化学合成物质，按特定的生产操作规程生产、加工，产品质量及包装经检测、检查符合特定标准，并经专门机构认定，许可使用A级绿色产品审批标志的产品。第三层次也就是最高层次，是AA级绿色食品茶和有机茶，生产基地要远离工厂、公路、生活区和传统农业区以避免各种污染源，按特定的生产操作规程生产、加工，产品质量及包装经检测、检查符合特定标准，它们在生产过程中禁止使用任何化学合成物质，在茶叶产品中也不得检出任何化学合成物质。并经专门机构认定，许可使用AA级绿色产品标志和有机产品标志的产品。

无公害茶3个层次实质上是依据生产过程中化学物质控制程度以及茶叶产品中化学物质残留量的多少而划分的。对无公害茶还实行标志管理，要求建立完善的农事活动档案，记载生产过程中如农药、肥料的使用情况及其他栽培管理措施。

无公害茶、绿色食品茶和有机茶很难用感观进行区分，只有专门的仪器才能进行检测。由国家认可的专门认证机构认证，然后许可通过认证的企业对通过认证的产品使用专门的标识，这种认证一般都有时间期限，如有机产品的认证有效期是一年。目前市场上的绿色食品茶和有机茶大都是封闭防伪包装，上贴有专门的标志。消费者一般只能通过标识来辨别，还可以通过电话和互联网来查询企业和产品的认证情况和有效期限。

（二）无公害茶、绿色食品茶和有机茶的标识

1. 无公害农产品标志

无公害食品的认证机构较多，目前有许多省、市地区的县级以上农业管理主管部门都进行了无公害食品的认证工作，但只有在国家工商总局正式注册标识商标或颁发了省级法规的前提下，其认证才有法律效应。无公害农产品标志是由农业部和国家认

证认可监督管理委员会联合制定并发布、加施于经农业部农产品质量安全中心认证的产品及其包装上的证明性标识（图7-4）。无公害农产品标志是由麦穗、对勾和无公害农产品字样组成，麦穗代表农产品，对勾表示合格，金色寓意成熟和丰收，绿色象征环保和安全。

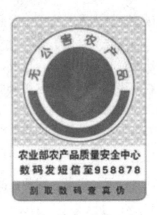

图 7-4　无公害农产品标志

2. 绿色食品标志

我国唯一的一家绿色食品认证机构是隶属于农业部的中国绿色食品发展中心，该中心负责全国绿色食品的统一认证和最终审批。绿色食品标志图形由三部分构成：上方的太阳、下方的叶片和蓓蕾。标志图形为正圆形，意为保护、安全。整个图形描绘了一幅明媚阳光照耀下的和谐生机，告诉人们绿色食品是出自纯净、良好生态环境的安全、无污染食品，能给人们带来蓬勃的生命力。绿色食品标志是指"绿色食品"，"Green Food"，绿色食品标志图形及这三者相互组合等四种形式，注册在以食品为主的共九大类食品上，并扩展到肥料等绿色食品相关类产品上。AA级绿色食品标志的底色为白色，标志与标准字体为绿色；而A级绿色食品的标志底色为绿色，标志与标准字体为白色。绿色食品商标已在国家工商行政管理局注册的有四种形式（图7-5）。

　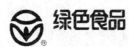

图 7-5　绿色食品标志

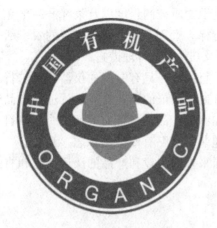

图 7-6　有机食品标志

3. 有机食品及有机茶标识

有机食品标识在不同国家和不同认证机构是不同的。2001年国际有机农业运动联合会（即IF-OAM）的成员就拥有有机食品标识380多个。我国已经制定了有机茶的相关国家标准，有机茶的认证均按照这些国家标准进行。我国的有机产品的认证机构分别隶属于国家环境保护总局和农业部。目前，我国有3家认证机构被批准可以从事有机茶叶的认证工作。位于南京的国家环境保护总局有机食品发展中心（OFDC）是独立的有机食品认证机构，并已获得国际有机农业运动联合会（IFOAM）的认可。

中绿华夏有机食品认证中心（China Organic Food Certification Center，简称

COFCC）是中国农业部推动有机农业运动发展和从事有机食品认证、管理的专门机构。设在中国农业科学院茶叶研究所内的"中农质量认证中心"制定了有机茶的标识（图 7-6）。国内大部分有机茶认证由该中心完成。还有少数有机茶由国外的认证机构认证。

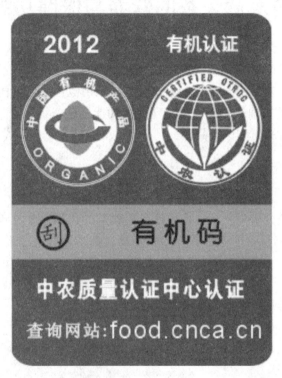

图 7-7　有机茶标志

思考题：

　　1. 茶叶色泽的化学本质是什么？

　　2. 茶叶香气的化学本质是什么？

　　3. 茶叶滋味的化学本质是什么？

　　4. 茶叶外形是如何形成的？

　　5. 茶叶感官审评室应如何布置？

　　6. 茶叶感官审评的基本程序是什么？

　　7. 何谓假茶？如何鉴别真茶与假茶？

　　8. 春茶、夏茶、秋茶各有何特点？

　　9. 如何区分新茶与陈茶？

　　10. 为什么高山出好茶？

第八章　茶的营养与保健功能

数千年来，对茶的研究和利用不断发展，使茶的应用范围日益扩大。茶不仅仅是一种饮料，它还是医药，更是文化。如今，茶的利用范围之广，已经深入到人类生活的方方面面，其物质基础就在于它的医药保健功能。茶，集药效、营养于一身，是大自然赐予人类的奇妙药材和保健品。

第一节　茶的营养和药效成分

茶叶中的化学成分十分复杂，目前已分离鉴定的化学成分及各种元素已多达四百多种。它们有的以有机物形态存在，如茶多酚、咖啡因、茶色素、茶多糖、维生素、氨基酸、芳香物质、纤维素等；有的以无机物形态存在，如 Mn、Fe、F、Zn、Cu、Co、Rb、Se 等元素。这些化学成分中，有许多是我们生活所需要的营养成分，还有一些具有保健和医疗作用，它们是茶的营养保健功能的物质基础。下面分别介绍其中的一些主要成分。

一、多酚类

多酚类是茶树酚类物质及其衍生物的总称，它是茶叶中最主要的有效成分之一，主要包含以下六类成分：黄烷醇类、羟基-黄烷醇类、花色苷类、黄酮类、黄酮醇类和酚酸类。其中，黄烷醇类化合物含量最高，约占茶多酚总量的 $60\%\sim80\%$。黄烷醇类化合物中又可以分离出 6 种儿茶素：L（—）－表儿茶素（L-EC）、L（—）-儿茶素（L-C）、L-（—）-儿茶素没食子酸酯（L-CG）、L-（—）－表没食子儿茶素（L-EGC）、L-（—）－没食子儿茶素没食子酸酯（L-GCG）、L-（—）－表没食子儿茶素没食子酸酯（L-EGCG）。其中前 4 种儿茶素称为简单儿茶素，后 2 种称为复杂儿茶素。

茶多酚类是茶叶的特征生化成分之一，也是茶叶医疗价值的最主要物质基础。它们在鲜叶中的含量一般在 15% 以上，甚至可高达 40%。鲜叶加工成干茶后，多酚类物质会发生不同程度的变化，其变化程度取决于加工方法。绿茶加工方法能最大限度地保留茶多酚，所以绿茶的茶多酚含量在所有茶类中是最高的；红茶加工方法则使茶多酚尽可能多地被氧化成茶黄素和茶红素等产物，所以红茶中的茶多酚含量在所有茶类中是最低的，但红茶含有大量多酚氧化产物，它们也有很好的医疗保健功效；乌龙茶则介于绿茶与红茶之间，它保留了一定数量的茶多酚，同时也含有一些多酚氧化产物。茶多酚在其他茶类中的含量，主要取决于加工中多酚类物质所受酶促氧化或非酶性氧化的程度。

多酚类物质具有杀菌抗病毒、清除自由基、保护和修复 DNA 结构等生化活性，这些生化性质使得茶叶具有降血脂作用、抗肿瘤作用、抗脂质过氧化作用、抗凝促纤溶作用、增强免疫学功能的作用、抗菌、抗病毒作用、解毒作用、抗衰老作用、抗辐射损伤等生理功效。

二、茶多糖

茶多糖其实应该称为茶叶多糖复合物，它是一类组成复杂的混合物。由于分离纯度的限制，早期研究者所制备的茶多糖含有较多的脂类成分，因此那时称为茶叶脂多糖。后来进一步的研究证明，茶多糖是一种酸性糖蛋白，并结合有大量的矿质元素，蛋白质部分主要由约 20 种常见氨基酸组成，糖的部分主要是由 4～7 种单糖所组成，矿质元素主要含钙、镁、铁、锰等及少量的微量元素，如稀土元素等。由此可见，茶多糖的正确名称应是茶叶多糖复合物。由于提取茶多糖的原料不同或制备工艺不同，所得到的茶多糖组成差异较大。

茶多糖的含量随茶叶原料的老化而增多，一般来说，六级茶中茶多糖含量是一级茶的 2 倍左右。不同茶类的茶多糖含量也有差异，以乌龙茶含量最多，约是红茶和绿茶的 1～2 倍，这种差异的原因主要在于茶叶原料的老嫩。茶叶加工方法对茶多糖含量也有影响，同样嫩度的鲜叶，加工成红茶、绿茶和乌龙茶后，茶多糖含量以乌龙茶最高，绿茶次之，红茶最低。

在民间治疗糖尿病实践中，茶多糖显示了较好的功效。中医用泡饮粗老茶治糖尿病的实践主要就是发挥了茶多糖的作用。研究茶多糖药理功能的现代资料有很多，从这些资料中可以概括出茶多糖具有以下药理功效：降血糖、降血脂、防辐射、抗凝血及血栓、增强机体免疫功能、抗氧化、抗动脉粥样硬化、降血压和保护心血管等。

三、茶色素

茶色素的概念比较模糊，它所包含的范畴也有不同的看法。许多人把叶绿素、β-胡萝卜素、茶黄素、茶红素等都归为茶色素。

叶绿素可分为叶绿素 a 和叶绿素 b 两种，其含量占茶叶干重的 0.6％左右，它们是茶叶中的脂溶性色素的主要组成部分。茶叶叶绿素含量与茶叶品质有一定的联系。在茶叶加工过程中叶绿素逐步遭到破坏；但不同茶类的叶绿素保留量差别较大，其中绿茶一般保留有较多的叶绿素。作为天然的生物资源，茶叶叶绿素是一种优异的食用色素，它还具有抗菌、消炎、除臭等多方面药用价值。

茶叶中 β-胡萝卜素的含量也较丰富，一般在 $100～200\mu g/g$。β-胡萝卜素的生理功效首先表现在它具有维生素 A 的作用，一个 β-胡萝卜素分子，在体内酶的作用下可转化为两个分子的维生素 A。此外，它还具有抗氧化作用，能清除体内的自由基，增强免疫力，提高人体抗病能力等。

在茶叶中，茶多酚及其衍生物经过氧化缩合可以形成茶黄素和茶红素，它们是红茶的主要品质成分，也是显示红茶色泽的主要成分，它们还具有很好的生理活性。它们由儿茶素氧化而来，在红茶中含量一般为 1％左右。在黑茶、乌龙茶、黄茶中也有少量茶黄素和茶红素存在。研究证明，茶黄素具有类似茶多酚的作用，并且具有很高的医疗保健价值。茶黄素类不仅是一种有效的自由基清除剂和抗氧化剂，而且具有抗癌、抗突变、抑菌抗病毒、治疗糖尿病、改善和治疗心脑血管疾病等多种功能。

四、生物碱

咖啡碱（又称咖啡因）、可可碱和茶碱是茶叶中的主要生物碱。三种生物碱都属于甲基嘌呤类化合物，是一类重要的生理活性物质，也是茶叶的特征性化学物质之一。它们的药理作用也非常相似，均具有兴奋中枢神经等功效。茶叶中的生物碱以咖啡碱占大部分。

咖啡碱易溶于水，尤其易溶于热水，其水溶液呈弱碱性。茶叶中的咖啡碱含量约为鲜叶干重的 2%～4%，它对茶汤滋味的形成有重要作用。它与茶红素、茶黄素可形成乳浊现象，通常称为"冷后浑"。由于茶叶中存在有多酚类等物质，所以其所含的咖啡碱与合成咖啡碱对人体的作用有很大的区别，合成咖啡碱对人体有积累毒性，而茶叶中的咖啡碱 7 天左右便可完全排出体外。早期人们认为咖啡碱可能是一种致癌因素，但这已为后来大量的研究所否定。目前对茶叶中咖啡碱的研究结果得出，咖啡碱不但不会致癌，而且还有抗癌效果。此外，茶叶中的咖啡碱还具有兴奋大脑中枢神经、强心、利尿等多种药理功效。饮茶的许多功效都与茶叶中的咖啡碱有关，例如消除疲劳、提高工作效率、抵抗酒精和尼古丁等毒害、减轻支气管和胆管痉挛、调节体温、兴奋呼吸中枢等。

当然，咖啡碱也存在负面效应，这主要表现在晚上饮茶可影响睡眠，对神经衰弱者及心动过速者等有不利影响。为了避免这些不利因素，同时满足特殊人群的饮茶需求，目前已有脱咖啡因茶生产。

五、氨基酸与蛋白质

氨基酸是茶叶中的主要滋味成分，同时也是主要的功能性组分，与茶叶的保健功能关系密切。氨基酸在茶汤中的浸出率可达 80%，所以它与茶汤品质和对人体的药理作用关系密切。茶叶中已被发现的氨基酸有 26 种，除了组成蛋白质的 20 种氨基酸外，还含有 6 种非蛋白质组成的游离氨基酸。氨基酸的总量占茶叶干重的 1%～4%。在所有游离氨基酸中，茶氨酸的含量占一半左右，它是茶叶的特征性氨基酸，它与茶叶品质和生理功效关系最大。

氨基酸与人体健康关系密切，如谷氨酸、精氨酸能降低血氨，治疗肝昏迷；蛋氨酸能调节脂肪代谢，参与机体内物质的甲基运转过程，防止动物实验性营养缺乏所导致的肝坏死；胱氨酸有促进毛发生长与防止早衰的功效；半胱氨酸能抗辐射性损伤，参与机体的氧化还原过程，调节脂肪代谢，防止动物实验性肝坏死。精氨酸、苏氨酸、组氨酸对促进人体生长发育以及智力发育有效，又可增加钙与铁的吸收，预防老年性骨质疏松。与茶叶保健功效关系最大的氨基酸就是茶氨酸和 γ-氨基丁酸。

茶氨酸：茶叶中的游离氨基酸，茶氨酸含量占了一半左右。它属酰胺类化合物，化学名称为 N-乙基-L-谷氨酰胺。茶氨酸具有焦糖香及类似味精的鲜爽味，是茶叶的重要品质成分，尤其与绿茶品质关系密切，达到相关系数 0.8 左右。

研究表明，茶氨酸具有以下几方面的功效：促进神经生长和提高大脑功能，以增进记忆力和学习能力，并对帕金森症、老年痴呆症及传导神经功能紊乱等疾病有预防作用；防癌抗癌作用；降压安神，能明显抑制由咖啡碱引起的神经系统兴奋，因而可改善睡眠；具有增加肠道有益菌群和减少血浆胆固醇的作用；茶氨酸还有保护人体肝脏、增强人体免疫机能、改善肾功能、延缓衰老等功效。

茶氨酸的来源除了从茶叶中提取外，还可利用化学合成、人工酶性合成或生物合成等途径来制取。目前茶氨酸已用作食品营养添加剂、保健食品和医药原料。

γ-氨基丁酸：γ-氨基丁酸也是一种非蛋白质氨基酸，它广泛存在于动植物体内。茶叶中一般含有 $0.2 \sim 2.0 \mu mol/g$ 左右的 γ-氨基丁酸。如果在茶鲜叶加工中采用一定技术方法，可使谷氨酸转化为 γ-氨基丁酸。具体方法是将茶鲜叶在氮气或二氧化碳气体中处理，此能显著提高茶叶中 γ-氨基丁酸的含量。

γ-氨基丁酸对人体具有多种生理功能，可以用它作为功能性食品及药品的原料。研究证明，γ-氨基丁酸具有显著的降血压效果，它主要通过扩张血管，维持血管正常功能，从而使血压下降，故可用于高血压的辅助治疗。它还能改善大脑血液循环，增加氧气供给，改善大脑细胞代谢的功能，有助于治疗脑中风、脑动脉硬化后遗症等。γ-氨基丁酸还有改善脑机能，增强记忆力的功效，其机理是提高葡萄糖磷脂酶的活性，从而促进大脑的能量代谢，活化脑血流，增加氧供给量，最终恢复脑细胞功能，改善神经机能。还有报道指出，γ-氨基丁酸能改善视觉、降低胆固醇、调节激素分泌、解除氨毒、增进肝功能、活化肾功能、改善更年期综合征等。随着新功能的发现，富含γ-氨基丁酸的茶叶具有很好的开发前景。

蛋白质：茶叶中蛋白质主要有白蛋白、球蛋白、醇溶蛋白和谷蛋白等，其含量一般占茶鲜叶干重的 20% 左右。蛋白质的含量随组织的老化而下降，所以高档茶的蛋白质一般较多，粗老茶中的含量显著降低。蛋白质一般情况下较难溶于水，茶汤中可溶出的只有 2% 左右，大部分蛋白质基本上都留在了茶渣中。所以，一般情况下蛋白质营养对饮茶的意义不大。但在利用茶叶做食品添加物和动物饲料等情况下，茶叶中蛋白质养分可以得到充分利用。部分溶出的蛋白质对茶汤胶体溶液的稳定及茶汤口感的浓厚度有一定的贡献，同时还有部分溶于水的蛋白质也具有一定的保健功效。

六、茶皂素

茶皂素属于五环三萜类化合物的衍生物，由配基皂苷元、糖体和有机酸组成的混合物，它存在于茶树的种子、叶、根、茎中，其中以茶根中含量为最多。茶皂素除了其最主要的表面活性外，它还具有溶血作用、降胆固醇作用、抗生育作用、抗菌作用、杀软体动物活性、抗炎活性、镇静活性（抑制中枢神经、镇咳、镇痛等）等生物活性。近年来的研究发现，茶皂素可能还具有抗癌活性和降血压的功能。

茶皂素目前主要利用了它的表面活性作用，广泛用于日化、林产品加工、纺织、农药、建材等行业。对它的医学保健功能，目前尚未见有系统的开发，但从其基础性研究所得到的生理活性看，茶皂素对茶叶的医疗保健功能是有贡献的，中医利用粗老茶或茶根治病等方面，可能就有茶皂素的作用。

七、维生素类与矿物质元素

茶叶中含有多种维生素，如维生素 A、D、C、B_1、B_2、E、肌醇等，其中以维生素 C 和 B 族维生素的含量最高。绿茶的维生素含量显著高于红茶。高级绿茶中维生素 C 的含量可高达 0.5％。研究证明，维生素 C 有很强的还原性，在体内具有抗细胞物质氧化、解毒等功能。它还能防治坏血病，增加机体抵抗力，促进创口愈合等。茶叶中的维生素 C 与茶多酚之间存在有协同作用，使两者的生理效应都得到提高。在正常饮食情况下，每天饮高档绿茶 3～4 杯便可基本上满足人体对维生素 C 的需求。

茶叶还富含 B 族维生素，其含量可达茶叶干重的 100～150mg/kg，其中维生素 B_2 的含量又占了 B 族维生素的 50％。B 族维生素对癞皮病、消化系统疾病、眼病等疗效显著。茶叶中的脂溶性维生素，如维生素 A、E、K 等，尽管含量也较高，但因茶叶饮用一般以水冲泡或水提取方法为主，而这些脂溶性维生素在水中的溶解度很小，所以饮茶时对它们的利用率并不高，在茶叶的综合利用或以茶粉作添加物时，这些脂溶性维生素就得到了有效利用。

茶叶含维生素 A 原（类胡萝卜素）比胡萝卜还高，它能维持人体正常发育，维持上皮细胞正常机能，防止角化，并参与视网膜内视紫质的合成。据浙江中医学院的调查表明：有饮茶习惯者，可显著降低老年性白内障的发生率。

茶叶中至少含有 30 多种无机矿质元素，其中以磷与钾含量最高，其次为钙、镁、铁、锰、铝等，微量成分有铜、锌、钠、硫、氟、硒等。这些矿质元素中，有 50％～60％可溶于热水，能够被人体吸收利用。人体需要的大量元素如磷、钙、钾、钠、镁、硫等，微量元素如铬、铁、氟、碘、钴、铜、锰、钼、硒、锌、钒等，茶叶中基本都有，如果每天喝茶 3 杯，少则可满足 5％～7％、多则可满足 50％左右的人体需要量。茶叶中丰富的矿质元素对人体健康有益，尤其是其中的氟和硒。

在所有植物体中，茶叶中氟的含量是最高的。茶树根系以氟铝络合离子态从土壤中吸收氟，并主要积累在茶树的叶子中（占茶树全株各部分总量的 98.1％），其他部位含量很低。从茶叶老嫩度看，老叶中的氟含量是嫩叶中含量的 12～36 倍。不同茶类间以绿茶氟含量最低，平均为 67.53±69.49mg/kg，黑茶最高，平均为 296.14±246.07mg/kg，红茶、乌龙茶及花茶居中，分别为 177.01±121.49mg/kg、167.68±112.28mg/kg 和 140.97±150.51mg/kg。在泡茶过程中，泡茶水温越高，氟的浸出率越高，浸泡时间越长，氟的浸出率也越高。氟对预防龋齿和防治老年骨质疏松有明显效果，但大量饮用粗老茶有可能导致氟元素摄入过度，从而引起氟中毒症状，如氟斑牙、氟骨症等。所以在利用茶叶中氟的保健功能的同时，也要预防因摄入过量的氟而引起氟中毒。

硒能刺激人体免疫蛋白及抗体的产生，增强人体对疾病的抵抗力。人体缺硒时将会发生能量缺乏性营养不良、血溶性贫血、克山病、高血压、缺血性心脏病、肝硬化、胰腺炎、癌症、糖尿病、不妊症、白内障等病症。由于硒在人体生理过程中对某些酶的活性起着重要作用，缺硒所导致的疾病，实质上是新陈代谢受到抑制与紊乱造成的。

缺硒还与癌症的发生有关。研究证明血硒含量与癌症死亡率呈高度负相关（r＝－0.96），可见硒对人体健康的作用是很大的。

茶叶中硒的主要集中在叶子中，尤其是老叶。成品茶中硒含量一般在 0.16mg/kg 以下，而我国一些地方土壤硒含量很高，如湖北恩施地区和陕西紫阳地区，其所产茶叶的硒含量可高达 3.8～6.4mg/kg，是天然的富硒茶。在土壤含硒量一般的地区，也可以通过茶树喷施硒肥（亚硒酸钠）来生产富硒茶。富硒茶的保健效果比普通茶更好。

第二节　茶的主要医疗保健功能

数十年的现代科学研究，已经从现代科学技术的角度证明了茶的主要生理和药理功效。利用这些功效，茶及茶提取物已经应用或正试验用于多种疾病的治疗。以下从十二个方面简单介绍茶的医疗保健作用。

一、抗氧化、抗衰老

生物机体由核酸、蛋白质、脂类等多种生物分子组成，这些成分易遭受自由基等因素的攻击而发生氧化、交联、聚合等反应，使其丧失正常功能，进而危及细胞功能和机体健康。研究证明，茶叶具有优异的抗氧化活性，这是茶叶成为保健和治病良药的重要功能基础之一。国外有人研究了各种红茶、绿茶及绿茶粉热水提取物的抗自由基效果，结果显示各种茶的提取物对超氧阴离子自由基、羟自由基、一氧化氮自由基均具有良好的清除效果。周才琼等研究了茶鲜叶、绿茶和茶多酚在体外模拟胃液 pH 条件下对 NO_2^- 的清除作用，结果显示很强的清除作用。

Yanagimoto K 等利用乙醛/羧酸法和共轭二烯法测定了绿茶、乌龙茶、烘干绿茶、红茶等样品的挥发物的抗氧化活性。结果除了烘干绿茶样品外，其他样品的挥发物均具有抗氧化活性；绿茶挥发物的抗氧化活性最强，红茶挥发物则较弱。

茶的抗氧化效果与其清除自由基的作用密切相关。茶多酚抗氧化功能的三大主要机制就是：抑制自由基产生、直接清除自由基、激活生物体自身的自由基清除体系。

人体自然衰老与退行性疾病的发生过程，都伴随着细胞受氧自由基的氧化损害。人的整个生命过程都处于"氧负荷"之中，过多的活性氧自由基就可能攻击靶器官，造成组织器官和生物大分子的损伤。医学科学家研究认为利用抗氧化剂预防或消除自由基所造成的氧化损伤，是预防和阻断癌症及心血管疾病发展的有效方法。茶多酚、茶色素等成分具有良好的抗氧化和清除自由基的功能，从而有效地保护生物细胞免受自由基的攻击和氧化损伤，而细胞寿命的延长，自然会延缓生物体的衰老速度。

大量实验结果证明，茶叶中的茶多酚、茶多糖、茶氨酸、各种维生素等是茶叶发挥抗衰老作用的主要功能成分。

二、增强机体免疫功能

茶叶中能增强机体免疫功能的成分有许多。茶叶中含量较高的 L-茶氨酸，它在肝脏中被分解为乙胺，而乙胺能增强免疫系统中"γ-δT 细胞"的反应。γ-δT 细胞是身体

129

对付多种细菌、病毒、真菌和寄生虫感染的第一道防线。茶多糖在提高机体免疫功能方面也发挥了重要作用。据王丁刚用茶多糖对小鼠免疫功能实验表明，给小鼠腹腔注射茶多糖，7天后静脉注射碳素墨水，剂量为 0.01ml/g，2 分钟和 15 分钟后分别自眼静脉丛取血，当茶多糖剂量为 25mg/kg 和 50mg/kg 时，小鼠碳粒廓清速率分别增加60％和83％。这表明茶多糖能够促进单核巨噬细胞系统吞噬功能，增强机体自我保护的能力。

茶色素也具有提高机体免疫功能的作用。乔田奎等对 80 例恶性肿瘤病人进行了茶色素加放（化）疗和单纯放（化）疗的对比研究，结果显示，单纯放（化）疗后，细胞免疫指标 T3、T4、T4/T3 比值和免疫球蛋白 IgG 明显下降，表明放（化）疗能抑制病人免疫功能；而茶色素加放化疗组上述各项指标较治疗前改变不明显，提示茶色素对放（化）疗中恶性肿瘤病人免疫功能有保护作用。茶色素还是一种安全有效的免疫调节剂，可调整血液透析病人血清 IL-8 接近正常水平。并且茶色素对恶性肿瘤病人放（化）疗后白细胞下降有显著的保护作用。茶色素与重组人肿瘤坏死因子合用，能明显增强对原发性肝癌细胞 H7402 的细胞毒作用，最大抑制率达 47.2％。

三、抗癌

诱导和促进机体癌变的重要原因之一是自由基的存在，自由基在癌症的诱导阶段和促进阶段均起到了促进作用。自由基可与 DNA 形成加合物，进而引起基因突变而致癌；它还可使前致癌物转变成终致癌物，使细胞内 cAMP 水平异常，导致细胞分裂异常而致癌。化学致癌物和促癌剂可产生能导致 DNA 损伤和染色体断裂的活性氧，如羟自由基（OH·）。因此，具有减少自由基形成和清除自由基作用的抗氧化剂，就具有抗肿瘤作用。

据日本静冈县的调查，该县的胃癌发病率较全国其他地方为低，而这可能与该县盛产茶叶和饮茶较多有关。富冈大学医学部对北部九州地区调查表明，大量饮茶（每日 10 杯相当于 1g EGCG）的人，胃癌发病率明显低。研究绿茶提取物对体外培养的人体胃腺癌细胞的作用证实，绿茶提取物（T28750）对胃腺癌细胞生长有明显的抑制作用。澳大利亚研究表明，饮茶能有效地减少人们患皮肤癌的机会。香港大学医学院发现绿茶素有防癌治病功能，绿茶素可以扫除身体内多余的杀手自由基。

通过体外试验、动物试验、人体试验、临床研究等，目前已经明确的茶叶防癌机制有以下几点：

1. 茶叶能显著阻断亚硝氨的合成（在 N-亚硝基化合物中，极大部分都有致癌作用）；

2. 茶多酚具有很强的抗氧化能力，所以能大量消除体内的自由基；

3. 抑制癌变基因表达；

4. 调节人体免疫平衡；

5. 抑制致癌剂与靶器官 DNA 共价结合。

四、防治心脑血管疾病

国内外多项研究得出，经常饮茶能有效改善动脉功能，降低心脏病发病的机会。

例如荷兰的研究证实，饮茶可以预防动脉管壁的胆固醇沉积。他们对 3454 名受试者进行跟踪调查，2～3 年后，结果显示，每天喝 1～2 杯茶的受试者出现严重动脉粥样硬化的危险性减少 46%，每天喝 4 杯茶的受试者出现严重动脉粥样硬化的危险性减少 69%。Junko Sano，MD 等对 203 名病人进行了冠状血管造影术研究（109 名病人患有明显的冠状狭窄，94 名病人正常）。对其冠心病发生几率进行了分析，并跟踪调查了心脑血管疾病发生情况。结果表明，未患冠心病的志愿者饮用绿茶的数量较冠心病患者多（5.9±0.5 vs 3.5±0.3 杯/天，$P < 0.001$）。饮用绿茶与冠心病发生几率呈明显的负相关（$P < 0.001$）。他们的研究显示每天喝绿茶能有效降低冠心病发生几率，而与心脑血管疾病的发生没有相关性。Hodgson JM 等研究了饮茶与老年妇女血压的相关性，他们对 218 名妇女进行了为期 70 天的研究，测定血压、对其 24 小时的饮食进行评定、测定尿液中 4-O-甲基没食子酸的含量。结果显示，每天喝茶量为 525ml，收缩压和舒张压分别为 138.1 和 73.5，对其进行线性相关分析，发现高饮茶量伴随着高浓度 4-O-甲基没食子酸排泄，及舒张压和收缩压的显著降低，也就是说饮茶预防高血压。

根据目前的研究，茶叶抗心脑血管疾病的作用机制主要有：

1. 抑制低密度脂蛋白氧化修饰；

2. 抑制血管平滑肌细胞增殖；

3. 抑制诱导型一氧化氮合成酶的表达。

这些作用机理说明，茶叶的抗氧化作用是其防治心脑血管疾病的重要基础。

Vinson J A 等研究了绿茶及红茶对动脉硬化的防治机理。结果发现绿茶及红茶对动脉硬化症均具有良好的疗效，低剂量下绿茶及红茶对动脉硬化症的抑制率为 26%～46%，高剂量下抑制率可达 48%～63%。其对动脉硬化症的抑制机理为：抑制脂质过氧化、抗氧化、抑制纤维蛋白生成等。动脉硬化症与这三个机制有密切的关系。在正常动物体内，饮茶能显著提高血液低密度脂蛋白，低/高密度脂蛋白比例，甘油三酸酯、脂质过氧化物、低密度脂蛋白过氧化物和纤维蛋白原含量提高，而且分离得到的低密度脂蛋白氧化能力也有所降低。

五、抗辐射

在第二次世界大战日本广岛原子弹的受害者中，凡长期饮茶的人受辐射损伤的程度较轻，存活率也较高。临床医学还发现，某些癌症患者因采用放射治疗而引起的轻度放射病症，如食欲不振、恶心、腹泻等，遵医嘱饮茶后，有 90% 的患者放射病症状明显减轻，白细胞数量停止下降，有些还有不同程度的升高。

王舟等人研究了绿茶对 ^{60}CoC 射线诱发小鼠辐射损伤的保护作用。他们的结果显示，饮茶小鼠的血清 MDA 含量、骨髓嗜多染红细胞微核率显著低于辐射对照组（$P < 0.05$），血清 SOD 活力、骨髓细胞 DNA 含量和有核细胞数明显高于辐射对照组（$P < 0.05$）。这证明绿茶对辐射损伤具有一定的防护作用。

在用放疗治疗癌症的过程中，绿茶提取物能够促进治疗效果。张鸿未等研究了绿茶提取物联合辐射对人体直肠低分化腺癌细胞系（HR-8348）的杀伤效应。他们测定了不同浓度的绿茶提取物对细胞增殖的抑制作用，结果发现，放疗的效果因饮茶而提高，并呈剂量依存关系。

在绿茶提取物中，最主要的成分是茶多酚类，而它正是茶叶抗辐射的主要活性物质之一。宋秀祖等用722分光光度计测定培养的人皮肤成纤维细胞上清液中超氧化物歧化酶、谷胱甘肽过氧化物酶的活性，以及脂质过氧化产物丙二醛的含量。采用逆转录L聚合酶链反应方法测定成纤维细胞合成基质金属蛋白酶（MMP1）以及其组织抑制因子-1（TIMP-1）的mRNA表达水平。结果显示EGCG可以减少中波紫外线辐射引起的丙二醛沉积，增加抗氧化酶的活性；并且可以抑制UVB诱导MMP1 mRNA的表达，减少胶原蛋白的降解。对TIMP-1的表达则没有观察到显著变化。由此可见，EGCG对辐射损伤的体外培养成纤维细胞具有保护作用。

刘官树等采用MTT方法和脉冲场凝胶电泳方法，以人肝L02细胞株为研究对象，对EGCG的辐射保护作用进行了研究。结果表明，EGCG在$5\sim50\mu mol/L$的浓度下，对细胞有明显的保护作用，并对细胞的修复有促进作用；脉冲场凝胶电泳方法的结果也证明了EGCG可减少辐射所致的DNA双链断裂。

六、降脂、降压及调节血糖

降脂作用：研究表明，茶叶能降低血液中三甘油酸酯的含量。乌龙茶和绿茶不仅能降低血液中胆固醇、升高HDL含量，而且还能降低血液中三甘油酸酯的含量。一些特殊种类的茶叶，如汝城白毛茶比普通绿茶有更好的降脂效果，它们在血清胆固醇、三甘油酸酯、乳糜微粒和脂蛋白4个指标上的效果差异甚至达到极显著水平。

茶叶中具有降脂作用的物质主要有茶多酚、茶多糖、咖啡碱等。茶多酚能降脂的主要原因是它能够抑制细胞中胆固醇的合成，具有降低血液中LDL、提高HDL的功效，并且以EC、EGCG的抑制作用最强。（-）-儿茶素在$20\mu g/ml$浓度下可抑制人体LDL的形成。在大白鼠饲料中加入0.5%～1.0% EGCG的儿茶素可使大白鼠体内的总胆固醇、游离胆固醇、LDL和三甘油酸酯总量明显下降，同时HDL含量水平上升。日本煎茶和肯尼亚红茶具有50X以上的血小板凝集抑制率。不同儿茶素中以EC的抑制活性最强，相当于阿司匹林活性的40%。

茶叶中存在大量的多糖复合物，称为茶多糖，它们具有显著的降脂作用。茶多糖的降脂作用首先表现在升高HDL含量、调节了动脉粥样硬化的指标，加强胆固醇通过肝脏的排泄。另外，茶多糖还能与脂蛋白脂酶结合，促进动脉壁脂蛋白酶入血而抗动脉粥样硬化。咖啡碱则可使血管平滑肌松弛，增大血管有效直径，增强心血管壁弹性，这对心脏有阳性收缩能效应，具有促进血液循环的功能。

降压作用：就中医而言，高血压、脑溢血等疾病是由真阴亏虚、虚火内积所致，中老年人体质常偏阴虚内热，易患高血压、脑溢血等疾病，茶叶有清热的功效，故能降低血压。就西医而言，高血压的形成是受血管紧张素（Angiotension）类物质所调节的，能抑制血管紧张素I转换酶（ACE）活性的化合物就具有降压的效果。茶叶中多种化合物具有降压的功能，如茶多酚、咖啡碱、茶多糖、γ-氨基丁酸、茶叶皂苷等成分。茶多酚和γ-氨基丁酸的降压作用主要是通过对ACE活性的抑制作用来实现的。

儿茶素作为降低血压的药物在前苏联已有临床应用。试验证实ECG、EGCG和茶黄素对 ACE 均具有显著的抑制作用。一项对城市老年人的调查表明，适量饮茶的确可以预防或降低高血压的发生。动物试验方面，在饲料中加入 0.5％的粗儿茶素后可使大白鼠的血压比对照组降低 10～20mmHg。绿茶对易致中风和血管淤塞的人也是有益的，因为绿茶可使血管壁保持弹性，消除血管痉挛，提高了防止血管破裂的功能。国内对茶多酚降压作用的研究也较多，临床试验表明乌龙茶和绿茶都具有明显的降压和调脂的作用；饮茶者平均高血压发病率为 6.2％，不饮茶者为 10.5％。茶多糖也有降低血压及减慢心率的作用。研究者用 22.5mg/ml 的茶多糖对十二指肠给药，30 分钟后可使麻醉大鼠血压下降 28mmHg、心率减慢 15％。此外，茶多糖还有耐缺氧和增加冠状动脉流动的作用。50mg/kg 和 100mg/kg 的茶多糖处理，可使在缺氧的条件下的小鼠存活时间延长 59％和 66％；将茶多糖与异丙肾上腺素并用，小鼠存活时间分别延长 31％和 29％。

γ-氨基丁酸的降血压效果很好，但茶叶中该成分的含量一般很低。研究发现，将茶树鲜叶放在氮气等厌氧条件下 6 小时，可使茶叶中的 γ-氨基丁酸含量由一般茶叶加工法的 30mg/kg 左右增至 200mg/kg。这种富含 γ-氨基丁酸的茶，降血压的效果就更加明显了。

最近的研究发现，茶氨酸也具有降压作用，其降压机理是通过末梢神经或血管系统来实现的。此外，茶叶皂苷可抑制由豚鼠回肠中分离的血管紧张素 I 诱致的收缩，并呈现剂量效应关系，对由血管紧张素 II 诱致的收缩只有微弱的抑制作用。对 15 周龄大鼠口喂茶叶皂苷（100mg/kg）5 天后，平均血压比对照组低 29.2mmHg。可见饮茶降血压是茶叶中多种成分协同作用的结果。

降糖作用：在中国民间一直有泡饮粗老茶治疗糖尿病的做法。现代科学研究已经验证了茶多糖的降血糖功效。Isiguki K 等将茶多糖配制成饮料供糖尿病患者饮用，结果使患者症状好转。蔡鸿恩用粗老茶治糖尿病，有效率可达 70％。李布青等人采用小白鼠腹腔注射茶多糖 300mg/kg，7 小时后测血糖浓度，结果使血糖下降 36.6％～70.0％。茶多糖不仅能降低正常小鼠的血糖浓度，而且还能降低肾上腺素和四氧嘧啶高血糖模型小鼠的血糖浓度，并能增加肝糖原的含量，这说明茶多糖对糖代谢的影响与胰岛素类似。近年来的一些研究说明，茶多酚和茶色素也具备降血糖和糖尿病并发症治疗的作用。

七、调节体重

饮茶可以减肥，这在中国是较为普遍的认识。唐大寒等研究了饮茶对城市中老年人健康的影响，调查结果发现，不饮茶组超重或肥胖人数占 51.6％、偏瘦人数占 12.1％，过量（＞5 克/天）饮茶组则分别为 36.0％和 6.0％，均明显低于不饮茶组。过量饮茶组正常体重者占的比重最高（58.0％），不饮茶组的最低（36.3％）。适量（≤5 克/天）饮茶组偏瘦、正常、超重或肥胖人数的比重均介于不饮茶组和过量饮茶组之间。这些结果充分表明，茶叶不仅有减肥作用，而且也有使偏瘦者体重增加并维持正常体重的调节作用。

饮茶对体重的双向调节作用，可能与茶叶中存在某种能促进和调节人体脂肪代谢的物质有关。Komatsu T 等研究了乌龙茶对能量代谢的影响，他们将 11 名女性志愿者分为三组：①饮用水；②饮用乌龙茶；③饮用绿茶。饮用茶/水 120 分钟后用间接热量计测定志愿者的剩余能量消耗和能量消耗。结果显示，饮用绿茶、乌龙茶后，120 分钟热量消耗的总量分别提高 10％和 4％。在 60 及 90 分钟，饮用乌龙茶组志愿者的能量消耗量较绿茶组显著增加（$P < 0.05$）。他们对两种茶类进行成分比较，发现乌龙茶所含的咖啡因及 EGCG 约为绿茶的 1/2，而多酚类的聚合氧化产物则是绿茶的 2 倍，结果证实，乌龙茶提高能量消耗的主要物质为多酚类的氧化聚合产物。

Zheng G 等分别用含 2％绿茶粉、0.3％儿茶素、0.05％咖啡碱和 0.03％茶氨酸的饲料，或几种饲料的混合物饲喂 ICR 大鼠 16 周。在此试验期间，对大鼠的体重、进食量及肾、肾上腺、肝、脾、脑、垂体、腹膜内的脂肪器官进行称重，并测定血浆及肝脏中的脂肪含量，结果显示，食用含绿茶粉、咖啡因、茶氨酸、咖啡因＋儿茶素、咖啡因＋茶氨酸、咖啡因＋儿茶素＋茶氨酸饲料的大鼠体重和腹膜内的脂肪器官的重量都有显著降低；食用咖啡因＋儿茶素饲料的大鼠腹膜内脂肪器官的重量较对照组降低了 76.8％；在饲料中添加绿茶、儿茶素和茶氨酸后大鼠血浆中甘油三酸酯及非酯型甘油酸含量都有所降低，而且咖啡因＋儿茶素、咖啡因＋茶氨酸、咖啡因＋儿茶素＋茶氨酸也有类似的作用；饲料中添加儿茶素、儿茶素＋茶氨酸后肝中的甘油三酸酯含量有显著降低；此研究结果表明，咖啡因和茶氨酸是绿茶中起减肥作用的重要物质，儿茶素与咖啡因之间存在着协同增效作用。

八、调节体内微生物活性

据国内外科学家的大量实验结果，茶叶中的儿茶素类化合物和茶黄素类化合物对许多肠道有害细菌都有很强的抑制作用。陈宗懋等总结了国内外大量茶叶抑制肠道有害微生物生长和防治的实验结果，总结出绿茶中的儿茶素类化合物及红茶中的茶黄素类化合物对肠道中有害微生物的最小发育阻止浓度（MIC）大多在 $400 \sim 500 \mu g/g$ 之间，也有部分大于 $1000 \mu g/g$。如果每天饮茶 $3 \sim 5g$，就会有 $200 \sim 350mg$ 的 ECG 和 EGCG 进入体内，虽然在进入肠道前有部分会被分解，但至少会有 100mg ECG 和 EGCG 进入肠道，这个剂量远高于上述 MIC 浓度，所以茶叶中的有效成分具有中和有害细菌所产生的毒素的作用。

更为可贵的是，茶叶还对肠道中的一些有益微生物的生长和繁殖具有促进作用。例如，茶叶中的有效成分对双歧杆菌有促进生长和繁殖的功效。日本曾对 8 名年龄在 $22 \sim 48$ 岁的健康志愿者进行实验。实验期间，每天服用 1.2g 茶多酚，连续服用 28 天，在实验前和实验进行中以及实验结束后连续取粪便进行分析。实验结果表明，服用茶多酚后，有害细菌数量有明显下降，有益细菌数量有所上升。粪便 pH 值明显下降，这就增强了肠道的蠕动，抑制了肉毒杆菌等有害细菌的生长发育。肠道内醋酸、丙酸、丁酸等挥发性短链脂肪酸含量有明显增加，这也反映了肠道内乳酸菌等有益微生物的数量在增加。另一方面，肠道中吲哚、乙酚、甲基吲哚、对甲酚和氨等有害细菌的代谢产物有明显减少，同时发现实验人群的排便也较对照组人群正常。这说明，茶叶可以有效改善肠道微菌群组成结构，提高肠道免疫功能。

茶叶有效成分对细菌产生的毒素具有中和作用。日本科学家研究了 EC、EGC、ECG、EGCG 对 Slau2rens 菌 A-毒素的抑制作用，其抑制效果 ECG 和 EGCG 最强（100％）、EC 为 68％、EGC 为 27％。对肠类耐热性溶血毒素 Vp-TDH 的抑制效果是，EGCG 100％、EGC 69％、ECG 65％。对霍乱细菌溶血毒素的抑制效果是，ECG、EGCG 100％，EGC 无作用。有研究者认为，每天饮茶 300ml，摄取 500～700mg 儿茶素类物质，可预防细菌感染的症状出现。Okubo S 等的研究表明，茶叶提取物对 A-毒素和 Vp-TDH 有很强的抗毒作用。

国外的研究初步证实，茶叶具有抗流感病毒活性。Nakayama M. 等用繁殖在 11 日龄鸡胚上的中国四川 2/87 流感病毒 A、前苏联 100/83 流感病毒 B 和 Madin-Dary 犬肾细胞（MDCK）作材料，研究红茶提取液（20g 红茶浸泡于 80ml 磷酸缓冲液中）对流感病毒 A 或 B 的抑制作用。0.1μl/ml 茶提取液和流感病毒混合 60 分钟，即可抑制流感病毒 A 或 B 在 MDCK 细胞上吸附，其抑制率都在 80％以上。综合各方面报道，茶叶还具有抗致龋细菌、肉毒芽孢杆菌、肠炎杆菌、金黄色葡萄球菌、荚膜杆菌、蜡样芽孢杆菌、志贺氏细菌、艾滋病毒等也多种有害微生物的作用。

九、缓解重金属的毒性

由于多酚类具有抗氧化的性质，所以它能够抑制由重金属引起的过氧化损伤。据 Osada K 等的研究，儿茶素能够抑制铜离子诱导的胆固醇脂质过氧化，其抑制效果的顺序为：EGCG＝ECG＞EC＝C＞EGC。

杨贤强等在细胞水平和整体水平上研究了茶多酚对铅毒的影响。HepG2 细胞保持了许多原代肝细胞的特性，它可用于重金属及其他一些有毒物质的毒性研究。对铅染毒后的小鼠连续 30 天用茶多酚灌胃，检测其血液、肾、肝、脑及股骨中的铅含量，结果表明，儿茶素能显著抑制 HepG2 细胞膜脂的脂质过氧化，降低了 GBARS 的形成量。在整体试验中，期盼染铅毒小鼠通过服用茶多酚予以解毒，除了肝脏铅含量可以明显降低外，其他器官均未发现茶多酚的驱铅效果，不能将积累于器官中的铅排除。因肝脏是动物的主要解毒器官，茶多酚对肝脏的排除效果将有助于机体减缓了铅毒的作用。王小平等也报道了茶多酚能拮抗铅中毒引起的脂质过氧化，提高红细胞中的 SOD 活性从而改善铅毒症状。

茶多酚还能与铅离子络合，从而减轻其毒性。Dipti P 等研究了饮茶对铅毒性的缓解作用，每天用 3.8％的铅离子溶液 1ml 饲喂小鼠作为对照组，在处理组中则同时饲喂 Kombucha 茶，45 天后测定氧化还原状态及脂质过氧化程度。结果发现，饲喂铅离子后，能够增加脂质过氧化程度，提高肌氨酸磷酸激酶的释放量，降低谷胱甘肽及各种抗氧化酶的含量。铅离子对体液免疫无影响，但抑制 DTH 反应，并提高肝脏中的 DNA 片段。在饮茶组中，脂质过氧化程度及 DNA 片段都有所降低，而谷胱甘肽和各种抗氧化酶的浓度则有增加，铅离子诱导的抑制免疫反应也得到了缓解。

十、抗龋齿

饮茶防龋齿早已为人所知，但用现代科学证实其作用及其机理还是最近二三十年的事。北京市口腔医院周大成等在北京西总布胡同小学 1～2 年级的儿童中，用 0.4～0.6mg/kg 绿茶汤漱口 1 年，龋病抑制率达到 54.5%。何明灼等在杭州茶区调查，由于该地区饮水源平均含氟量仅为 0.11mg/kg，为明显低氟区，龋病发病率达 72.1%，龋均为 4.2 颗，但其中 1820 名有饮茶习惯的居民，龋病发病率为 65.1%，龋均为 3.8 颗，而 1444 名无饮茶习惯的居民，龋病发病率则为 80.9%，龋均为 4.6 颗，说明饮茶确能补偿部分饮水源含氟量的不足，从而使龋病发病率有所降低。英国的牙科医生发现，儿童坚持每天清晨和每次饭后喝一杯茶，可使蛀牙减少 60%。

O take's 实验室将变型链球菌使健康无菌大鼠感染，再将含茶多酚的致龋食物喂养，结果其龋失补牙面数（DM FS）明显低于对照组，提示绿茶提取物—茶多酚可以抑制变型链球菌的生长，从而减少和预防蛀洞的发生。Wu CD 和魏国贤等人的实验结果表明：茶多酚能抑制变型链球菌生长及其所产生的酸性环境，进而抑制牙垢和菌斑形成，主要是因为茶多酚对变型链球菌葡萄糖基转移酶（GTF）活性的抑制作用。他们进一步作人体试验，每天饮茶 10 次，连续 1 周，第 7 天测定口腔唾液 pH，结果其口腔唾液 pH 值比对照组明显提高，同时菌斑指数明显下降。

大量研究揭示了茶叶防龋的各种机理：增强牙釉质的坚固性、对致龋菌的抑制作用、对口腔各种酶类的调节、茶叶中氟离子的作用、茶叶对牙周炎的防治作用、茶叶对口腔癌的防治作用等。

十一、茶对脑、神经系统的影响

茶叶中的一些成分对人的大脑和神经系统也有一些积极的作用。有研究表明，茶氨酸可促进大脑功能和神经的生长，从而预防帕金森氏症、老年痴呆症及传导性神经功能紊乱等疾病；它还能增加肠道有益菌群，减少血浆胆固醇，降压安神，改善睡眠和抗氧化等作用。茶色素具有防止血小板黏附和聚集的作用，降低全血黏度，改善血液流变学特性，改善微循环，保障组织血液和氧的供应，提高机体的免疫力和组织代谢水平等作用。目前，茶色素已经在治疗血管性老年痴呆上有应用。

中南大学湘雅二医院谢鼎华等最近的研究证明，茶叶中的 ECCG 具有很强的延缓神经元衰老的作用。谢鼎华等针对神经细胞衰老时某些基因会表达出一些特异性蛋白质的现象，采用蛋白质定量等分子生物技术，研究氧自由基对神经元的氧化损伤及 ECCG 的保护作用。他们发现，随着神经细胞培养环境中氧自由基浓度的增加，有害蛋白质呈线性增加，细胞的能量供给明显下降，神经细胞的死亡率比正常组高 5～6 倍；而 EGCG 可明显阻止氧自由基的损害，从而提高细胞活力，改善能量代谢，达到保护神经细胞的目的。

十二、茶的美容作用

健康是美丽的基础，所以，茶叶的许多保健功效在人体美容上都有杰出的表现。茶叶中的有效成分具有抗氧化和清除自由基、抑制有害微生物、调节血脂、提高人体免疫功能、抵抗紫外线及其他电离辐射的作用等，这些作用不但使人保持健康，同时还可以减肥，减少或消除粉刺和癣病，抑制黄褐斑的形成，延缓皮肤衰老，这些作用更直接地起到了美容的功效。

　　茶多酚是一种抗氧化能力很强的天然抗氧化剂，清除自由基的能力大大超过目前已知抗氧化剂维生素 C 和维生素 E。根据衰老自由基学说，老化是自由基产生与清除状态失去平衡的结果。所以，减少或清除自由基，就可有效减慢皮肤的衰老和皱纹的产生。这是从根本上预防和缓解皮肤衰老的方法。茶多酚还可直接阻止紫外线对皮肤的损伤作用，故有"紫外线过滤器"之美称。研究表明，茶多酚对紫外线诱导的皮肤损伤有很强的保护作用，抗紫外线的作用强于维生素 E。茶多酚还能抑制酪氨酸酶的活性，减少黑色素细胞的代谢强度，减少黑色素的形成，具有皮肤美白的作用。茶不愧为是天然的美容佳品。

思考题：

　　1. 茶叶中的营养和药效成分主要有哪些？

　　2. 茶多酚的对人体有哪些医疗保健功效？

　　3. 茶氨酸的主要保健功效是什么？

　　4. 茶多糖的主要保健功效是什么？

　　5. 茶叶中的硒元素对人体有什么保健作用？

　　6. 茶叶中的氟元素对人体有什么保健作用？

　　7. 茶叶中的咖啡碱对人体有什么保健功能？

　　8. 茶叶的医疗保健功能主要表现在哪些方面？

　　9. 请简述茶叶抗癌的主要机理。

　　10. 喝茶可以防龋齿的原因是什么？

　　11. 喝什么样的茶更有助于防治糖尿病？为什么？

　　12. 喝茶为什么可以健康长寿？

　　13. 喝茶可以抵抗和治疗辐射损伤的原因和机理是什么？

　　14. 为什么说茶可以美容？

　　15. 请简述茶叶降脂、降压及调节血糖的物质基础及其机理。

　　16. 喝茶对人体内微生物的影响如何？

　　17. 茶叶中的哪些成分对人的大脑及神经系统有作用？

第九章 茶 文 化

中华民族五千年的文明，创造了举世瞩目的中华文化，茶文化也是其中的重要组成部分。我国是茶树原产地，我们的祖先首先发现、利用了茶，并由此建立起蔚为大观的中华茶文化。茶文化是我国的传统文化和民族文化，世界上其他国家的茶文化都源于中国。

茶发展到了茶文化层次，其功能就不再局限于物质层面，我们的精神生活有许多是与茶密切相关的，是由茶而发展出来的。茶文化包含范围很广，就目前整理的比较系统的内容主要有：茶俗茶礼、茶艺、茶艺术、茶与宗教、茶历史、茶遗址、茶建筑、茶文学、茶语言文字等方面。下面详细介绍其中的一些主要方面。

第一节 茶 俗 茶 礼

一、中国的饮茶习俗

中华民族饮茶历史最为悠久，对茶有一种很深的体悟与感受，并将饮茶的风俗习惯应用贯穿于日常生活之中，所以，最懂得饮茶的真趣。

每每有客人来访时，无论贫穷或富裕，均会以家中好茶款待。经过喝茶聊天，在愉悦的氛围里宾主双方互相加强沟通、增进了解、增进友谊。

在日常劳作时，体力的消耗，精神的负担，使人感觉疲劳、困顿，此时，泡壶大碗茶牛饮一通后，也能提神、舒筋解乏。

在闲来无事、百无聊赖时，甚或是时运不佳、举步维艰、心烦意乱时，泡杯茶静静地品尝，茶香茶味能使耳鼻生香，心旷神怡，起到静心清神、祛忧解烦之效果。

在佳节来临之际，亲朋好友相聚，开心之余，也难免会有酒食过度、脾胃不堪重负之时，喝杯热茶，即能醒酒又能消食除腻，顿觉豁然开朗，脑清气爽，精神为之一振。

正因为如此，人们将茶视为是中华民族奉献给世界的东方瑞草。

"以茶待客"、"用茶代酒"历来是中国人民的传统礼俗。中国是一个多民族的国家，由于各兄弟民族所处地理环境不同，历史文化有别，生活风俗各异。因此，饮茶习俗也是各有千秋，方法多种多样。不过，无论哪个民族，无论在什么地方，把饮茶看作是一种健身养性的手段和促进人际关系的纽带，这一点上却是各族同胞所共同的。

饮茶始于中国，并以其超乎想象的生命力，快速地发展、传播、普及于全世界。

茶，不仅满足了人体的生理与健康、健美的需要，而且还成为人们进行社交活动的媒介、人与人沟通的桥梁以及修身养性、陶冶情操的美好享受。

在如何喝茶、如何喝好茶方面？中国人历来对选茶、取水、备具、佐料、烹茶、奉茶以及品尝方法等都颇为讲究，因而逐渐形成了丰富多彩、雅俗共赏的各民族饮茶习俗、品茶技艺等茶文化体系。

纵观中外饮茶习俗的演变，尽管千姿百态、气象万千，但是若以茶与佐料、饮茶环境条件等作为基点，则当今饮茶习俗可分为以下三种类型：

第一种为清饮习俗：茶叶冲以煮沸的清水，顺乎自然，清饮雅尝，寻求茶固有之味，在若有若无之间，体悟"无味之味乃至味"之感受，重在意境。与中国古老的"清净"等传统思想相吻合，这是茶的清饮特点。

中国江南的绿茶、北方的茉莉花茶、西南的普洱茶、闽粤一带的乌龙茶以及日本的蒸青茶等的品饮均属清饮之列。

第二种为调饮习俗：其特点是烹茶时添加各种佐料和调味品，如欧美的牛奶红茶、柠檬红茶、多味茶、香料茶，西北非的薄荷糖绿茶，以及中国边陲的酥油茶、盐巴茶以及侗族的打油茶、土家族的擂茶均兼有佐料的特殊风味。除了喝茶以外，还能享受到其他佐料的营养与风味。

第三种为讲求多种享受的饮茶习俗：饮茶者除品尝茶的韵味享受口福之外，饮茶时，还配以佐料、备以美点、伴以歌舞等，所以，此种饮茶习俗既有味觉、嗅觉的享受又有听觉、视觉的享受，其实是一种多层次、多形式、多类别的美好享受。

在此三种类型之下，目前比较著名的饮茶习俗有以下几种：

（一）清茶

汉民族是中华民族中的大族。汉民族的饮茶方式，大致分为品茶与喝茶。

重在意境，以鉴别香气、滋味，欣赏茶姿、茶汤，观察茶色、茶形为目的，自娱自乐者谓之品茶。

凡品茶者，均为文人雅士，他们没有维持生计之烦忧，不用为了生活而奔波。故能得以细啜缓咽，注重精神享受。古代的文人雅士们之所以热衷于品茗，且乐此不疲，因为品茗有三乐。一曰：独品得神。一个人面对青山绿水或高雅的茶室，通过品茗，心驰宏宇，神交自然，物我两忘，此一乐也；二曰：对品得趣。两个知心朋友相对品茗，或无须多言即心有灵犀一点通，或推心置腹诉衷肠，此亦一乐也；三曰：众品得慧。孔子曰："三人行必有我师"。众人相聚品茶，交流信息，互相沟通，相互启迪，可以学到许多书本上学不到的知识，这同样是一大乐事。从品茶中去感受修身养性、品味人生的无穷乐趣。

倘在劳动之际，汗流浃背，或炎夏暑热，以清凉、消暑、解渴为目的，手捧大碗急饮者；或不断冲泡，连饮带咽者，谓之喝茶。

汉族饮茶，虽然目的不同，方式有别，但大多推崇清饮，其方法就是将茶直接用烧开沸滚的开水冲泡，无须在茶汤中加入任何姜、椒、盐、糖之类佐料，属纯茶原汁原味饮法。汉族人民认为清饮能保持茶的"纯粹"，体现茶的"本色"。而最能代表汉族饮茶风格的，则要数品龙井茶、啜乌龙茶、喝盖碗茶和饮大碗茶了。

1. 品龙井茶

龙井茶是浙江特有的茶类。除西湖龙井茶外，还有钱塘龙井与越州龙井（产于新昌、嵊州一带俗称"新昌龙井"）之分。

做龙井茶必须要有适制龙井茶的茶树品种，即要求灌木型中小叶类，发芽早，分枝茂密，芽叶细小，叶色黄绿，茸毛稀少的茶树品种。现阶段各地引种推广的龙井茶品种主要有龙井43、龙井长叶等。

西湖龙井茶因采摘时间不同而异：清明前采的茶称为"明前茶"，其嫩芽像莲心，所以也称"莲心"。按特级龙井的标准，每0.5千克炒制出来的"明前茶"至少有6万左右的嫩芽。谷雨前采摘的茶叫"雨前茶"。立夏之际采的叫"三春茶"，此时茶芽发育较大，附叶两瓣叶子，形似雀舌，所以又叫"雀舌"。"三春茶"采过之后一个月再采叫"回春茶"，这时茶的叶子已成片，并附带茶梗，所以也叫"梗片"，其品质已不如前三种。

由此看来，采摘的时间不同，茶叶品质也就不同，当然在价位上也有很大区别。难怪有很多茶商在"明前茶"、"雨前茶"上大做文章。若从来没有喝过龙井茶的人基本上很难辨别其品质之优劣，经常喝的人才能品出它们之间的差别。

在外观上真龙井看上去扁平光滑、色泽翠绿又略有糙米的黄色；开汤品起来略有花香和甜香，但香气层次丰富，入口之后鲜爽、回甘。品龙井茶要求用透明的玻璃杯，即可闻香尝味又能观看茶叶嫩芽在杯中的优美姿势，实在是一种不可多得的美好享受。好茶还要有好水，"龙井茶、虎跑水"是天然绝配。用虎跑泉水冲泡的龙井茶，香气高鲜、滋味特别鲜爽回甘。若邀上三、两知己，对饮龙井，边观赏茶在杯中热气里上下沉浮、左右翻滚的景象，边闻茶香尝茶味，或海阔天空，或促膝谈心，真乃人生一乐。

2. 啜乌龙茶

在福建的南部，广东的潮州、汕头一带以及祖国的宝岛——台湾，几乎家家户户，男女老少皆钟情于用小杯细啜乌龙。啜茶用的小杯，只有半个乒乓球大。用如此小杯

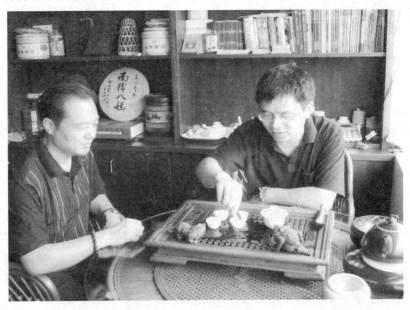

图9-1　潮汕啜乌龙茶场景

啜茶，确实是汉民族品茶艺术的展现。啜乌龙茶很有讲究，与之配套的茶具，诸如风炉、烧水壶、茶壶、茶杯，谓之"烹茶四宝"。泡茶用水应选择甘洌的山泉水（现在也有用瓶装纯净水的），而且必须做到沸水现冲。经温壶、置茶、冲泡、斟茶入杯，便可品饮，啜茶的方式更为奇特，先要举杯将茶汤送入鼻端闻香，只觉浓香透鼻。接着用拇指和食指按住杯沿，中指托住杯底，举杯倾茶汤入口，含汤在口中回旋品味，顿觉口有余香、回甘鲜爽。一旦茶汤入肚，口中"啧！啧！"回味，顿觉口鼻生香，咽喉生津，"两腋生风"习习，实是回味无穷。这种饮茶方式，其目的并不在于解渴，主要是在于鉴赏乌龙茶的香气和滋味，更为重要的是通过喝茶的活动，加深亲朋好友相互之间的了解和友谊，重在物质和精神方面的双重享受。所以，有朋自远方来，对啜乌龙茶，不亦乐乎（图9-1）！

3. 喝盖碗茶

盖碗茶盛于清代。在汉民族居住的大部分地区都有喝盖碗茶的习俗，而以中国西南地区的大、中城市，尤其是成都最为流行。在四川成都、云南昆明等地，已成为当地茶楼、茶馆等饮茶场所的一种传统饮茶方法，一般家庭待客，也常用此法饮茶。

喝盖碗茶一般说来，有五道程序：

（1）净具：用温水将茶碗、碗盖、碗托清洗干净。

（2）置茶：用盖碗茶饮茶，均用好茶。常见的有花茶、沱茶，以及上等红、绿茶等，用量通常为3～5克。

（3）沏茶：一般用初沸开水冲茶，当冲水至茶碗口沿时，盖好碗盖，以待品饮。

（4）闻香：待冲泡5分钟左右，茶汁浸润茶汤时，则用右手提起茶托，左手掀盖，随即闻香舒腑。

（5）品饮：用左手握住碗托，右手提碗抵盖，倾碗将茶汤徐徐送入口中，品味润喉，提神消烦，真是别有一番风情。

4. 饮大碗茶

在汉民族居住的农村地区里，饮大碗茶的风尚随处可见，特别是在大道两旁、车船码头、半路凉亭，直至车间工地、田间劳作，都屡见不鲜。这种饮茶习俗在中国北方最为流行，尤其早年北京的大碗茶，更是闻名遐迩，如今中外闻名的北京大碗茶商场，就是由此沿袭命名的。

大碗茶多用大壶冲泡，或大桶装茶，大碗畅饮，热气腾腾，提神解渴，好生自然。这种清饮方式，在形式上较为粗犷豪放犹如梁山好汉大碗喝酒般，颇有"野味"。在内容上还具备了随意的特点，不用楼、堂、馆、所，摆设也很简便，一张桌子，几张条凳，若干只粗瓷大碗便可。因此，它常以茶摊或茶亭的形式出现，主要为过往客人解渴小憩、与人方便。

大碗茶由于贴近社会、贴近生活、贴近百姓，自然受到人们的称道。即便是生活条件不断得到改善和提高的今天，大碗茶仍然不失为一种重要的饮茶方式。

（二）奶茶

新疆维吾尔自治区，地处西北边陲，由于天山山脉横亘新疆中部，使得区内天山南北气候各异，生产有别，饮茶习惯也不相同。总体而言，北疆以喝加牛奶的奶茶为主，南疆以喝加香料的香茶为主。所用茶叶均为茯砖茶。

北疆的奶茶，终日必备。通常在牧民的帐篷中间，悬挂着一把铝制茶壶，壶底对准终日燃烧的煤炉，使热气腾腾的奶茶可以随时取饮。做奶茶的方法是先将茯砖茶敲成小块，抓一把放入盛水八分满的茶壶内，放在煤炉上烹煮，直至沸腾4~5分钟后，加上一碗牛奶或几个奶疙瘩和适量的盐巴，再让其沸腾5分钟左右，一壶热乎乎、香喷喷、咸吱吱的奶茶就做好了。如果一时喝不光，还可再加上若干水、茶叶、奶子和盐巴，让其慢慢烹煮，随时取用。

居住在新疆天山以南的维吾尔族，他们主要从事农业劳动，主食面粉，最常见的是用小麦面烤制的馕，色黄，又香又脆，形若圆饼，进食时，总喜与香茶伴食，平日也爱喝香茶。他们认为，香茶有养胃提神的作用，是一种营养价值极高的饮料。

南疆维吾尔族煮香茶时，使用的是铜制的长颈茶壶，也有用陶质、搪瓷或铝制长颈壶的，而喝茶用的是小茶碗，这与北疆维吾尔族煮奶茶使用的茶具是不一样的。通常制作香茶时，应先将茯砖茶敲碎成小块状。同时，在长颈壶内加水七、八分满加热，当水刚沸腾时，抓一把碎块砖茶放入壶中，当水再次沸腾约5分钟时，则将预先准备好的适量姜、桂皮、胡椒等细末香料，放进煮沸的茶水中，轻轻搅拌，经3~5分钟即成。为防止倒茶时茶渣、香料混入茶汤，在煮茶的长颈壶上往往套有一个过滤网，以免茶汤中带渣。

南疆维吾尔族老乡喝香茶，习惯于一日三次，与早、中、晚三餐同时进行，通常是一边吃馕，一边喝茶，这种饮茶方式，与其说把它看成是一种解渴的饮料，还不如把它说成是一种佐食的汤料，实是一种以茶代汤，用茶作菜之举。

（三）酥油茶

藏族主要分布在中国西藏，在云南、四川、青海、甘肃等省的部分地区也有居住。这里地势高亢，有"世界屋脊"之称，空气稀薄，气候高寒干旱，他们以放牧或种旱地作物为生，当地蔬菜瓜果很少，常年以奶、肉、糌粑为主食。"其腥肉之食，非茶不消；青稞之热，非茶不解"。茶成了当地人们补充营养的主要来源，喝酥油茶便成了如同吃饭一样重要。

酥油茶是一种在茶汤中加入酥油等佐料经特殊方法加工而成的茶汤。至于酥油，乃是把牛奶或羊奶煮沸，经搅拌冷却后凝结在溶液表面的一层脂肪。而茶叶一般选用的是紧压茶中的普洱茶或金尖。制作时，先将紧压茶打碎加水在壶中煎煮20~30分钟，再滤去茶渣，把茶汤注入长圆形的打茶筒内。同时，再加入适量酥油，还可根据需要加入事先已炒熟、捣碎的核桃仁、花生米、芝麻粉、松子仁之类，最后还应放上少量的食盐、鸡蛋等。接着，用木杵在圆筒内上下抽打，根据藏族经验，当抽打时打茶筒内发出的声音由"咣当，咣当"转为"嚓，嚓"时，表明茶汤和佐料已混为一体，酥油茶才算打好了，随即将酥油茶倒入茶瓶待喝（图9-2）。

由于酥油茶是一种以茶为主料，并加有多种食料经混合而成的液体饮料，所以，滋味多样，喝起来咸里透香，甘中有甜，它既可暖身御寒，又能补充营养。在西藏草原或高原地带，人烟稀少，家中少有客人进门。偶尔，有客来访，可招待的东西很少，加上酥油茶的独特作用，因此，敬酥油茶便成了西藏人款待宾客的珍贵礼仪。

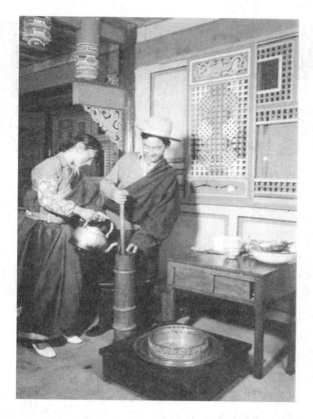

图 9-2　藏族酥油茶

又由于藏族同胞大多信奉喇嘛教，当喇嘛祭祀时，虔诚的教徒要敬茶，有钱的富庶要施茶。他们认为，这是"积德"、"行善"。所以，在西藏的一些大喇嘛寺里，多备有一口特大的茶锅，通常可容茶数担，遇上节日，向信徒施茶，算是佛门的一种施舍，至今仍随处可见。

（四）吃茶

基诺族的凉拌茶，即居住在西双版纳景洪县基诺山的基诺族，约有 8000 多人（基诺族共有 1.2 万人左右），他们自古至今仍保留着用鲜嫩茶叶制作的凉拌茶当菜食用的习惯，是极为罕见的吃茶法。将刚采收来的鲜嫩茶叶揉软搓细，放在沸水中泡一下，随即捞出，放在清洁的大碗中加入少许泉水，然后投入黄果叶、芝麻粉、香菜、姜末、大蒜末、辣椒粉、盐巴等配料拌匀，静止一刻钟左右，便成为基诺族喜爱的"拉拨批皮"，即凉拌茶。以此下饭（见图 9-3）。

（五）白族"三道茶"

白族主要聚居在云南大理地区。好客的白族人待客有独特的礼节"三道茶"。

头道茶（苦茶）：主人热情地迎客入门，边交谈边架火煨水，待水开，把专作烤茶用的小砂罐放在火盆上烘热，然后放入一小撮茶叶，并执罐不停地抖动，待茶叶颜色微黄，散发出诱人的焦香时，才冲入开水，只听"哧嚓"一声，罐内茶叶翻腾，涌起一些泡沫溢出罐外，像一朵盛开的绣球花。白族人认为，这是吉祥的象征。等泡沫落

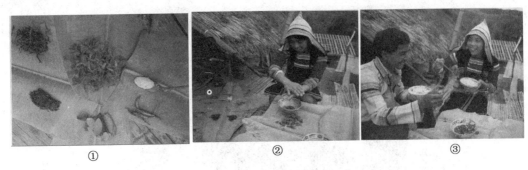

①   ②   ③

图 9-3 基诺族凉拌茶
（①材料；②制作；③佐餐）

下，又冲入沸水，茶便煨好。这就是第一道茶，人们也叫它"雷响茶"。这头道茶，色如琥珀，晶莹透亮，主人往盅里斟上两三滴，兑入少许开水，便双手举杯齐眉递给客人；白族人有"酒满敬人，茶满欺人"的尊客例规，所以那盅内的茶水只够品一两口。头道茶水不多，可是那味道苦中带香醇，别有一番韵味。因茶味苦，叫"苦茶"。寓意做人的哲理："要立业，先要吃苦"。

二道茶（甜茶）：品完头道茶，主人便往砂罐内重新注满开水，接着拿出一个小碗，碗里盛有切成薄片的核桃仁和红糖，沏入热茶时，那碗里茶水翻腾，薄仁片抖动似蝉翼。品尝之时，茶香扑鼻，味道甘甜。这就是第二道茶，又叫"甜茶"或"糖茶"。此道茶甜中带香，甚是好喝，它寓意"人生在世，只有吃得了苦，才会苦尽甘来"！

三道茶（回味茶）：先舀半匙蜂蜜，再加上三两粒红色花椒，少许核桃仁放入盅内，沏上茶水后，客人边晃动茶盅边饮，其味甜而微辣又略苦。这杯茶喝起来甜、酸、苦、辣各味俱全，回味无穷。因此，叫做"回味茶"。意思是说：凡事要多回味，切记"先苦后甜"的哲理。

据说，"头苦、二甜、三回味"的"三道茶"原来是白族人家用来作为求学、学艺、经商、婚嫁时的一种礼节，表示长辈对晚辈的一种良好祝愿和训导，后来演变成了白族人待客的独特礼俗（见图 9-4）。

（六）擂茶

在湘、鄂、川、黔的武陵山区一带，居住着许多土家族同胞，千百年来，他们世代相传，至今还保留着一种古老的吃茶法，这就是喝擂茶。

擂茶，又名三生汤，是用生叶（指从茶树采下的新鲜茶叶）、生姜和生米仁等三种生原料经混合研碎加水后烹煮而成的汤，故而得名。相传三国时，张飞带兵进攻武陵壶头山（今湖南省常德境内），正值炎夏酷暑，当地正好瘟疫蔓延，张飞部下数百将士病倒，连张飞本人也不能幸免。正在危难之际，村中一位草医郎中有感于张飞部属纪律严明，秋毫无犯，便献出祖传除瘟疫的秘方擂茶，结果茶（药）到病除。其实，茶能提神祛邪，清火明目；姜能理脾解表，去湿发汗；米仁能健脾润肺，和胃止火，所以，说擂茶是一帖治病良药，是有科学道理的。

随着时间的推移，与古代相比，现今的擂茶，在原料的选配上已发生了较大的变

144

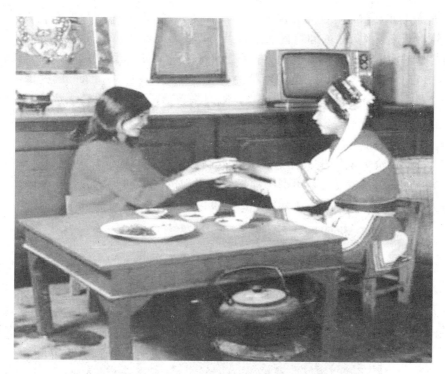

图 9-4 白族"三道茶"

化。如今制作擂茶时，通常用的除茶叶外，再配上炒熟的花生、芝麻、米花等；另外，还要加些生姜、食盐、胡椒粉之类。通常将茶和多种食品，以及佐料放在特制的陶制擂钵内，然后用硬木擂棍用力旋转，使各种原料相互混合，再取出倾入碗中，用沸水冲泡，用调匙轻轻搅动几下，即调成擂茶。少数地方也有省去擂研，将多种原料放入碗内，直接用沸水冲泡的，但冲茶的水必须是现沸现泡的。

土家族兄弟都有喝擂茶的习惯。一般人们中午干活回家，在用餐前总以喝几碗擂茶为快。有的老年人倘若一天不喝擂茶，就会感到全身乏力，精神不爽，视喝擂茶如同吃饭一样重要。不过，倘有亲朋进门，那么，在喝擂茶的同时，还必须设有几碟茶点。茶点以清淡、香脆食品为主，诸如花生、薯片、瓜子、米花糖、炸鱼片之类，以平添喝擂茶的情趣。

（七）罐罐茶

在中国西北，特别是甘肃一带的一些回族、彝族同胞有喝罐罐茶的嗜好。每当走进农家，只见堂屋地上挖有一口大塘（坑），烧着木柴，或点燃炭火，上置一把水壶。清早起来，主妇就会赶紧熬起罐罐茶来。这种情况，尤以六盘山区一带的兄弟民族中最为常见（见图 9-5）。

喝罐罐茶，以喝清茶为主，少数也有用油炒或在茶中加花椒、核桃仁、食盐之类的。罐罐茶的制作并不复杂，使用的茶具，通常一家人一壶（铜壶）、一罐（容量不大的土陶罐）、一杯（有柄的白瓷茶杯），也有一人一罐一杯的。熬煮时，通常是将罐子围放在壶四周火塘边上，倾上壶中的开水半罐，待罐内的水重新煮沸时，放上茶叶 8～

10克，使茶与水相融，茶汁充分浸出，再向罐内加水至八分满，直到茶叶又一次煮沸时，才算将罐罐茶煮好了，即可倾汤入杯开饮。也有些地方先将茶烘烤或油炒后再煮的，目的是增加焦香味；也有的地方，在煮茶过程中，加入核桃仁、花椒、食盐之类的。但不论何种罐罐茶，由于茶的用量大，煮的时间长，所以，茶的浓度很高，一般可重复煮3~4次。由于罐罐茶的浓度高，喝起来有劲，会感到又苦又涩，好在倾入茶杯中的茶汤每次用量不多，不可能大口大口地喝下去。但对当地少数民族而言，因世代相传，也早已习惯成自然了。喝罐罐茶还是当地迎宾待客不可缺少的礼俗，倘有亲朋进门，他们就会一同围坐火塘边，一边熬制罐罐茶，一边烘烤马铃薯、麦饼之类，如此边喝罐罐茶、边嚼美食，可谓野趣横生。当地的民族同胞认为，喝罐罐茶至少有四大好处：提精神、助消化、去病魔、保健康！

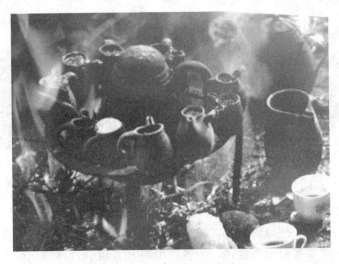

图9-5 回族的罐罐茶

（八）九道茶

云南的九道茶也称迎客茶，是云南城镇书香门第人家迎接嘉宾的一种饮茶方式。

第一道为择茶，就是将准备的各种名茶让客人选用。

第二道为温杯（净具），以开水冲洗紫砂茶壶、茶杯等，以达到清洁消毒的目的。

第三道为投茶，将客人选好的茶适量投入紫砂壶内。

第四道为冲泡，就是将初沸的开水冲入壶中，如条件允许，用初沸的泉水冲泡味道更佳，一般开水冲到壶的2/3处为宜。

第五道润茶，将茶壶加盖五分钟，使水浸出物充分溶于水中。

第六道匀茶，即再次向壶内冲入开水，使茶水浓淡适宜。

第七道斟茶，将壶中茶水从左至右分两巡倒入杯中。

第八道敬茶，由小辈双手敬上，按长幼有序依次敬茶。

第九道为喝茶。

九道茶一般是先闻茶香以舒脑增加精神享受，再将茶水徐徐喝入口中细细品味，享受饮茶之乐（见图9-6）。

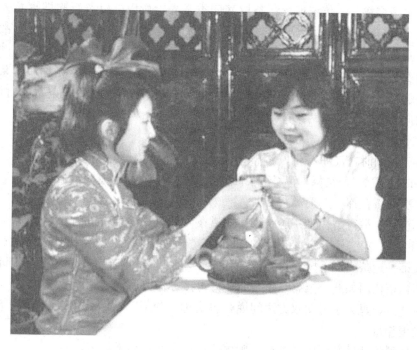

图 9-6　云南的九道茶

二、中国的茶礼

悠悠数千年的岁月，浩瀚无际的长江、黄河，孕育出中华博大精深、瑰丽多姿的民风民俗。而中华茶俗即是浩瀚的中华民俗中的一颗耀眼的明珠。在历史的长河中，不同的民族、不同的时代、不同的地区和不同的社会经济都呈现出多姿多彩的饮茶习俗。那五彩缤纷的茶俗，始终伴随着人们的日常生活，丰富着人们的日常生活情趣，在人们眼前闪烁，在人们的身边传播。

"茶"作为民俗礼仪的使者，千百年来为人们所重视。它上达国家间的礼仪活动，下渗入到人与人之间的交往，成为与人们日常生活息息相关的礼俗。

随着岁月的流逝，各种饮茶习俗世代相传、生生不息。其中，既有宫廷的华章、庙堂的雅乐，又有民间的山歌、野曲。在那极具平民性的茶俗中，却凝聚着历史的积淀，同时又富含着清丽的时代气息。它渗透到社会生活的各个领域、各个层面，融文化、哲学、宗教学、社会学和民俗学于一炉。千百年来它美化人生、雅俗共赏，源于民间、长于民间，又服务于广大民众，因而最为广大群众所认同、接受。

（一）婚礼茶

茶在民间婚俗中历来是"纯洁、坚定、多子多福"的象征。明代许次纾在《茶梳考本》中说："茶不移本，植必生子。"古人结婚以茶为礼，取其"矢志不移"之意。古人认为，茶树只能以种子萌芽成株，而不能移植，故历代都将"茶"视为"至性不移"的象征。因"茶性最洁"，可示爱情"冰清玉洁"；"茶不移本"，可示爱情"坚贞不移"；茶树多籽，而且花果相遇，可象征子孙"绵延繁盛"、"抱子怀胎"，比较符合中国人"多子多福"的传统观念；茶树又四季常青，所以，以茶行聘即寓意爱情"坚贞不移"，又寓意爱情"永世常青"，并祝福新人"相敬如宾"、"白头偕老"。故世代流传民间男女订婚，要以茶为礼，茶礼成为男女之间确立婚姻关系的重要形式。"茶"成了男子向女子求婚的聘礼，称"下茶"、"定茶"，而女方受聘茶礼，则称"受茶"、"吃茶"，即成为合法婚姻。如女子再受聘他人，会被世人斥为"吃两家茶"，为世俗所不齿。民间向有"好女不吃两家茶"之说。

1. 江浙一带的茶礼

"三茶"：旧时在江浙一带，将整个婚姻礼仪总称为"三茶六礼"。其中"三茶"，即为订婚时"下茶"，结婚时"定茶"，同房时"合茶"。也有将"提亲、相亲、入洞房"的三次沏茶合称"三茶"。

"三道茶"：举行婚礼时，还有行"三道茶"的仪式。第一道为"百果"；第二道为"莲子或枣子"；第三道才是"茶叶"，都取其"至性不移""早生贵子"之意。吃三道茶时，接第一道茶要双手捧之，并深深作揖。尔后将茶杯向嘴唇轻轻一触，即由家人收去。第二道依旧如此。至第三道茶时，方可接杯作揖后饮之。

浙西地区，媒人于男女双方之间说合也俗称"食茶"。媒人说媒后，倘女方应允则泡茶、煮蛋相待。

在浙江德清地区婚姻中的茶俗，则更为丰富多彩，列举如下：

"受茶"：男女双方对上"八字"后，经双方长辈同意联姻，由男方向女方赠聘礼、聘金，如女方接受，则谓之"受茶"。

"定亲茶"：男女双方确定婚姻关系后即举行定亲仪式。这时双方须互赠茶壶十二把并用红纸包花茶一包，分送各自亲戚，谓之"定亲茶"。

"大接家茶"：女子结婚后，由娘家准备发芽蚕豆、茶点分送双方亲邻，谓"大接家茶"。

"毛脚女婿茶"：未出"阁"、待字闺中的姑娘家里，来串门的小伙子特别多。因此姑娘家往往要备上好茶，以招待来客中的"未来女婿"（即俗称"毛脚女婿"）。故此茶称为"毛脚女婿茶"。

"亲家婆茶"：女子出嫁后第二天，父母看望女儿时，要随身携带一两茶叶（最好"雨前茶"），并半斤烘豆、二两橙子皮拌野芝麻，称之"亲家婆茶"。

"新娘子茶"：望朝之后，新媳妇的婆婆要至女方家请"亲家公"、"亲家婆"及亲家面上的近亲至自家喝"喜茶"，称为"新娘子茶"。

"开门茶"：江苏地区旧俗，大户人家联姻，新郎至新娘家迎亲，进女家的一重门，要作揖一次，一直至堂屋见岳丈岳母时止。然后再饮茶三次后，才能暂至岳母房中歇息，耐心地等待新娘上花轿，谓之"开门茶"。

2. 湖南一带的茶礼

在中国湖南地区，男子去女方上门相亲，姑娘需给男子递上清茶一杯。男子饮后，置贵重物品或钱钞于杯中回赠姑娘，如姑娘当即接受，即示"心许"。在结婚入洞房前，要以红枣、花生、桂圆、龙眼等泡入茶中，再拌以冰糖以招待宾客，寓取"早生贵子"、"跳龙门"之意。

"合枕茶"：新人入洞房前，夫妇要共饮"合枕茶"。这时，由新郎捧茶，用双手递一杯清茶，先给新娘喝一口，再自己喝一口，意味着完成了人生大礼。婚礼过后的第二天，新郎新娘需捧着盛满香茶的茶盘，向长辈们"献茶"行拜见礼。长辈们喝了茶，即摸出红包放于茶盘上作为"见面礼"。

湖南浏阳地区有"喝茶定终身"的风俗，青年男女由媒人约定日期，引男方到女家见面。若女方同意，便会端茶给男方喝。男子认为可以的话，喝茶后即在杯中放上"茶钱"（多少不限，但须双数），喝过茶这婚姻便有成功的希望了。

湖南沅江等地有以请茶、吃鸡蛋来表示对婚事意见的民俗。如女方去男家，男方看了中意的就拿出三个以上的鸡蛋，不中意的拿两个鸡蛋出来。女方看是三个以上的鸡蛋并高高兴兴地吃了，说明双方皆有诚意。若男方去女家，被女方看中了也要请吃茶和蛋，看不中的只供清茶、不供茶蛋。

在湖南绥宁苗家，有一种"万花茶"，是苗家男女青年恋爱的"媒人"。当小伙子来到姑娘家求婚时，姑娘会向他捧出一杯"万花茶"来，若姑娘对婚事中意，小伙儿的茶杯里会有四片"花"：两片并蒂荷花、两片对鸣喜鹊；如果姑娘对小伙子不满意，那杯中只有三片"花"而且都是单花独鸟。这万花茶中的"花"是姑娘们每年在秋收季节，用冬瓜片、橙子皮等精心雕成的。

"谢媒茶"：男女举行婚礼后，新婚夫妇或双方家长要用茶来谢媒，因在诸多谢礼中，茶叶是必不可少之物，故称"谢媒茶"。

"新娘茶"：中国南方地区历来有喝"新娘茶"的习俗。新娘成婚后的第二天清晨，洗漱、穿戴后，由媒人搀引至客厅，拜见已正襟危坐的公公、婆婆，并向公婆敬茶。公婆饮毕，要给新娘红包（礼钱），接着由婆婆引领新娘去向族中亲属及远道而来的亲戚敬茶，再在婆婆引领下挨门挨户拜叩邻里，并敬茶。敬茶毕，新娘向敬茶者招呼后，即用双手端茶盘承接茶盏，这时众亲友或邻里乡亲饮完茶，要随着放回杯子的同时，在新娘托盘中放置"红包"，而新娘则略一蹲身，以示道谢。在喝新娘茶时，无论向谁敬茶，都不能有意回避，否则被认为"不通情理"。

3. 其他少数民族地区的茶礼

中国少数民族众多，其中有不少兄弟民族都有以茶作为联姻的传统习俗。

云南拉祜族人，栽茶是好手，评茶也是专家。他们往往通过品尝茶叶了解对方的劳动本领，因此，茶叶质量的好坏就成为青年男、女互相爱慕的先决条件。

拉祜族人结婚，过去男方要给女方送去盐、酒、肉、大米、木柴等，以作聘礼，现在这些都可以不要了，但茶是万万不能少的。用他们的话说，"没有茶，就不能算作结婚"。

藏族人民把茶叶作为婚姻的珍贵礼品，色泽红艳的茶汤是夫妻恩爱婚姻美满的象征。

广西瑶族自治县聚居在茶山的瑶族兄弟的婚礼是"一杯清茶一堆火"，娶亲的一方家里由最年长的人迎接新人，只备一杯清茶、一个烧得旺旺的火堆，婚礼就是由长者给新人奉茶并致吉祥祝词，便告完婚。

云南白族青年男女订婚、结婚、男家送给女方的钱多少可以不管，但一定要送以茶为主的四样礼物：茶、酒、糖、盐，每样都要合个"六"的数字，如六瓶、十六斤、二十六包等，因为"六"和福禄的"禄"字谐音。

"闹茶"：在中国云南地区举行婚礼时，有"闹茶"的习俗。"闹茶"于新婚三天内，每天晚上，由新郎新娘在客堂的中间，向亲朋好友们敬茶。茶内必须加放红糖，取其"甜蜜"之意。闹茶时，可由宾客出题，要新郎新娘以绕口令、猜谜语、咏诗歌等形式回答考题。若新郎新娘不从，宾客们则不饮茶，而若文不对题，众皆哄堂大笑。闹茶取"越闹越热"之意。

"退茶"：有趣的是，"茶"在中国的婚礼中，不但与订婚、结婚关系密切，且与"退婚"也有关联。茶不但是联姻的使者，也是断亲的表示。旧时贵州地区，姑娘往往被父母包办婚姻（即父母之命、媒妁之言）。订婚后女方若对亲事不满意，想断亲时，姑娘即用纸包一包茶叶，选适当时机，在高度"机密"的情况下，带至未婚夫家，借故与男方父母客套一番后，即放下茶叶包迅速离去，意谓退了"订亲礼"，称为"退茶"。但上男方家放"茶叶包"时，如事先给男方知道"退婚"的用意，那么女方一旦被男方或男方家人抓住，则男方可立即杀猪设宴与该女成婚。故退茶时，一要保密，选好时机极为重要，一切由姑娘在绝密中进行。即要率先探查去男家的路线，又要探明未来的公婆在家，而又无其他人在场时，才能确保退茶成功。敢于退茶，又退茶成功的姑娘，会得到大众的称赞。退茶后，父母免不了打骂女儿，但过后女方家长，还得正式去男方办理具体退婚手续。

贵州黔东南一带的侗族同胞，把喝"豆茶"象征为"吉祥如意"的喜茶。"豆茶"是用米花、包谷、黄豆、炒米等，经过特别加工后，和茶叶一起煮制而成，非常香醇可口。

豆茶，还可分为清豆茶、红豆茶和白豆茶三种。

清豆茶是在节日时吃的。吃时各村各寨人聚拢在一起，把各自的豆茶贡献出来，放在一块，让大家高高兴兴一起吃，见者有份，一边吃一边唱歌、跳舞，实际上是一种乡间的"游艺茶会"，非常热闹。

红豆茶是儿女结婚时吃的，煮结婚豆茶时，要加入猪血汤。

白豆茶是老人过世时吃的，煮白豆茶时要加入牛血汤。

吃红豆茶的时候，新娘新郎站在堂屋门口迎接客人。把豆茶一碗碗摆放在托盘上，由新郎、新娘共同托着，向前来祝贺的客人献茶。（吃白豆茶，则由死者的儿女用托盘托着向前来祭奠的人献茶。）客人吃完茶，便把封好的茶礼钱、压在茶碗底下，然后坐着，等待献茶人前来收碗，把碗和茶礼钱一起交给献茶人。

藏族男女青年，把饮茶作为聚会找配偶的一种活动，称为"茶会"。他们利用节日或农闲的日子，男女分别结成伙伴，带着事先熬制好的酥油茶出去郊游或赶会。假如一帮小伙子遇到一群姑娘的时候，便主动上前邀请，用歌唱道："高贵的客人们啊，厚脸皮的我们请你们光临寒村，与我们一道吃茶，如能允诺，寒村便添光彩。"对方如不同意便唱道："向喷喷！高贵的主人啊，给我们这样的荣誉，我们怕受不了，还是另请一些不致辱没众神彩的姑娘吧！"

如果对方同意应邀了，男女青年便欢聚在一起，一边喝酥油茶，一边打闹嬉戏。

这时，一方中的男的或女的，看中对方中的一位女的或男的，便借敬酥油茶的机会，突然出其不意地将对方的帽子抢过来，然后嬉笑着跑开人群，被抢者作坚决讨还东西状，紧追不舍，直至跑开人群远远的。当觉得避开人们耳目时，两人便停下来"会谈"，如双方都同意，便约好下次相会的时间、地点、作进一步"恳谈"。如不同意，拿回帽子便算完事。

独龙族青年男女相爱之后，便会相互赠物定情。姑娘送给小伙子一床自己精心编织的独龙毯，小伙子送给姑娘一把锄头或自己编的背篓。到了提亲的时候，小伙子会请一个能说会道的男子去女方说婚。说婚人去时要提上一个茶壶，背囊中带上茶叶、香烟和茶缸。到姑娘家，不管对方态度如何，说婚人都要以最快的速度，将茶壶灌满水，自己走到火塘将火烧得大大的，放上茶壶。然后从背囊中取出茶叶和茶缸，到姑娘家的碗柜中拿出碗来，做好泡茶准备。姑娘家的人不管同意与否，都只能围在火塘边等候。水一开，说婚人立即在茶缸中泡好茶，再倒入碗中。按顺序先敬姑娘父母，然后是姑娘的兄弟姐妹，最后是姑娘自己。接下来，就开始说婚事，说的无非是小伙子如何好，家中人如何喜欢姑娘等。说到一定时候，姑娘家的人虽没有说什么，但只要姑娘的父亲或母亲将茶一饮而尽了，姑娘和其他人也跟着将茶喝了，这门亲事就算成了。如果说到深夜，茶水还是没人喝，那第二天晚上再来。如果接连三个晚上仍是没人喝茶，说明姑娘家不同意这桩婚事。如果还想说，需要等到明年再来。

独龙族的婚礼比较简单，在仪式上，男女双方的父母要向大家介绍自己儿子女儿的情况，勉励新人要相互关心，将来一方的手、脚断了或是眼睛瞎了也不能分离。然后一对新人喝同心酒，大家跳起独龙舞，便算仪式结束。

4. 闽台婚俗中的茶礼

与茶有关的婚俗，最有趣的当推闽南和台湾。在旧社会，男方随媒婆或父母到女方家提亲、相亲，女方的父母就习惯叫待字闺中的女儿端茶待客，茶杯斟满后，依辈分次序分送到男方亲朋手中，由此拉开了"相亲"的序幕。男方家人乘机审察姑娘的相貌、言行、举止，姑娘也暗将未来夫君打量一番，当男到女家"送定"（定亲）时，由待嫁女端甜茶（闽台民间叫"金枣茶"），请男方来客品尝。喝完甜茶，男方来客就用红纸包双数钱币回礼，这一礼物叫"压茶瓶"。到了娶亲这一天，男方的迎娶队伍来到女方家，女方家就要请吃"鸡蛋茶"（甜茶内置一个脱壳煮糖的鸡蛋）。

男方婚宴后，新郎、新娘在媒婆或家人的陪伴下，捧上放有蜜饯、甜冬瓜条等"茶配"的茶盘，敬请来客，此礼叫"吃新娘茶"。来客吃完"新娘茶"要包红包置于茶杯为回礼。结婚成亲的第二天，新婚夫妇合捧"金枣茶"（每一小杯加两粒蜜金枣），跪献长辈，这就是闽南、台湾民间著名的"拜茶"，也是茶礼在婚事中的高潮。倘若远离故乡的亲属长辈不能前往参加婚礼，新郎家就用红纸包茶叶，连同金枣一并寄上（见图9-7）。

在闽南、台湾，茶树是缔结同心、至死不移的象征。据郎英的《七修类稿》和陈跃文的《天中记》载："凡种茶树必下子，移植则不复生，故旧聘妇必以茶为礼，义固有所取也。"

（二）节令茶

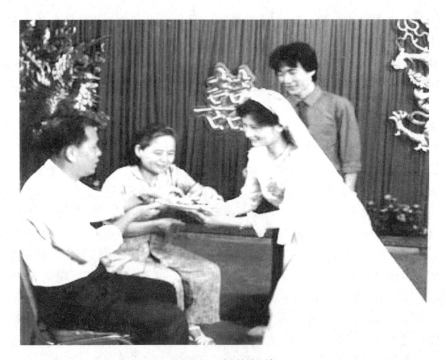

图 9-7 新娘献茶

152

在中国许多地区，逢年过节，都有茶祭。茶祭，原本是祈求上苍神灵保佑之举，但在江浙一带，特别是在一些老年人中间，较为流行，说农历七月初七是地藏王菩萨生日；农历七月十五日，是阴间鬼放假的鬼节；农历十二月二十三日，是灶神一年一度的上天日；农历十二月三十日，是大年除夕，等等。在这些节日里，有用三茶六酒拜天谢祖，泼洒大地，告慰神灵，保佑平安，寄托未来之举。

在民间，每逢农历正月初一有"新年茶"，农历二月十二有"花草茶"，公历四月五日有"清明茶"，五月初五有"端午茶"，八月十五有"中秋茶"。这种民间吉日茶祭，热烈平和，意在寻求平安、祥和的气氛。

元宝茶：每逢新年相互见面，都要讨个吉利，因此在江南一带，春节期间，凡有客进门，习惯于在泡茶时，放上两颗青橄榄，代表"元宝"之意，以表达吉祥如意的祝愿。这种茶称之为吃"元宝茶"，意在祝客人新年发财。湖南长沙新年奉客，必定有香茶、槟榔等食物。槟榔也称"元宝"。当地流传的记俗诗有这样的句子："爆竹声中贵客来，香茶奉罢果盆开，槟榔元宝双双赠，恭喜今年大发财"。

谷雨茶：陕西一些地方旧时的习俗，在谷雨节要用茶酒敬祀"谷雨将军"。那天，各家的墙壁上要贴一张"厌蝎符"，上面写着"谷雨日，谷雨晨，奉请谷雨大将军。茶三巡，酒三巡，逆蝎千里化为尘"等符咒。他们用这种方式祈求"谷雨将军"普降雨水，驱除毒蝎，以保护庄稼，求得一个好收成。

七家茶（立夏茶）：浙江杭州一带，每逢新茶上市，祭罢祖先，有将新茶和糕团馈赠亲友、乡邻的做法，谓之为"七家茶"。据明代田汝成《西湖游览志余》载："立夏之日，人家各烹新茶，配以诸色细果，馈送亲戚、比邻，谓之七家茶"。小孩子在那天要过七条门槛，吃"七家茶"，可以保证夏天不会得病。

江西南昌一带流行在立夏那一天，妇女们要聚集七家的茶叶，共同烹饮，说是立夏饮了七家茶，可以保证整个夏天不会犯困。

端午茶：在江浙、闽台等地，在端午节时，多选用红茶、苍术、柴胡、藿香、白芷、苏叶、神曲、麦芽等原料，煎成"端午茶"饮用，说是可以逢凶化吉，百病消散。因此，有钱人家用"端午茶"作为一种施舍；穷人集资配料，也以能喝上一碗端午茶为乐事。

这种岁时祭茶的做法，在中国少数民族地区，也时有所见。在贵州的侗族居住区，每年农历正月初一，用红漆茶盘盛满糖果，一家人围坐火塘四周喝"年茶"，认为这样做，可以获得全年合家欢乐。另外，侗族还有"打三朝"的习俗，就是在小孩出生后第三天，家中请人唱歌、喝茶，以保平安。当夜，宾客满屋，主人会将桌子拼成"长龙席"，桌上放满茶水、茶点、茶食，众亲友团团围坐，边唱歌、边喝茶，祈求上苍保佑孩子长命百岁，聪明智慧。

（三）祭祀茶

在中国民间习俗中，茶与丧祭的关系也是十分密切的，"无茶不成祭"的观念，在中华祭祀礼仪中根深蒂固，深深地印在群众的祭祀礼俗里。

祭祀用茶早在南北朝时梁朝萧子显撰写的《南齐书》中就有记载：齐武帝萧颐永明十一年在遗诏中称："我灵上慎勿以牲为祭，唯设饼果、茶饮、干饭、酒脯而已。"

以茶为祭，可祭天、地、神、佛，也可祭鬼魂，这就与丧葬习俗发生了密切的联系。上到皇宫贵族，下至庶民百姓，在祭祀中都离不开清香芬芳的茶叶。茶叶不是达官贵人才能独享，用茶叶祭祀也不是皇室的专利。无论是汉族，还是少数民族，都在较大程度上保留着以茶祭祀祖宗神灵，用茶陪丧的古老风俗。

用茶作祭，一般有三种方式：以茶水为祭；放干茶为祭；只将茶壶、茶盅象征茶叶为祭。在中国清代，宫廷祭祀祖陵时必用茶叶。据载同治十年（1871年）冬至大祭时即有"松罗茶叶十三两"记载。在光绪五年（1879年）岁暮大祭的祭品中也有"松罗茶叶二斤"的记述。而在中国民间则历来流传以"三茶六酒"（三杯茶、六杯酒）和"清茶四果"作为丧葬中祭品的习俗。如在中国广东、江西一带，清明祭祖扫墓时，就有将一包茶叶与其他祭品一起摆放于坟前，或在坟前斟上三杯茶水，祭祀先人的习俗。茶叶还作为随葬品。从长沙马王堆西汉古墓的发掘中已经知道，中国早在2100多年前已将茶叶作为随葬物品。因古人认为茶叶有"洁净、干燥"作用，茶叶随葬有利于墓穴吸收异味、有利于遗体保存。

1. 祭祖

扫墓时，必须要有一包茶叶与其他祭品一起摆放在坟前，有的还要另外斟上三杯茶水。此俗以江西、广东较盛。

2. 祭神

不论什么神，包括佛祖、观音菩萨、龙王庙、土地神、关公庙、玉皇大帝或孔庙，据说他们都有喝茶的"习惯"。如有人看管的庙堂，每天早晚还要侍以茶汤，如无人看管的，在祭神时，必须献上茶叶或斟上茶汤。

153

如仡佬族，每逢农历三月三、六月六、八月十五等，便是合案祭祀神树或巨石，亦即祭祀祖先的日子。祭祀时，用十个碗、六双筷（表示六位祖先）、一碗用五谷掺和的饭。用猪、鸡身上的头尾、五脏六腑，各取一块作供菜；一个专用的牛角酒杯；搭成一间小屋架，另外用花椒树叶合茶煮一缸茶汤，总称叫"茶饭"供在神树或巨石之前。

3. 祭丧

在中国民间，自古以来就有在人死后要放置一包茶叶在死者手里的风俗。

如安徽寿县，人们认为，人死后必须经过孟婆亭喝"迷魂汤"，故成殓时，须用茶叶一包，并拌以土灰置于死者手中，这样，死者的灵魂过孟婆亭时，就可以不饮迷魂汤了。

浙江地区为让死者不饮迷魂汤（又称"孟婆汤"），则于死者临终前除口衔银锭外，要先用甘露叶作成一菱形状的附葬品（模拟"水红菱"），再在死者手中置茶叶一包。认为死者有此两物，死后如口渴，有甘露、红菱，即可不饮迷魂汤。原来在封建迷信中，人死后要被阴间鬼役驱至"孟婆亭"灌饮迷魂汤，目的是为了让死者忘却人间旧事，甚而要将死者导入迷津备受欺凌或服苦役，而饮茶后则可以让"死者清醒"，保持理智而不受鬼役蒙骗。故茶叶成为重要的随葬品。

茶在中国的丧葬习俗中，还成为重要的"信物"。在中国湖南地区，旧时盛行棺木葬时，死者的枕头要用茶叶作为填充料，称为"茶叶枕头"。茶叶枕头的枕套用白布制作，呈三角形状，内部用茶叶灌满填充（大多用粗茶叶）。死者枕茶叶枕头的寓意，一是死者至阴曹地府要喝茶时，可随时"取出泡茶"；二是茶叶放置棺木内，可消除异味。在中国江苏的有些地区，则在死者入殓时，先在棺材底撒上一层茶叶、米粒。至出殡盖棺时再撒上一层茶叶、米粒，其用意主要是起干燥、除味作用，有利于遗体的保存。

丧葬时用茶叶，大多是为死者而备，但中国福建福安地区却有为活人而备茶叶，悬挂"龙籽袋"的习俗。旧时福安地区，凡家中有人亡故，都得请风水先生看风水，选择"宝地"后再挖穴埋葬。在棺木入穴前，由风水先生在地穴里铺上地毯，口中则念念有词。这时香火缭绕，鞭炮声起，风水先生就将一把把茶叶、豆子、谷子、芝麻及竹钉、钱币等撒在穴中的地毯上，再由亡者家属将撒在地毯上的东西收集起来，用布袋装好，封好口，悬挂在家中楼梁式木仓内长久保存，名为"龙籽袋"。龙籽袋据说象征死者留给家属的"财富"。其寓意是，茶叶历来是吉祥之物，能"驱妖除魔"，并保佑死者的子孙"消灾祛病"、"人丁兴旺"，豆和谷子等则象征后代"五谷丰登"、"六畜兴旺"；钱币等则示后代子孙享有"金银钱物"、"财源茂盛"、"吃穿不愁"。

（四）茶宴、茶会

茶宴，也可称茶会，是一种比较隆重的以茶礼宾的待客方式。也是亲朋至挚友之间常有的一种欢聚的形式。

中国古代茶宴，最为有名的是浙江余杭径山寺的"径山茶宴"。茶宴中最为丰盛的还是各式各样的民间茶宴。

现代社会中，以茶点招待宾客的茶话会，是民间茶宴、茶会在公共关系中的应用。清茶一杯，以茶叙旧，以茶联谊，促进精神文明建设（见图9-8）。

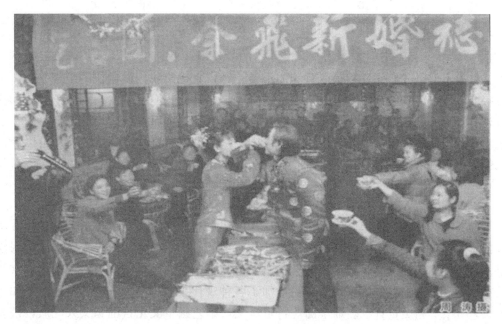

图 9-8　在茶馆举办茶婚宴

（五）中国的茶德与茶道

作为对茶礼的发展和升华，人们总结出了中国人饮茶的茶德与茶道。它是由饮茶而发展起来的一种更深层次、更高级的精神追求。

茶德：是在饮茶活动中把传统茶礼同社会生活中的传统美德糅合起来而形成的一种观念形态和精神境界。茶道：是将与饮茶有关的各种条件（包括茶的品类、用水、用具、烹煮方法和品饮环境等等）综合运用提升而形成的合乎科学、卫生、美感要求的技艺、方法、规则。

时代变迁和社会进步的步伐，给中国的传统茶德注入了新的时代精神。著名茶学家庄晚芳教授认为可以将中国茶德归纳为"廉、美、和、敬"四个字。其具体含义是：

廉——廉俭育德：清茶一杯，推行清廉，勤俭育德，以茶敬客，以茶代酒，减少洋饮，节约外汇；

美——美真康乐：清茶一杯，以品为主，共尝美味，共闻清香，共叙友情，康乐长寿；

和——和诚处世：清茶一杯，德重茶礼，和诚相处，搞好人际关系；

敬——敬爱为人：清茶一杯，敬人爱民，助人为乐，器净水甘。

我们对中国茶德的倡导，目的在于弘扬优秀民族文化。以茶的品性来陶冶人们的道德情操，提高人们的精神境界，这对中国社会的精神文明建设无疑会起到积极的促进作用。

第二节 茶 艺

饮茶不但是我们保健和获取营养的重要途径，它也给我们以愉快的生理享受，更进一步，饮茶已发展到了高级的艺术享受阶段。如果说我们平时饮茶是为了解渴和获取营养，那么到茶馆去品茶，则是为了体验某种境界；进而观茶艺表演，则更是在品艺术和品美丽了。可以说茶艺是目前已被广泛认同的饮茶高境界。茶艺表演可以满足人们的审美需求，可以使我们从感官和心理两个方面都得到愉悦。

一、茶艺概述

何为茶艺？茶艺就是选用合适的器皿，用特定的冲泡方法和优美的冲泡程序，给人以赏心悦目的艺术享受。具有数千年饮茶历史的中国，各式茶艺丰富多彩、精彩纷呈。茶艺种类很多，就中国传统茶艺而言，有宫廷茶艺、民俗茶艺、文人茶艺、宗教茶艺、大众茶艺等，发展到现在，更增加了各种现代茶艺。各种茶艺各具特色，如宫廷茶艺有茶具精美贵重、装饰华丽等特点；文人茶艺则重文化氛围和文人气质；宗教茶艺就以宗教仪轨为重，具备浓厚的宗教色彩；民俗茶艺就比较接近生活，以体现各民族的风俗习惯。

茶艺之美，既在于客体——茶艺表演，也在于主体——观看表演的人。就审美主体而言，他的文化修养、精神境界、生活状态、时代背景等都影响着他对茶艺美的感受。而就茶艺本身而言，其中的美也是可以分析的，有专家将茶艺之美总结为境美、人美、茶美和器美这四个方面。

①境美：在此泛指茶艺表演的环境布置。茶艺表演和品茶的环境都需要用心，它能给人以美的氛围，并引发人们进入更高的精神境界。表演环境需要与茶艺主题相一致或匹配，以便有利于体现茶艺的主题。

②人美：茶艺表演者的气质、仪表、长相和服饰等都可以给人以美的享受；此"人美"也可部分地归功于表演者的艺术功底及表演水平。

③器美：此处器泛指各种茶具。茶具在质感、造型、功用、寓意等方面都蕴涵着丰富的美，所以茶艺表演中茶具选用十分讲究，并通过表演者构思巧妙的运用，充分发挥茶艺之美。

④茶美：茶是茶艺演绎中最主要的对象，茶的品质——茶的色、香、味、形等都能给人以最直接的美感。

近年来，随着生活水平的提高，人们越来越注重精神文化方面的享受。茶艺表演和茶文化活动正以星火燎原之势，备受各阶层人士的关注，并逐渐形成一个经济文化产业链，对喝茶的普及以及对茶业经济的发展都起到了很大的推动作用。

一、绿茶茶艺

绿茶中以西湖龙井茶最负盛名与最有特色，其中又以狮峰、龙井、云溪、虎跑、梅家坞所产茶品为最佳。本介绍即以西湖龙井茶为例。

（一）用具

透明玻璃茶杯、清水罐、水勺、赏泉杯、赏茶盘、茶匙、干净的硬币、白瓷茶壶、脱胎漆器茶盘、开水壶、锡茶叶罐、茶巾、茶道具、绿茶（明前西湖龙井）若干。

（二）基本程序与含义

1. 赏茶观泉

西湖龙井茶外形扁平光滑犹如工艺精品，享有"色绿、香郁、味甘、形美"四绝之盛誉。品质以清明前采制的明前茶为最好，谷雨前采制的雨前茶稍逊，而谷雨之后的就非上品了。明人田艺衡曾有"烹煎黄金芽，不取谷雨后"之语。

"龙井茶、虎跑水"被称为杭州西湖双绝，其意为冲泡龙井茶必用虎跑水，如此才能茶水交融，相得益彰。因为，虎跑泉的泉水是从砂岩、石英砂中渗出，水分子密度高、表面张力大，碳酸钙含量低。将硬币轻轻置于盛满虎跑泉水的赏泉杯中，硬币置于水上而不沉，水面高于杯口而不外溢。

2. 洗杯净具

茶，是饱含着天地之灵气、至清至洁的灵物，泡茶要求所用的器皿也必须洁净。洗杯净具，就是用开水再烫一遍玻璃杯，一来清洁杯子，二来为杯子增温。做到茶杯冰清玉洁，一尘不染。

冲泡高档绿茶要用透明无花的玻璃杯，以便更好地欣赏茶叶在水中上下翻飞、翩翩起舞的曼妙仙姿，观赏碧绿的汤色、细嫩的芽叶，领略清新的茶香。

茶是圣洁之物，泡茶人要有圣洁之心。

3. 玉壶凉汤

西湖龙井绿茶属于芽茶类，因为茶叶细嫩，若用滚烫的开水直接冲泡，会破坏茶芽中的营养元素与叶绿素，使茶芽叶黄变并造成熟汤熟味而破坏茶的品质滋味。故而只宜用75℃～80℃的开水来冲泡，以保持高级绿茶的清汤绿叶。"玉壶凉汤"就是把开水壶中的水预先倒入瓷壶中养一会儿，使水温降至所要求的温度。

4. 悉心投茶

悉心投茶，就是用茶匙将茶艺表演用茶从茶仓中轻轻取出，投放到冰清玉洁的玻璃杯中。置茶时要心态平静，勿使茶叶掉落在杯外。每杯用茶约2～3g。

要泡得好茶，茶与水的比例必须适宜，冲泡出来的茶才能既不失茶性，又充分展示茶的特色。一般来说，茶叶与水的比例以1：50为好。

敬茶惜茶，是茶人应有的修养。

5. 温润莲心

高档名优绿茶外观如莲心。温润莲心，就是在开泡前采用"回旋斟水法"向杯中注入少许热水，以浸润茶芽为度，起到润茶的作用。此时的茶可以散发出一股沁人心脾的芳香。

温润的目的是浸润茶芽，使干茶吸水舒展，为将要进行的冲泡打好基础。

6. 悬壶高冲

温润的茶芽已经散发出一缕清香，这时高提水壶，让水直泻而下，接着利用手腕的力量，上下提拉注水，反复三次，让茶叶在水中翻动。这一冲泡手法，雅称"凤凰三点头"。凤凰三点头不仅是为了泡茶本身的需要，显示冲泡者的优美姿势，更是中国传统礼仪的体现。冲水时水壶有节奏地三起三落，好比是向客人点头致意。凤凰三点头像是对客人鞠躬行礼，即是对客人表示敬意，同时也是对茶表示敬意（见图9-9）。

7. 碧波倩影

冲入热水后，茶在热气蒸腾中，先是浮在水面上，而后慢慢沉入杯底，如此上下沉浮，可以充分地领略茶芽在杯中的优美舞姿。

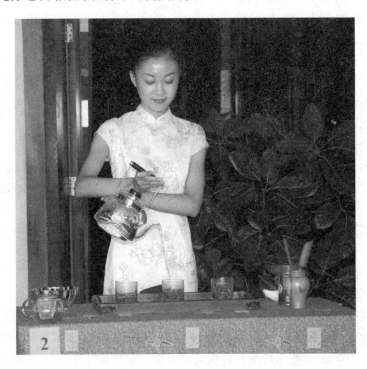

图9-9　绿茶茶艺

杯中的热水如碧波荡漾，在热水的浸泡下，茶芽慢慢地舒展开来，尖尖的嫩芽如枪，展开的叶片如旗。一芽一叶的称为"旗枪"，一芽两叶的称为"雀舌"。在品绿茶之前先观赏在清碧澄净的茶水中，千姿百态的茶芽在玻璃杯的热气腾腾中上下沉浮，随波晃动，好像生命的绿精灵在杯中舞蹈，十分生动有趣。

8. 奉茶敬宾

客来敬茶是国人的传统习俗，也是茶人所遵从的茶训。将自己精心泡制的清茶与新朋老友共赏，慢慢体会这大自然赐予的绿色精灵的茶香茶韵，别有一番情趣与欢愉。

9. 慧心识韵

评定一杯茶的优劣，须从色、香、味、形入手。西湖龙井是茶中珍品，素有"色绿、香郁、味甘、形美"四绝而著称。其色澄清碧绿，其形一旗一枪，上下沉浮，交相辉映。

品茶要一看、二闻、三品味，在欣赏了"碧波倩影"之后，要闻一闻茶香。龙井茶与花茶、乌龙茶不同，它的茶香更加清新醇厚、清幽淡雅，无浓烈之感，必须用心灵去体会与感悟，细品慢啜，才能够闻到那春天般的气息，以及清醇悠远、难以言传的生命之香。才能够体会齿颊留芳、甘泽润喉的感觉。

龙井茶大多冲泡三次，以第二泡的色香味最佳。因此，当客人杯中的茶水见少时，要及时为客人添注热水。

龙井茶初品时会感清淡，需细细体会，慢慢领悟。正如清代茶人陆次之所说："龙井茶，真者甘香而不洌，啜之淡然，似乎无味，饮过后，觉有一种太和之气，弥沦于齿颊之间，此无味之味乃至味也。为益于人不浅故能疗疾，其贵如珍，不可多得也。"

品赏龙井茶，像是观赏一件艺术品。透过玻璃杯，看着上下沉浮的嫩芽，看着碧绿的清汤，看着云雾般的水气，龙井茶仿佛是一曲春天的歌、一幅春天的画、一首春天的诗，让人置身在一派浓浓的春色里，生机盎然，心旷神怡。

龙井茶的茶汤清纯甘鲜，淡而有味，它虽然不像红茶那样浓艳醇厚，也不像乌龙茶那样岩韵醉人，但是只要你用心去品，就一定能从淡淡的茶香中品出天地间至清、至醇、至真、至美的韵味、品出人间真情。

二、红茶茶艺

红茶是我国的主要茶类之一，品质上以滇红与祁红为佳。祁门功夫红茶产于安徽省祁门县，因其内质优异，香高味醇具有独特的兰花香而在国际市场上久负盛名，俗称"祁门香"。国际市场上将祁门红茶与印度大吉岭茶、斯里兰卡乌伐的高山茶并称为世界三大高香茶。

（一）用具

茶壶与茶杯（以瓷杯为好），赏茶盘（茶荷），茶巾，茶匙，奉茶盘，热水壶，风炉（电炉或酒精炉），茶道具等。

（二）基本程序与含义

1. 赏茶观色

祁门功夫红茶条索紧秀，锋苗好，外观色泽并非人们常说的红色，而是乌黑油润。因此，国际上称红茶为"Black tea"，即因红茶干茶的乌黑色泽而来。芽叶越幼嫩制得的红茶干茶色泽越乌润。欣赏祁门功夫红茶主要赏其紧结秀丽的茶条索和被称之为"宝光"的干茶色。

2. 温壶热杯

将热水壶中用来冲泡的泉水经加热至微沸，壶中上浮的水泡，仿佛"蟹眼"。然后，用此初沸之水，注入瓷壶及杯中，为壶、杯升温净具。

3. 投茶入壶

用茶匙将茶荷或赏茶盘中的祁门功夫红茶轻轻拨入壶中。

4. 悬壶高冲

这是冲泡红茶的关键。冲泡红茶的水温要在100℃，刚才初沸的水，此时已是"蟹眼已过鱼眼生"，正好用于冲泡。而高冲可以让茶叶在水的激荡下，充分浸润，以利于红茶色、香、味的充分发挥（见图9-10）。

159

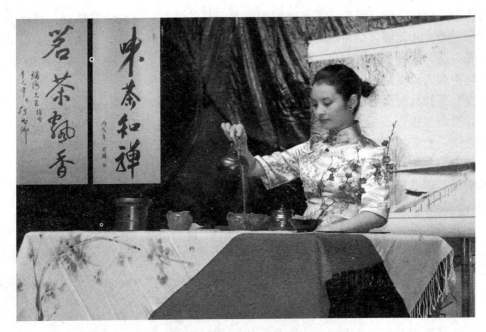

图 9-10 红茶茶艺表演

5. 分杯敬客

采用循环斟茶法，将壶中之茶均匀地分入每一杯中，使杯中之茶的色、香、味一致。茶艺小姐将分在杯中的茶置于奉茶盘上敬奉给客人。

6. 喜闻茶香

一杯茶到手，先要闻香。祁门功夫红茶是世界公认的三大高香茶之一，其香浓郁高长，又有"茶中英豪"、"群芳最"之誉。香气甜润中蕴藏着一股兰花之香。

7. 观赏汤色

红茶的红色，表现在冲泡好的茶汤中。祁门功夫红茶的汤色红艳明亮，杯沿有一道明显的"金圈"，它主要由茶汤中的茶黄素和茶红素构成。茶汤的明亮度和颜色，表明红茶的发酵程度和茶汤的鲜爽度。再观叶底，嫩红明亮。

8. 品尝茶韵

闻香观色后即可缓啜品饮。祁门工功红茶以鲜爽、浓醇为主，与红碎茶浓强的刺激性口感有所不同。滋味醇厚，回味绵长。一泡之后，可再冲泡第二泡茶。继续品尝茶香茶味。

红茶通常可冲泡三次，三次的口感各不相同，细饮慢品，徐徐体味茶之真味，方得茶之真趣。

9. 收杯谢客

鲁迅先生说过："有好茶喝，会喝好茶，是一种清福。"红茶性情温和，易于交融，因此通常用之于调饮。祁门功夫红茶同样适于调饮。然清饮更能领略祁门功夫红茶特殊的"祁门香"，领略其独特的内质、隽永的回味、明艳的汤色。今天我们在此共饮清茶也是一种缘分。"一杯春露暂留客，两腋清风几欲仙"，愿我们有缘再相聚，愿所有的爱茶人都像这红茶一样，相互交融，相得益彰。

三、乌龙茶茶艺

乌龙茶是我国的主要茶类之一，主产于福建、广东和台湾。随着人们生活水平的提高，乌龙茶的健康、保健功能越来越受到人们的关注，消费量与生产量均逐年提高，近年的总产量已接近 20 万吨。有专家预言，乌龙茶将与红茶和绿茶形成三足鼎立之势。深受消费者喜爱。

（一）用具

宜兴紫砂壶，龙凤变色杯，茶荷，茶道具，茶盘，开水瓶，电水壶，茶巾，茶叶。

（二）基本程序与含义

1. 活煮甘泉

好茶需要好水泡是广为人知的道理。好水还需适当的火候来烹调，宋代大文豪苏东坡是一个精通茶道的人，他总结泡茶的经验时说："活水还须活火烹"。活煮甘泉，即用旺火来煮沸壶中的山泉水。

2. 鉴具赏茶

先向嘉宾们介绍今天泡茶所用的精美茶具，而后将要泡给嘉宾品尝的乌龙茶置于茶荷中，请大家鉴赏乌龙茶的优美精致外观造型。

3. 温壶投茶

温壶就是用开水浇烫茶壶，其目的是洗壶和提高壶温，使茶汁容易泡出。然后用茶勺把乌龙茶投入紫砂壶内。

4. 高冲活水

为了使乌龙茶风味更佳，冲泡乌龙茶的茶艺讲究"高冲水，低斟茶"。高冲活水即茶艺师将开水壶提高，向紫砂壶内冲水，使壶内茶叶随水浪翻滚，起到用开水快速浸润茶的作用。需要注意的是：冲水时要沿着壶的边沿冲，以免冲破"茶胆"。

品乌龙茶讲究"头泡汤，二泡茶，三泡、四泡是精华"。头一泡浸润泡冲出的茶汤人们一般不喝，而直接注入茶海用以洗杯净具。第二次冲水不仅要将开水注满紫砂壶，而且在加盖后还要用开水浇淋紫砂壶的外部，这样内外加温，有利于茶香的散发。这道程序完成后，一般要根据茶的品种和当日的气温闷茶 1～1.5 分钟。闷茶的时间太短，茶汤色浅味薄，韵味不足。闷茶的时间若太长，则"熟汤熟味"，且茶味苦涩。

5. 玉液移壶

冲泡乌龙茶要准备两把壶，一把壶用于泡茶，称为"泡壶"或"母壶"；另一把容积相等的茶壶专门用于储存泡好的茶汤，称为"海壶"或"子壶"。把母壶中冲泡好的茶汤倒入子壶，称为玉液移壶。母壶中的茶水倒干净后要乘热再冲水以待续杯。

6. 祥龙行雨

将海壶中的茶汤快速均匀地依次注入闻香杯中，称为"祥龙行雨"，取其"普降甘露"的吉祥之意。

7. 凤凰点头

当海壶中的茶汤所剩不多时则应将巡回快速斟茶改为点斟，此时茶艺师的手势一高一低有节奏地点斟茶水，形象地称之为"凤凰点头"，象征着向嘉宾行礼致敬（见图9-11）。

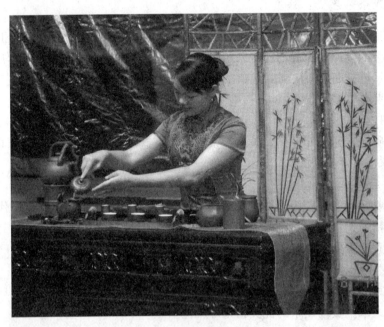

图 9-11　乌龙茶茶艺表演

8. 龙凤呈祥

闻香杯中斟满茶后，将描画有龙凤图案的品茗杯倒扣在闻香杯上，称为"龙凤呈祥"。

9. 鲤鱼翻身

把扣合后的杯子翻转过来，称为"鲤鱼翻身"。中国古代神话传说：鲤鱼翻身越过龙门可以化龙升天而去。茶艺师借助这道程序，祝福大家家庭和和睦睦，事业兴旺发达。

10. 敬茶闻香

敬茶是由茶艺师用双手捧起龙凤杯，然后恭恭敬敬地向客人们敬茶。客人接到茶后不能独自先品为快，而应当也恭恭敬敬地向茶艺师点头致谢。当每位客人手中都得到一杯茶后，客人用左手将描有龙凤的茶杯端稳，用右手将闻香杯慢慢提起来，这时，闻香杯中的热茶全部注入品茗杯中，随着品茗杯温度的升高由热敏陶瓷烧制的乌龙图案会从黑色变成五彩色。此时需要仔细观察杯中的茶汤是否呈现清亮艳丽的琥珀色。

此次闻香，是乌龙茶品茶中的第一闻，客人闻一闻杯底留香。第一闻是闻茶香的纯度，看是否香高鲜爽无异味。

宋代范仲淹有诗云："斗茶味兮轻醍醐，斗茶香兮薄兰芷"，兰花之香是世人公认的王者之香。在第二泡中的第二次闻香时，客人可细细地品味那清幽、淡雅、甜润、悠远、捉摸不定的茶香是否比单纯的兰花之香更胜一筹。

第三次闻香，是用口大口大口吸入茶香，然后像抽香烟一样，从鼻腔呼出。如此，可以全身心地感受茶之香气，更细腻地辨别茶叶的香型特征。第三次闻香还在于鉴定茶香的持久性。

11. 品尝茗韵

用拇指、食指扶杯、用中指托住杯底的姿势来端杯品茶。这样拿杯即稳当又美观。

茶汤入口后不要马上咽下，而应吸气，使茶汤在口腔中翻滚流动，让茶汤与舌根、舌尖、舌面、舌侧的味蕾都均匀充分接触，以便能更精确地品悟出奇妙的茶味。

第一品主要是品这泡茶的火功水平，看有没有发生"老火"或"生青"。

二品主要是品味茶的滋味，看茶汤过喉是鲜爽、甘醇，还是生涩、平淡。

通过品饮了头两道茶后，茶的生涩感已消失，从第三道开始茶味回甘，需要慢慢地品尝，就好像嘴里含着小花一样慢慢咀嚼，细细回味，只有这样才能领悟到乌龙茶的"香清甘活"无比美妙的韵味。

12. 感悟人生

"君子之交淡如水"，而那淡中之味恰似喝了头三道浓茶之后，再喝一口白开水。喝这口白开水千万不可急急咽下，而应当慢慢在口中玩味。咽下白开水后，再张口吸一口气，这时你一定会感到满口生津、回味甘甜、无比舒畅。多数人都会有"此时无茶胜有茶"的感觉。这道程序反映了人生的一种哲理：平平淡淡才是真。

好的乌龙茶七泡之后有余香，九泡仍不失茶的真味。

孙中山先生曾倡导以茶为国饮，以茶代酒。鲁迅先生曾说："有好茶喝，会喝好茶是一种清福。"自古以来，人们视茶为健身的良药、生活的享受、修身的途径、友谊的纽带。

13. 即兴诵章

茶能益思醒脑，助诗兴。几千年来，古人留下了几千首茶诗，今人的茶诗也日见增多。

14. 致谢话别

道家认为：万物的一生一灭都遵循着"道"的循环规律。中国茶人自唐代开始就提出了"茶道"的概念。古今茶人常把温盏、投茶、沏泡、品饮、收杯、洁具、复归，视为是一次与大自然亲近融合的历程，是茶道精神的体现。让我们以茶会友，再续佳缘。

第三节　茶与文学艺术

一、茶与文学

文人写诗作文，大都是左手一杯茶右手一支笔。文人爱茶，茶以其提神益思、保健养生之功助文人创作。茶与诗词有着不解之缘。

李白月夜独酌，对影起舞，佳句遂出；此种情形人们一定不会陌生，想必许多人对此还津津乐道。殊不知茶亦醉人，而且可醉得人飘飘欲仙，唐代卢仝的"七碗茶诗"（诗的全名为：《走笔谢孟谏议寄新茶》）被千古传诵，脍炙人口。南宋大诗人陆游一生

163

佳作无数，其中不乏优秀茶诗词。据钱时霖先生称，陆游还当过十年茶官（提举福建及江西西路常平茶盐公事），并先后写下茶诗三百多首。白居易、欧阳修、杜甫、苏轼等古代大诗人都留下了很多茶诗词。

自古以来，茶诗无数，有人曾收集茶诗一千多首。钱时霖、刘伟华等人还分别编著出版过有关茶诗词的著作。在互联网上检索，得到的现代茶诗更是不计其数。纵览古代茶诗词，感人至深的首选卢仝的《走笔谢孟谏议寄新茶》，现引用如下，供鉴赏：

《走笔谢孟谏议寄新茶》
唐·卢仝

日高丈五睡正浓，军将打门惊周公。

口云谏议送书信，白绢斜封三道印。

开缄宛见谏议面，手阅月团三百片。

闻道新年入山里，蛰虫惊动春风起。

天子须尝阳羡茶，百草不敢先开花。

仁风暗结珠蓓蕾，先春抽出黄金芽。

摘鲜焙芳旋封裹，至精至好且不奢。

至尊之余合王公，何事便到山人家？

柴门反关无俗客，纱帽笼头自煎吃。

碧云引风吹不断，白花浮光凝碗面。

一碗喉吻润，二碗破孤闷。

三碗搜枯肠，惟有文字五千卷。

四碗发轻汗，平生不平事，尽向毛孔散。

五碗肌骨清，六碗通仙灵。

七碗吃不得也，唯觉两腋习习清风生。

蓬莱山，在何处？玉川子乘此清风欲归去。

山上群仙司下土，地位清高隔风雨。

安得知百万亿苍生命，堕在巅崖受辛苦。

便围谏议问苍生，到头还得苏息否？

现代也不乏艺术感染力的茶诗。在我们老一辈革命家中，朱德、毛泽东等伟人也对茶情有独钟，留下了不少与茶有关的著名诗篇。

朱德委员长一生南征北战，日夜操劳国家大事，仍然能高寿九十多岁；他长年饮茶的生活习惯对其长寿是有一定贡献的。他喜欢饮庐山云雾茶，并为此曾在庐山上写了下面一首饮茶诗：

164

《茶诗论长寿》
朱德

庐山云雾茶，
味浓性泼辣。
若得长年饮，
延年益寿法。

中国佛教协会会长赵朴初也是个爱茶并且长寿之人。他的一首《吃茶（五绝）》，将茶、禅深意简洁明快地表现了出来。诗中内涵丰富，非常贴切地引用了唐代卢全"七碗茶"的诗情和唐代高僧从谂禅师"吃茶去"的禅意，堪称是茶禅诗中的佳作。

《吃茶（五绝）》
赵朴初

七碗受至味，
一壶得真趣。
空持百千偈，
不如吃茶去。

茶在中国具有最广泛的群众基础，茶最平易近人。平民百姓有诸多艰难困苦，借酒消愁易惹祸端，还不如借茶清理心绪，抒发情绪，于是好诗就随茶香悠然飘出。现摘录一首现代茶诗供鉴赏。

张错所作的《茶的情诗》很有韵味，把泡茶饮茶中的寻常现象刻画得入木三分，并由此挥发意境，读起来别有一番滋味。

《茶的情诗》
张错

如果我是开水你是茶叶，
那么你的香郁，
必须倚赖我的无味。
让你的干枯柔柔地，
在我里面展开，舒散；
让我的浸润舒展你的容颜。
我必须热，甚至沸，
彼此才能相溶。
我们必须隐藏，
在水里相觑，相缠，
一盏茶功夫我俩才决定，
成一种颜色。

无论你怎样浮沉把持不定，

你终将缓缓的（噢，轻轻的）落下，

攒聚在我最深处。

那时候你最苦的一滴泪，

将是我最甘美的一口茶。

对联是指对偶语句，也称为楹联或对子，它是我国汉民族所独有的、具有广泛群众基础的一种文学艺术形式。对联要求上下两联字数相等，结构相同，并在平仄、节奏、词性等方面做到尽量对称或对等。茶文化作为中华民族传统文化的重要组成部分，自然与对联这种文学艺术形式紧密地融合在一起。以茶为题的对联较多地出现在茶馆、茶叶生产经营单位、文化艺术领域等。尤其在茶馆，人们品茶赏对联，颇能增添品茗情趣，提升饮茶的艺术品位和享受层次。现精选一些名句对联供读者鉴赏。

各地茶馆、茶楼及与茶关系密切的营业场所，其门庭、牌匾、厅堂、墙壁等处，多有耐人回味、禅味醇厚的茶联。在茶艺、茶道演出时，表演者的行头中也常有几幅茶联，挂在演出现场，颇能起到画龙点睛之效。许多爱茶之人更是把茶联带进卧室，与茶同枕共眠，带着茶联的意境入梦。

例如在杭州某茶楼的正门柱上，一副茶联这样写道：

一杯春露暂留客，两腋清风几欲仙。

此茶联喻茶为春露，客人一进门便见此美称，犹如翩翩少女喜相迎。接下来"留客"二字便是最自然不过的了，谁愿放过这美丽的邂逅呢。后一句借唐朝诗人卢全"七碗茶诗"所描写的意境，暗喻此处茶好景美，保你得到无上享受。

福建泉州市有一小小茶室，其中一副茶联气度不凡：

小天地，大场合，让我一席；论英雄，谈古今，喝它几杯。

此茶联首先用一个"小"字，谦虚自己是小茶室。茶室虽小，且有天地，故称"小天地"。此可谓不卑不亢，表面谦逊，心中却藏鸿鹄之志。店家有此等风范和气度，此茶馆当然够得上是"大场合"了。能在此"大场合"纵横天地、阔谈古今的茶客，也当然配得上英雄的称号（其实，舍得掏钱的茶客，对店主而言都是英雄。）小小一席座，简单几杯茶，却能天地英雄一番，说起话来自信且中气十足。这区区二十字，以朴实平直见大气，谦逊中透出豪迈；而且，这些大气和豪迈都归于了茶客，（恰恰就在对茶客的暗喻中，体现了这小茶馆的大气魄）。此等意境安排真令人叫绝。

四川以前有一家茶馆，兼营酒业，但生意清淡。为改变窘况，店主请一位才子撰写茶酒对联一副，镌刻于大门两边：

为名忙，为利忙，忙里偷闲，且喝一杯茶去；

劳心苦，劳力苦，苦中作乐，再倒一杯酒来。

此联一出，众口叫好，行人为之感悟，于是就有切身体验一番的冲动。就这样，此后该茶馆生意兴旺。客人喝茶饮酒感悟人生，店主卖茶卖酒赚钱买田。

描写茶叶生产的茶联也不少，如杭州茶人阿兴所作茶联：

春雷惊起新芽漫山绿叶映蓝天，村姑喜采龙井满园红装衬绿叶。

早春响雷，报道春天的到来。一场春雨过后，茶树萌芽伸展，就好像是一夜之间突然长出了一层新芽，这时的茶园是一片新绿，再加上雨过天晴，上有蓝天白云，下有漫山遍野的茶园新绿映衬，一派生机盎然的景象，看了真叫人喜气洋洋。在这样清新美丽的景色中，着装鲜艳的年轻姑娘们，正喜气洋洋地采收名贵的明前龙井茶，她们的鲜艳服装星星点点地洒落在漫山遍野的绿色茶园中，正可谓是绿叶衬红花，煞是好看！

由杭州湖畔居茶楼朱家冀推荐的一联描写品茗和泉水的对联，也是文彩照人，令人拍案叫绝：

名草为茗茗须品一口二口三口，白水为泉泉须出孤山双山叠山

在对联中还有一种有趣的回文对联，例如：

趣言能适意，茶品可清心。

将其倒读则成为：

心清可品茶，意适能言趣。

此茶联前后对照意境变化，文采照人。这样别具一格的回文茶联，娱乐茶客，别有情趣。

反映各种意境和趣味的茶诗茶联很多，它们都是茶文化在文学中的体现，是我国丰富多彩茶文化宝库中的两朵奇葩。

除了诗词和对联，茶文化还广泛存在于其他样式的文学作品中。如老舍的《茶馆》（戏剧）、王旭峰的《南方有嘉木》（长篇小说）等。散文更是茶文化的园地，庄若江关于茶与现代华人散文的一篇论述，贴切地表达了茶与散文的关系：现代散文中，"茶"的出现频率极高……文化意义的"茶"，在散文中得到了最充分最多义的诠释。散文的文体品格与"茶"发生了"质"的审美遇合。"茶"的精神、作家的意趣与散文的形式达成了惊人的默契，构成了华人文学最美丽也最耐人寻味的景观之一。

湖北三峡职业技术学院的刘伟华，搜集整理了大量反映土家族茶农生活的茶歌，例如《土家采茶调》（我打茶山过，茶山姐儿多，心想讨一个，只怕不跟我。门口一窝茶，知了往上爬，哇的哇的喊，喊叫要喝茶）、《姐妹采茶》（三月采茶茶发芽，姐妹双双去采茶。姐采多来妹采少，无论多少早还家），还有《筛茶歌》、《采茶歌》等等。这些茶歌流传悠久，具有土家族浓郁的地方特色，是宜昌地区土家族茶文化的优秀典范。又如皖西茶歌《盘茶歌》、《十二月花》、《手扶栏杆叹一声》、《采茶词》、《霍山竹枝词》等，形象直观地反映了当地茶农采茶、制茶等生产活动以及他们心中的情感。这些茶歌既是关于茶的文学，同时又是关于茶的音乐。

二、茶与音乐

人的精神生活少不了音乐；音乐与茶也有着千丝万缕的联系。茶艺表演总需要音乐伴奏，品茗与赏乐也总是影同形随。人们品茶，是要享受其中幽雅、温馨、宁静、淡泊的意境和文化氛围，此时的伴奏音乐决不可用激荡、喧闹、摇滚、怪异的那种，而应当采用某些与品茶意境相吻合的中国民乐，如《阳关三叠》、《梅花三弄》、《二泉印月》、《高山流水》等；一些佛教音乐也非常适合品茗的氛围。

167

茶与音乐还有更直接的联系，那就是以茶为题材的歌曲和音乐，例如"采茶调"、"采茶情歌"、"采茶扑蝶（歌舞）"，等等。在互联网上用 Google 搜索引擎以"茶"和"音乐"为关键词搜索，得到的相关条目就有 355 万条之多。其中最为著名的就要数《采茶舞曲》了。

《采茶舞曲》以茶区生活为背景，以越剧音乐旋律为基调，并吸收了浙江曲艺的某些表现手法，经过作者精心加工，使其成为一首欢快诙谐、具有浓郁地方特色的著名江南民歌。该曲形象地描绘了江南水乡的秀美景色，展现出一幅早春农民忙于采茶、插秧的生产场景，唱出了采茶姑娘愉快的劳动生活和面对丰收时的喜悦心情。

《采茶舞曲》是著名音乐、戏剧家周大风于 1983 年在杭州创作的。他是在周恩来总理的直接关怀下，在亲身经历了茶区实际生活的基础上创作了这首著名江南民歌。1987 年该曲被联合国教科文组织音乐教材专家会议选入了《亚太地区歌曲集》，取得了中国历代茶歌茶舞的最高荣誉。周大风词曲的《采茶舞曲》如下：

采 茶 舞 曲

1=G 2/4

中速　愉快地

周大风词曲

(1261 5635 | 1235 22 | 5635 2312 | 6123 55 | 1216 1235 | 2 2 3 | 6156 3561 |

2. 2) 3 35 2321 | 1216 5 | 1. 6 1235 | 2 - | 2 7 6765 | 3523 5 |

　　　溪水　清清 溪水　长，　　　溪水　两岸

0 0 | 0 0 | 0 0 | 3 - | 25 25 | 0 0 | 0 0 |

0 0 | 0 0 | 0 0 | 1 - | 25 25 | 0 0 | 0 0 |

　　　　　　　　　　哎　　采呀 采呀

5 23 2161 | 5 - | 6 61 5 | 6 1 161 | 1235 22 | 0 0 | 6 62 7 6 |

好呀么好风 光。　　哥哥 呀　上畈 下畈 紧插秧呀，　　妹妹　呀 / 妹妹　呀

1 - | 25 25 | 0 02 | 0 0 | 3 2 | 6535 212 | 0 0 |

　　　　　　　哎

6 - | 25 25 | 0 0 | 1 6 | 61 55 | {0 2 / 0 6} |

哎　　采呀 采呀　　　　哎　紧插 秧哎， / 风点 头哎，　　哎

东山 西山 采茶 忙， 插秧 插得 喜洋洋， 采茶 采得 心花 放，
采茶 好比 鱼跃 网， 一行 一行 又一 行， 摘下的 青叶 篓里 装，

哎 采茶 忙哎， 采呀 采呀， 采呀 采呀， 采呀 采呀， 采呀 采呀，
鱼跃 网哎，

插得 秧来 密又 匀呀！ 采得 茶来 满山 香。 你追 我赶 不觉 累，
千篓 万篓 千万 篓呀！ 篓篓 清茶 发清 香。 多快 好省 来采 茶，

采呀 采呀 采呀 采呀， 采呀 采呀 采呀 采呀， 采 呀 采 呀！采 呀！采 呀！

敢 与 老天 争呀么争 春 光， 争呀么争春 光。 哎 唷！
好 换 机器 好呀么好换 钢， 好呀么好换 钢。 哎 唷！

采 呀！采 呀！争呀 争春 争呀 争春 争呀 争春 光。 哎 唷！
好呀 好换 好呀 好换 好呀 好换 钢。 哎 唷！

让我们在采茶舞曲的轻快旋律中品茶养生，品味茶的生活；让我们的心沉浸在茶的境界里，体悟茶的真味，享受高品位的人生吧。

三、茶与其他艺术形式

首先，茶席设计是显而易见的茶艺术内容，关于茶具的艺术也可归于茶艺术的范畴，古今中外以茶为主题的绘画和雕塑作品，也都属于茶艺术。此外，还有一些以茶为题材的影视作品（如：《绿茶》、《月香》、《茶色飘香》等）也是有关茶的艺术作品。

茶与艺术的关系密切，以茶为主题的艺术作品十分丰富，这方面的内容还有待深入挖掘和整理。

<h2 style="text-align:center">第四节 茶 与 佛 教</h2>

茶文化同样也进入了中国的佛教领域，而且，茶文化与佛教文化的融合还充满了禅趣。两者相互融合相互促进，还出现了不拘一格的禅茶文化。

一、茶与佛教的结缘

在中国，佛教与茶有着千丝万缕的联系。僧侣们参禅修行需要做静坐禅修的功课，此种修行需要长时间的打坐，并且要求"过午不食"、"跏趺而坐、不动不摇"，这样就难免发困。茶叶富含营养和药效成分，它不仅可补充人体必需的营养，还具有提神醒脑、增强思维能力等，尤其是茶的提神醒脑的功效，在唐朝已经广为人知。于是，茶逐渐成了佛教修行人的常用饮料。此在唐代封演的《封氏闻见记》中就有记载："茶，南人好饮之，北人不多饮。开元中，泰山灵岩寺有降魔师，大兴禅教，学禅，务于不寐，又不惜食，皆许其饮茶；人自怀挟，到处煮饮，从此转相仿效，遂成风俗。自邹、齐、沧、棣，渐至京邑，城市多开店铺，煎茶卖之"。由此可见，茶与佛教的紧密结合首先在物质和人体生理层面上是有科学依据的。

从精神和文化层面看，茶所表现出来的特性及其象征意义与佛教的意识形态也比较吻合，故佛教修行者在理论上也容易与茶结缘。自古至今，喝酒、饮茶是中国社交的两大主要方式，佛教之所以亲茶而禁酒，是有其生理和文化原因的。酒虽然也有其有益的一面，但由于酒性属火，多饮使人上火，特别是由于酒精的作用，醉酒后使人易怒，故酒往往与暴力有缘，这些都使人难以持戒，有违佛教修行所需要的"戒"；饮酒使人心浮气躁，精神发散，精力难以集中，故使人定力下降，难以入静，此有违佛教修行所需要的"定"；酒后容易失去理智，这就与佛教"慧"的追求相违背。而茶不但在生理上有利于佛教修行，而且在文化和精神上也与佛教有共同语言。茶文化所引申出来的清静、廉洁、和谐、深沉等茶德，与佛教中的"戒、定、慧"理念非常的符合，它们是可以融为一体的。总之，茶是一种既符合佛门戒规，又能消除坐禅之疲劳的饮料，所以它自然成了参禅者最好的助缘。可见，茶与佛的结缘是自然的结果、历史的必然。

撰写世界上第一部茶叶专著（《茶经》）的茶圣陆羽，也有着与佛教的不解之缘。他自小被寺院收养，还当过煎茶小沙弥。他的寺院经历无疑对他的茶学思想产生影响，对以后茶文化与佛教文化的融合也起到了一定的作用。

二、佛教对茶产业和茶文化的影响

1. 佛教对茶产业的影响

佛教的兴盛，尤其是禅宗和天台宗的发展，促进了茶叶生产的发展。晋朝慧远法师在上海黄浦江南岸的东林禅寺弘法时开创了寺院种茶的先河，从此寺院种茶、制茶、饮茶便逐渐推广开来。至唐宋时期，茶礼和茶宴已逐渐成为寺院中的正规制度。

在茶产业发展的早期，佛教对种茶区域扩展和茶产业提升作出了重要贡献。随着佛教的传播，茶叶生产从南方向全国许多地方扩展，北到河南，西至西藏，更远度重洋传播至世界各地。如今中国的寺院旁往往有许多茶园，而且往往出产好茶。名山、名寺、名茶总是联系在一起。在佛教地位极高的唐朝，寺庙也是茶叶生产技术研究和发展的主要场所。佛教提倡饮茶，这一方面增加了对茶叶的需求量，同时寺院自己也种茶、制茶，直接推动了茶叶生产的发展。

我国的四大佛教名山中，除五台山因自然环境不适合茶树生长外，其他均产茶，并且出名茶。如浙江普陀山有"佛茶"，四川峨嵋山有"峨嵋峨蕊"，安徽九华山的有"九华毛峰"，等等。此外，西汉时"甘露普慧妙济禅师"所创的"蒙顶茶"，浙江惠明寺的"惠明茶"，云南大理感通寺的"感通茶"、浙江天台山万年寺的"罗汉供茶"，浙江余杭径山寺的"径山茶"，杭州法镜寺的"香林茶"等，最初也均产于寺院。

2. 佛教对茶文化的影响

僧侣们饮茶、产茶推动了茶叶生产的发展，他们在饮茶过程中对茶的感悟及以茶为机缘的修行，也使得我国的茶文化具有丰富的禅意。"茶禅一味"形象地揭示了茶中所蕴涵的佛法，僧俗双方都为此而津津乐道。唐朝赵州禅师"吃茶去！"的禅语，更是把茶与佛融为了一体。

唐朝有个叫从捻的禅师，在赵州观音寺弘扬佛法。弟子或信徒前去咨询佛法，他总以一句"吃茶去"作答。一次有二人前去拜师求教，赵州禅师问他们以前可曾来过观音寺，一人回答不曾到过，禅师即令其"吃茶去！"；同一问题又问另一人，其回答是以前来过，禅师同样令其"吃茶去！"；在旁的弟子觉得奇怪，问师道："禅师，他们二人的回答完全相反，您却都令其吃茶去，这是为什么？"。禅师的回答同样是："吃茶去！"其实这"吃茶去！"是启发求教者的一种教学方法，目的是要打断对方的常规思维，在其常规思维无所适从的大脑空白之际，助其进入无执著的禅思，进而体悟解脱的境界。以后"吃茶去！"便成了佛教禅林的著名法语。

现在饮茶在寺院已经相当普遍。为了促进僧侣潜心念佛和招待来寺院的施主，许多寺院都设有"茶堂"，并设有掌管烧水煮茶的"茶头"及在寺院门前布施茶水的"施茶僧"。在一些寺院还沿袭有供奉佛祖的"奠茶"、按受戒年限先后啜饮的"戒腊茶"及全寺僧人共饮的"普茶"等饮茶习俗。可见饮茶已经成为佛教制度文化所不可或缺的重要内容。

还有这样一个传说，也形象地说明了茶与佛教特别是禅宗的不解之缘：当年达摩自印度传佛来到嵩山少林寺，面壁九年。有一回他在冥想中睡着了，醒来后痛下决心要避免重蹈覆辙，便用刀将自己的眼皮割下掷于地上。没想到眼皮落地之处竟生出了茶树，他取其树叶融水烹煮饮用，顿时睡意全消。就这样达摩才得以成功面壁九年而禅修不辍。

可见，中国佛教文化中已融入了茶文化的内容，佛教哲理也深深地影响了中国的茶文化，使茶文化有了不少的禅意。

3. 佛教对茶文化传播的影响

佛教（尤其是禅宗和天台宗）提倡饮茶，这在客观上也促进了茶及茶文化的传播。随着禅宗和天台宗在我国其他地方的推广，饮茶习惯也从南方向全国各地传播。佛教还为中国茶及茶文化向世界传播作出了显著贡献，尤其是向日本的传播。唐代（618～907 年）有大批日本僧人到中国寺院学习佛学，由于当时寺院种茶制茶十分广泛，饮茶也成为寺院生活的重要组成部分，所以当这些日本僧人学成回国时，将中国的茶树和饮茶习俗带到了日本。例如在公元 805 年，日本高僧最澄禅师到浙江天台的国清寺学佛，回日本时带去了茶籽，并将其种于日本的滋贺县，这就开创了日本的种茶历史。最澄大师回国后在日本比睿山仿国清寺修建了日本国清寺，还把比睿山改名"天台山"，从此天台宗在日本广为传布，至今已有教徒 300 余万人。

南宋时（约 1191 年），又有日本建仁寺高僧荣西禅师两度来华，回国时又带去茶籽。他不但将中国的茶树栽培和加工技术传播到日本，更把中国的茶文化在日本发扬光大。他还著有《吃茶养生记》一书，这是日本的第一部茶书，在日本影响很大，荣西因此而被尊为"日本茶祖"。与此同时，中国的饮茶习俗、茶礼、茶艺等茶文化活动也陆续传入日本，并在那里逐渐发展成为独特的日本"茶道"。

茶文化向朝鲜的传播也与佛教有关。唐朝时期，许多朝鲜人来华学习盛唐文化，包括僧侣交流佛学。当时唐朝社会盛行的饮茶习俗也就传入朝鲜。至唐朝后期，茶籽从浙江天台山传入朝鲜，并开始在朝鲜的地理山（今智异山）寺院周围种植。以后由于佛教天台宗和禅宗逐渐在朝鲜占了优势，此两大宗派的寺院茶礼也对朝鲜产生了深远的影响，此后，种茶饮茶习俗慢慢推广到民间大众。

三、现代茶禅生活方式

佛教在早期就开创了"农禅"修行方式。所谓"农禅"，是指出家人在修行佛教的同时，还承担一些农业生产；他们在生产中修行，将修行融入日常生产和生活，通过"农禅"实践，修行者一方面可自食其力，同时也使修行更加切合大众生活，利于佛法的宏扬。如今，"农禅"修行方式又有了新的发展。在台湾及大陆的一些地方，修行佛教的人们把修行与茶叶生产结合起来，融禅于茶，开创了茶禅的生活和修行方式。

台北坪林的"山外山有机生态茶园农场"正实践着茶禅农耕的修行方式。他们修行在农场，在修行中种茶、制茶、饮茶，在茶业中修行。以佛教的大智能，将茶树的种植栽培过程、各种农艺操作以及茶叶的品性、饮茶品茶程序等都与修行相类比，并从中悟道，由茶入道（见图 9-12，9-13）。

在浙江杭州的天竺寺也有茶禅实践。僧人们在茶园静心止念，以修行的态度从事茶叶生产，他们视茶树为灵物，还为茶树及其生态系统诵经念佛，与其作超意识的交流。农禅修行方式特别适合当今社会。在世俗的层面，它与正在兴起的有机农业观念相一致，可以为拯救生态环境作示范；在出世的层面，它以大多数人所能接受的方式推广佛法，切实可行地修炼了浮躁不安的人心。

总之，茶与佛教的结缘首先表现在饮茶可以在生理上助修行一臂之力，其次，茶在精神上丰富了佛教文化，更为重要的是，佛教的融入大大丰富了茶文化内涵，提升了茶文化的品位，并为千千万万在尘世挣扎的心灵提供了些许的慰藉。

一千多年来，茶与佛教共存互用，彼此依赖，相互推动。僧侣的修行生活需要茶作为助缘；饮茶融入修行生活后，便演化出了一系列的寺院饮茶仪规；进一步更有茶与修行的完全融合——"茶禅一味"。寺院种茶制茶的实践则推动了茶叶生产技术的提高和生产规模的扩大，同时还为茶文化的传播作出了重要贡献，它还大大丰富了茶文化的内涵，提升了茶文化境界和品位。

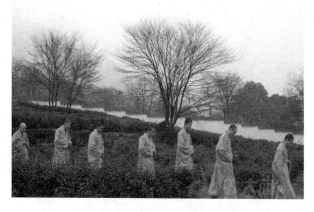

图 9-12 僧侣们在茶园诵经

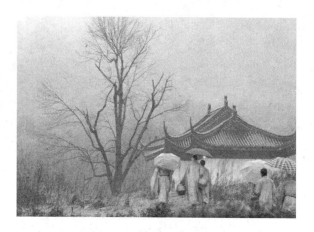

图 9-13 僧侣们采茶归来

思考题：

1. 当今饮茶习俗可以分为几种类型？各有何特点？

2. 汉族饮茶大多喜欢清饮，试举一二例说明之。

3. 如何制作藏族的酥油茶？

4. 如何制作蒙古族的咸奶茶？

5. 傣族的竹筒香茶是如何制作的？

6. 何谓白族"三道茶"？有何寓意？对年轻的学子们有何启迪？

7. 土家族的擂茶为什么又叫"三生汤"？如何制作？有何功效？

8. 在人生的婚恋过程中，为什么要"以茶为礼"？

9. 中国传统丧葬礼俗中，为什么要以茶为祭？

10. 客来敬茶是中国的传统礼俗，应该注意什么？

第十章 科 学 饮 茶

第一节 茶的合理选用

不同的茶有不同的特性，不同的人也有不同的生理状况，不同的时间、地点、环境条件，都会影响人与茶之间的关系。所以，科学合理的饮茶需要因人因时因地因茶而异，不能机械刻板。

一、不同茶的不同特性

从中医的角度看，茶一般属微寒，偏于平、凉，但相对来说，红茶性偏温，对胃的刺激性较小，绿茶性偏凉，对肠胃的刺激性较大；从另一个角度看，刚炒制出来的新茶，不管是绿茶还是红茶，均有较强的热性，多饮使人上火，但这种热性只能短暂存在，一般放置数周后便消失；相反，陈茶则性趋寒，一般是越陈越寒。

从现代科技的角度看，不同的茶叶含有不同的机能性成分含量，如绿茶富含各种儿茶素，而红茶中儿茶素大多已被氧化成茶黄素、茶红素等氧化缩合产物，乌龙茶的情况则处于红茶和绿茶之间。较粗老的黑茶，含有较多的茶多糖，这对糖尿病治疗有益，但它们同时含有太多的氟，饮用时须考虑如何减少氟的摄入量。普洱茶含有一些由微生物转化而来的特殊成分，同时多酚类物质大多被氧化，从而显著减轻其对肠胃的刺激性。不同茶叶的咖啡碱含量也有很大的差异，甚至还有脱咖啡碱的茶产品，而不同人群、不同饮茶时间对咖啡碱的敏感性不同，咖啡碱是合理饮茶需要考虑的重要因素之一。

作为对茶医药保健功效的深入开发，茶已用于数以千计的中药方剂和保健茶配方，这些配方茶被称为保健茶或药茶。这类茶的特性更是千差万别，其性质不仅与所含有的茶叶有关，还决定于所配伍的其他中药材的性质。对于此类茶及一些茶药膳的选用，需要有相关领域的专业人士指导。

二、气候、季节与茶类的选择

气候条件是影响人们生活方式的重要因素。饮茶消费习俗的形成也与消费者所在地的气候条件密切相关。在非洲，炎热干旱的沙漠气候下，人们需要清凉，所以这些地区的人多喜欢饮用绿茶，并在绿茶中加入薄荷等清凉饮料，用于解暑并弥补缺少蔬菜所产生的某些人体必须的营养成分的不足。而在纬度偏北的地区，气候寒冷，人们更需要温暖驱寒，所以该地区的人们多喜欢热饮红茶或花茶。红茶性温，再加上热饮，可驱寒暖身。在气候炎热的地方，常饮凉茶可清凉解暑，但在寒冷潮湿地区，以热饮红茶或乌龙茶为好，因为暖性的红茶和乌龙茶，加上热饮，可宣肺解郁，温暖身体。

饮茶还须根据一年四季气候的变化来选择不同属性的茶。夏日炎炎，宜饮绿茶或白茶，因为绿茶和白茶性凉，饮上一杯清凉的绿茶或白茶，可以驱散身上的暑气，消暑解渴，十分的舒畅。冬天，天气寒冷，饮一杯性温味甘的红茶，或发酵程度较重的乌龙茶，可给人以生热暖胃之感。因此，在中国，有"夏饮龙井，冬饮乌龙"之说。春天，随着严冬的过去，气候开始转暖，但春天雨水较多，湿度大，这时如饮些香气馥郁的花茶，一是可以去寒邪，二是有利于理郁，促进人体阳刚之气的回升。

三、食物结构与茶类的选择

我国西藏、内蒙等边疆少数民族地区习惯饮用砖茶，这与他们的食物结构和历史文化背景都有关。他们长年以牛、马、羊的肉和奶为主食，又缺少新鲜蔬菜供应，他们所需的许多维生素都来自茶叶，茶中的其他许多成分对他们的营养和保健作用也很大。所以，茶成为他们日常生活的必需品，他们"宁可三日无粮，不可一日无茶"。至于为什么选用砖茶，这与砖茶的便于长途运输，价格相对较低，又适合在茶壶内慢慢烹煮及适合制成酥油茶的饮茶习惯有关。

英国等西方国家奶的消费非常普遍，并且有喝奶茶的传统习惯。在所有茶类中，红茶加奶后无论外观品质还是香气滋味都比较协调，所以，需要加奶调配的茶以红茶或黑茶为好。我国边疆牧区也有饮用奶茶的习俗，主要选用黑茶（砖茶）来调制。

四、根据人的身体状况和生理状况选择茶叶

茶虽是保健饮料，但由于各人的体质不同，习惯有别，因此每个人更适合喝哪种茶，要因人而异。一般说来，初次饮茶或偶尔饮茶的人，最好选用高级名绿茶，如西湖龙井、黄山毛峰、庐山云雾等。喜欢清淡口味者，可以选择高档烘青和名优茶，如茉莉烘青、旗枪、敬亭绿雪、天目青顶等；如平时要求茶味浓醇者，则以选择炒青类茶叶为佳，如珍眉、珠茶等。若平时畏寒，那么以选择红茶为好，因为红茶性温，有祛寒暖胃之功；若平时畏热，那么以选绿茶为上，因为绿茶性寒，喝了有使人清凉之感。由于绿茶含茶多酚较多，对胃会产生一定的刺激作用，所以，如喝了绿茶感到胃不适的话，可改饮红茶，还可在茶汤中加些牛奶和糖之类。

如今市场上茶叶产品琳琅满目，一些特殊人群需要精心选择适合自己的茶叶饮用。如对有饮茶习惯，但容易因饮茶而造成失眠的人，可选用低咖啡因茶或脱咖啡因茶。如果是以治疗各种疾病或保健为主要目的，则可以选用相应的各种药茶，如清热利咽的合欢胖大海茶、补气强壮的黄芪茶、降脂减肥的各种减肥茶等等。

一般年轻人阳气足、火旺，在夏季可喝一些凉茶以消暑解渴，但对老年人或体质较弱的人，应尽量避免饮凉茶，因为凉茶性寒，易损伤体弱者的脾胃功能和肺功能。体弱者特别是脾胃虚寒者饮茶以热饮或温饮为好。

五、茶叶质量的选择

要选用质量较好的茶叶，总体而言可从"新、干、匀、香、净"五个方面来考察。

所谓"新",就是说在大多数情况下茶叶以新茶为好，存放时间较长的茶叶，其品质一般会下降，这对于高档绿茶来说尤其如此。当然也有特殊情况，例如对于普洱茶，则以存放年份较长为好。

所谓"干"，是指茶叶的干燥度。一般要求茶叶含水量低于6%，用手一捏可成粉末状。

所谓"匀"，是指茶叶的粗细和色泽均匀一致。这是衡量茶叶采摘和加工优劣的重要参考依据。

所谓"香"，是指茶叶香气的质量，要求香高而纯。一般通过嗅干茶香，便可检验茶香是否纯正，有无烟、焦、霉、酸、馊等异味。

所谓"净"，是指茶叶的净度好，其中不应掺杂异物。这其实是茶叶的卫生质量指标，它是判断茶叶质量好坏的基本指标。

对于各类具体茶叶的选择，还应根据茶叶花色品种的品质特征来鉴别，这主要从茶叶的色、香、味、形四个方面来评判。

第二节　正确的泡茶方法

一、泡茶用水

茶与水的关系最为密切，好茶配好水，才能发挥茶的高品质。我国古代对泡茶用水已有很深入的研究，例如，陆羽在《茶经》中指出："其水，用山水上，江水中，井水下。其山水，拣乳泉、石池漫流者上"。总的来说，古人对水质的要求可概括为五个字："源"、"活"、"甘"、"清"、"轻"。所谓"源"，是指水的来源，《茶经》中所说的"山水"、"江水"、"井水"就是"源"。所谓"活"，是指活水，尤其是指青山中缓慢流动的山泉。所谓"甘"，是指水的回味有甘甜的感觉，一般优质泉水有此特点。所谓"清"，是指水源清澈见底，水中没有微生物和其他杂质。所谓"轻"，是指水的比重相对较小，其实质是水的硬度较小。

用现代科学语言来说，泡茶用水的质量指标有以下四项：

1. 感官指标

色度不得超过15度，并不得有其他异色；浑浊度不得超过5度；不得有异臭异味；不得含有肉眼可见物。

2. 化学指标

pH值为6.5～8.5，总硬度不高于25度，要求氧化钙不超过250mg/L，铁不超过0.3mg/L，锰不超过0.1mg/L，铜不超过1.0mg/L，锌不超过1.0mg/L，挥发性酚类不超过0.002mg/L，阴离子合成洗涤剂不超过0.3mg/L。

3. 毒理指标

氟化物不超过1.0mg/L，氰化物不超过0.005mg/L，砷不超过0.04mg/L，镉不超过0.01mg/L，铬（六价）不超过0.5mg/L，铅不超过0.1mg/L。

4. 细菌指标

177

细菌总数在 1ml 水中不得超过 100 个，大肠菌群在 1 升水中不超过 3 个。

根据上述古今选水标准，实践中已经总结出一些选水的经验。一般来说，泡茶以天然泉水为最好，这种水纯净、清爽、富含矿物质，能充分发挥茶的香气和滋味，是泡茶的上品水。相比之下，虽然没有被污染的溪水及江河之水也非常适合泡茶，但较泉水稍为逊色。自来水由于经过净化、消毒处理，虽然卫生方面已没有问题，但由于含有氯气残留等原因，虽然也适合泡茶，但要明显差于泉水和江河活水。井水属地下水，是否适宜泡茶，不可一概而论。有些井水的水质甘美，接近于矿泉水，所以是泡茶的好水；而多数井水因含矿物质太多，硬度太高，具有较强的还原性，所以不适合泡茶。如果用这样的井水泡茶，会造成香气低而浊、滋味偏苦涩，大大降低茶的品质。如果大气干净，雨水和雪水也比较适合泡茶。但由于现代大气环境污染日趋严重，大气中二氧化硫和二氧化碳浓度不断上升，许多地方的降水成了酸雨，现在已经很少有令人满意的降水了，所以雨水和雪水一般不要直接泡茶。纯净水虽然干净卫生，但用它泡茶，茶叶的香、味也较差。

二、茶具选择

茶具对泡茶品质及对饮茶效果的影响是比较微妙的，同时具有较多艺术的因素。中国的茶具种类繁多，文化艺术积淀深厚，其内涵极为丰富。为了把各种茶的品质因素体现出来，泡出好的茶香和滋味，同时也为了更好地体现各种茶的艺术因素和文化背景，对茶具的选择是很有讲究的。

178

茶具的种类，从材质分可以分为陶土茶具、瓷器茶具、玻璃茶具、金属茶具、搪瓷茶具、竹木茶具、漆器茶具、塑料茶具、一次性纸杯、保温杯等。

陶土茶具中主要是紫砂茶具，其中最著名的紫砂茶具是产于浙江宜兴的紫砂茶具。由于紫砂泥质地细腻柔韧，可塑性强，渗透性好，用它烧成的茶具泡茶，既不夺茶真香，又无熟汤气，夏天不易变馊，冬季保温效果较好，能较长时间保持茶叶的色、香、味，特别适合泡乌龙茶。紫砂茶具还可以放在炉上烧煮。

瓷器茶具产生于陶器之后，按产品又分为白瓷茶具、青瓷茶具和黑瓷茶具等几个类别。白瓷茶具以色白如玉而得名。其产地甚多，有江西景德镇、湖南醴陵、四川大邑、河北唐山、安徽祁门等。其中以江西景德镇的产品最为著名，成为当今最为普及的茶具之一。青瓷茶具主要产于浙江、四川等地。浙江龙泉青瓷，以造型古朴挺健、釉色翠青如玉著称于世，是瓷器百花园中的一枝奇葩，被人们誉为"瓷器之花"。龙泉青瓷产于浙江西南部龙泉县境内，是中国历史上瓷器重要产地之一。

玻璃茶具素以它的质地透明，光泽夺目，外形可塑性大，形态各异，品茶饮酒兼用而受人青睐。玻璃茶杯（或玻璃茶壶）泡茶，尤其是冲泡各类名优茶，茶汤的色泽鲜艳，朵朵芽叶在冲泡过程中上下浮动，叶片逐渐舒展亭亭玉立等，一目了然，可以说是一种动态的艺术欣赏，别有风趣。玻璃茶具价廉物美，最受消费者的欢迎。其缺点是玻璃易碎，比陶瓷烫手。不过也有一种经特殊加工称为钢化玻璃的制品，其牢固度较好。

金属茶具是用金、银、铜、锡等制作的茶具。金属茶具在古代宫廷中较为常见。

1987 年 5 月，中国陕西省扶风县皇家佛教寺院法门寺的地宫中，发掘出大批唐代宫廷文物，其中有一套晚唐僖宗皇帝李儇少年时使用的银质鎏金烹茶用具，计 11 种 12 件。在现代，由于金属茶具对泡茶并没有优越性，再加上陶瓷茶具和玻璃茶具等的普及，目前已很少使用金属茶具来泡茶了。

搪瓷茶具因其经久耐用，携带方便，并且价格低廉，所以在我国经济较不发达的年代使用较普遍。用它泡茶，茶汁很容易沾在茶具上，且很难洗净，随着经济的发展和其他茶具的普及，目前已被其他茶具所替代。

如何选用茶具，主要应根据饮茶风俗习惯和饮茶者对茶具的审美情趣，同时还应当考虑品饮的茶类和环境因素。例如在东北、华北一带，其传统的饮茶习俗是用较大的瓷壶泡茶，然后斟入瓷杯饮用。在江苏、浙江一带，有用紫砂壶泡饮的，更多的是用有盖瓷杯，直接泡饮。在许多城市，用玻璃杯直接泡茶更为普遍。四川一带则喜用瓷制的"盖碗杯"饮茶，即口大底小的有盖小花碗，下有一小茶托。福建、台湾和广东等省以及东南亚华侨，特别喜爱乌龙茶，最适合用紫砂茶具。

茶具的选用除了考虑饮茶习俗外，还须注意各种茶具与各种茶叶的匹配，好茶必须用好茶具泡饮，才能相得益彰。茶具的优劣，对茶汤质量和品饮者的心情，都会产生直接影响。一般来说，现在通行的各类茶具中以瓷器茶具、陶器茶具最好，玻璃茶具次之，搪瓷茶具再次之。因为瓷器传热不快，保温适中，与茶不会发生化学反应，沏茶能获得较好的色香味；而且造型美观，装饰精巧，具有艺术欣赏价值。陶器茶具，造型雅致，色泽古朴，特别是宜兴紫砂为陶中珍品，用来沏茶，香味醇和，汤色澄清，透气性、保温性均较好，即使夏天茶汤也不易变质。至于塑料茶具、一次性纸杯、保温杯等，都不适合沏茶。

三、正确的泡茶方法

好茶要配好水，更需要有合理的泡制方法。若没有好的泡茶方法，优异品质难以体现，一些保健功效也就难以充分发挥。泡茶的方法主要牵涉到茶具的选用、合适的茶水比、适宜的水温、冲泡时间、泡茶程序等。对于不同的茶叶，需要不同的泡茶方法，对此下面将详细讨论。

（一）绿茶的泡饮

高级绿茶一般适合用透明的玻璃杯冲泡，这样有利于显示茶叶的品质特征，便于观赏。观察茶在水中的缓慢舒展、上下升降、茶汁逐渐浸出的过程，人们称其为"茶舞"。泡高级绿茶，一般取 3~5g 干茶，控制茶水比例在 1∶60 左右，用 85℃的水冲泡；茶叶越细嫩，冲泡水温就应越低；对于大宗绿茶，冲泡水温可以高至 90℃～100℃。高级绿茶冲泡时不宜加盖，冲泡大宗绿茶则可以加盖，特别当嫌水温不够时应当加盖。

为了取得更好的泡饮效果，还应根据茶条松紧程度的不同，采用不同的泡茶程序。对于外形紧结重实的名茶，如西湖龙井、洞庭碧螺春、庐山云雾、涌溪火青等，可用"上投法"。即先将 85℃左右的开水冲入杯中，然后把茶叶投入其中，这样，茶叶便会徐徐下沉，香气扑鼻而出，茶叶逐渐展开叶片，显出芽叶的鲜叶本色，芽似枪、剑，

179

叶如旗，上下沉浮，使饮者赏心悦目，心旷神怡。

对于茶条松展的名茶，如六安瓜片、黄山毛峰、太平猴魁等，应采用"中投法"泡茶，即先把干茶投入杯中，冲入85℃开水至杯容量的三分之一时，稍停两分钟，待干茶吸水伸展后再冲水至满，这样，茶汁容易泡出，同时泡开的茶叶上下翻舞，徐徐展开，增进品茶者的茶趣。

低档绿茶的冲泡，可以采用壶饮法，即把较多的干茶投入壶中，用100℃的开水冲泡，3～5分钟后即可将茶汤酌入杯中品饮。壶饮法便于茶汤与茶渣分离，饮用方便。

泡沏高级绿茶时还须选用较小的茶杯，因为如果杯子太大，冲入开水后水温下降较慢，长时间处于较高水温中的幼嫩茶叶，会使茶香很快减弱并且香气质量也会变坏，叶底和汤色变黄，并使茶汤产生熟汤味。相反，如果选用容量较小的杯子泡茶，幼嫩的茶叶先在较高水温下被泡开并浸出茶汁，然后水温较快地降低，这就不至于把幼嫩茶叶泡得太熟，从而能较好地保持绿茶的香气、汤色和叶底色泽。

（二）红茶的泡饮

冲泡红茶的茶具选择没有名优绿茶那样高的要求，因为红茶一般不讲究茶叶外形，所以可以采用瓷杯泡、茶壶泡等。红茶的冲泡的水温要求比绿茶要高，一般采用接近100℃的沸水冲泡。由于红茶以浓强度对品质的影响较大，所以应该采用比绿茶稍高的茶水比（1：50左右）。由于茶汁泡出的速度较快，所以红茶的冲泡次数也比绿茶要少一些。

红茶中有条红茶、红碎茶、袋泡茶等的区分，在泡饮过程中还有清饮和加奶冲泡等变化，对此，其冲泡过程也有所区别。上段所述的冲泡方法主要是对条红茶而言的，红碎茶的冲泡一般是一次性冲泡，所以对水温的要求更高，冲泡用水量可以多一些，这样的目的是尽可能地把茶汁一次泡出。红茶中加奶可制备奶茶，这样可以改善口感和增加营养。泡制红茶奶茶一般是先冲泡好红茶，然后加入适量的奶。奶茶的泡饮也是一次性的。袋泡茶的茶汁泡出速度相对较慢，所以适宜多次冲泡，其泡饮过程与大宗绿茶类似。

（三）乌龙茶的泡饮

冲泡乌龙茶的茶水比例较绿茶为大，即要装入较多的茶叶，用较少的开水冲泡，但冲泡次数比绿茶要多，通常可泡5～6次。冲泡水温最高，一般是用刚烧开的沸水冲泡。乌龙茶泡饮通常选用茶壶（以紫砂壶为上乘）、小杯、茶盘等为专用配套茶具，其冲泡和品饮过程相当讲究。整个过程主要包括冲洗并加热茶壶茶杯、沸水洗茶、冲泡加盖、从壶中倒出茶汤等步骤。

乌龙茶一般要趁热饮用，用小杯细细品味，讲究茶道茶艺，注重艺术享受。乌龙茶既具有绿茶的鲜醇甘爽、红茶的鲜强浓厚，又具有花茶的芬芳幽香。由于乌龙茶的冲泡和品饮颇费工夫，故而被称为"功夫茶"。

（四）砖茶的泡饮

砖茶一般由黑毛茶压制而成，其消费区域主要在边疆少数民族地区。由于砖茶质地紧实，用开水冲泡难以浸出茶汁，所以泡制前必须先将砖茶捣碎，在铁锅或铝壶内进行较长时间的熬煮（砖茶的这种泡制过程称为煮饮法）。在熬煮的过程中，有时还需要不断搅拌，以使茶汁充分浸出。对于煮好的茶，有的还需要加入一些配料，例如西藏的酥油茶，就是在熬煮好的茶汤滤出后，加入酥油和食盐，再用打酥油茶的专用工具进行充分搅拌，使茶汁、酥油、食盐混合成白色浆汁，然后倾入茶碗，就可饮用。

第三节 合 理 饮 茶

一、饮茶要适量

饮茶虽有诸多好处，但物极必反，如果饮茶过量，特别是过量饮浓茶，则适得其反，有害健康，故茶必须适量而用。明代许次纾在《茶疏》中说："茶宜常饮，不宜多饮。常饮则心肺清凉，烦郁顿释；多饮则微伤脾肾，或泄或寒……"可见喝茶过多，特别是暴饮浓茶，对身体健康有害无益。

茶含有较多的生物碱，一次饮茶太多将使中枢神经过于兴奋，心跳加快，增加心、肾负担，晚上还会影响睡眠；过高浓度的咖啡碱和多酚类等物质对肠胃产生强烈刺激，会抑制胃液分泌、影响消化功能，等等。所以，饮茶的数量和强度是合理饮茶所要考虑的重要内容。

根据人体对茶叶中药效成分和营养成分的合理需求来判断，并考虑到人体对水分的需求，成年人每天饮茶的量以每天泡饮干茶 5～15g 为宜。这些茶的用水总量可控制在 500～1000ml。这只是对普通人每天用茶总量的建议，具体还须考虑人的年龄、饮茶习惯、所处生活环境和本人健康状况等。如运动量大、消耗多、进食量大的人，或是以肉类为主食的，每天饮茶可高达 20g 左右。对长期在缺少蔬菜、瓜果的海岛、高山、边疆等地区的人，饮茶数量也可多一些，以弥补维生素等的不足。而对那些身体虚弱，或患有神经衰弱、缺铁性贫血、心动过速等疾病的人，一般应少饮甚至不饮茶。至于用茶来治疗某种疾病的，则应根据医生建议合理饮茶。饮茶的数量还须考虑到茶类的不同，因为不同茶类的有效成分含量差异很大；合理的饮茶数量要根据有效成分的总量来计算才更精确。

二、避免饮茶温度过高

茶沏好后，在什么温度下饮用为好？这个问题非常重要，但又常被人们所忽视。合理的饮茶首先要求避免烫饮，即不要在水温过高的情况下饮用。因为水温太高，不但烫伤口腔、咽喉及食道黏膜，长期的高温刺激还是导致口腔和食道肿瘤的一个诱因。在早期饮茶与癌症发生率关系的流行病学调查中，曾发现有些地区的食道癌发生率与饮茶有一定的相关性，后来进一步的研究证明这是长期饮烫茶的结果，而不是茶叶本身所致。由此可见，饮茶温度过高是极其有害的。相反，对于冷饮，则要视具体情况而定。对于老人及脾胃虚寒者，应当忌冷茶。因为茶叶本身性偏寒，加上冷饮其寒性得以加强，这对脾胃虚寒者会产生聚痰、伤脾胃等不良影响，对口腔、咽喉、肠等也会有副作用；但对于阳气旺盛、脾胃强健的年轻人而言，在暑天以消暑降温为目的时，饮凉茶也是可以的。

三、选择适合的时间饮茶

饮茶的利与弊在很大程度上取决于饮茶时间的掌握，掌握适当，有利于健康，掌握不当，则可能适得其反。一般而言，饭后不宜马上饮茶，而应该把饮茶时间安排在饭后一小时左右，饭前半小时以内也不要饮茶，以免茶叶中的酚类化合物等与食物营养成分发生不良反应。临睡前也不宜喝茶，因为茶叶中的咖啡碱使人兴奋，影响入眠，另一方面，因饮茶而摄入过多水分，引起夜间多尿，这也会影响睡眠。

合理安排饮茶时间的问题不可一概而论，要具体情况具体分析。一般说来，以解渴为目的的饮茶，渴了就饮，不必刻意。若在进食过多肥腻食物后，马上饮茶也是可以的，因为这样可以促进脂肪排泄，解除酒毒，消除胀饱不适等。有口臭和爱吃辛辣食品的人，若在与人交谈前先喝一杯茶，可以消除口臭。嗜烟的人，若能在抽烟同时喝点茶，就可减轻尼古丁对人体的毒害。在看电视时也可饮茶，这样对消除电视荧屏辐射、保护视力有一定好处。脑力劳动者边工作边饮茶，可提神保健，并有利于提高工作效率。清早起床洗漱后喝上一杯茶（不宜太浓），可以帮助洗涤肠胃，对健康也是很有好处的，但这种饮法不适合肠胃有病或体质虚弱者。

四、特殊人群的饮茶

对于身体条件特殊或有某些疾病的人，饮茶更需要有特殊的掌握。

如果有神经衰弱症状，就不应在临睡前饮茶，尤其是浓茶。因为有神经衰弱症状的人，晚上入眠困难，茶叶中的咖啡因具有兴奋中枢神经的作用，此兴奋作用对神经衰弱患者来说无疑是"雪上加霜"。神经衰弱患者由于晚上睡不着觉，白天往往精神不振，因此，早晨和上午适当喝点茶，既可以补充营养之不足，又可以帮助振奋精神，白天适度的兴奋，可能有助于晚上顺利入眠。

对于脾胃虚寒者，就不要饮浓茶，尤其是绿茶。这是因为绿茶性偏寒，并有较强的刺激性，这对脾胃功能都是负担。浓茶中的茶多酚、咖啡碱含量都较高，它们对肠胃的刺激较强，脾胃虚寒者应尽量避免这种刺激。适当喝一些性温的茶类，如红茶、普洱茶等，对虚寒的脾胃可能有利。

对于有肥胖症的人来说，饮各种茶一般都有好处，因为茶叶中咖啡碱、黄烷醇类、维生素类等化合物，能促进脂肪氧化，除去人体内多余的脂肪，它们还能调节人体的新陈代谢，有可能促使代谢平衡向正常体重方向改善。据经验，喝乌龙茶、沱茶、普洱茶、砖茶等，更有利于降脂减肥。

妇女如果处于月经期、孕期和产期，最好少饮茶，或者只饮淡茶、脱咖啡因茶等，并严格掌握好饮茶时间。茶叶中的茶多酚对铁离子会产生络合作用，使铁离子失去活性，这有可能使处于"三期"的妇女引起贫血。茶叶中含有的咖啡因对神经和心血管都有一定的刺激作用，这对腹中胎儿的生长会有不良的影响。

儿童适当饮茶可以预防龋齿的发生，但要避免饮浓茶，也不要在晚上饮茶。提倡饭后用茶水漱口，这样对清洁口腔和防止龋齿都有很好的效果。用于漱口的茶水可以浓一些。

五、饮茶禁忌

现在，饮茶有利于健康的观念已深入人心，然而茶叶的保健作用也不是绝对的，如果饮茶不当还将危害健康。对此，我们必须实事求是地指出茶叶在一定条件下对健康的负面效应。指出饮茶不当对健康造成不利影响的目的，在于使人们科学全面地认识茶叶，避免和纠正错误的饮茶方式，这就是下面要讨论的饮茶禁忌问题。

1. 忌吃茶渣，不喝过度冲泡或存放过久的茶汤

在我国某些地方有饮茶吃茶渣的习俗。从合理饮茶的角度看，这种吃茶渣的习俗对人的健康有一定风险：主要原因在于现代的茶叶由于环境污染的影响，致使茶叶中可能含有一些农药残留及铅、镉等重金属元素。这些危害健康的物质大多难溶于水，所以在水中的浸出率很低，因而在茶汤中它们的含量远低于安全标准，对人体不会有危害，但它们大量存在于茶渣中，如果吃了茶渣，这些农药和重金属残留全部进入人体，从而有可能超过安全限量，危害人体健康。不吃泡过的茶渣，是减少农药和重金属残留摄入量的有效方法。

农药和重金属残留的浸出率与茶叶浸泡时间也有一定的关系，如果过度浸泡，特别是采用熬煮方式饮茶的情况，过度熬煮必将大大增加有害物质的浸出率。边疆少数民族地区饮用粗老茶（如砖茶）的情况就是如此。由于这些茶叶中氟的含量过高，容易因氟摄入过量而造成氟中毒现象。过度浸泡也使农药和重金属残留的浸出率提高，从而增加饮茶者的健康风险。

一杯茶经过两三次的冲泡，约有90%的可溶性成分已被浸出，以后再冲泡，进一步浸出有效成分已十分有限，而一些对品质不利或对健康不利的物质会浸出较多，这就不利于身体健康。茶叶泡好后存放太久，还存在微生物污染并大量繁殖的风险，这在天气炎热的夏天尤其如此；另一方面，长时间的浸泡，会使茶叶中的茶多酚、芳香物质、维生素、蛋白质等物质氧化变质或变性，同时农药和重金属残留的浸出也会较多。因此，不喝冲泡次数过多、存放过久的茶水，这是一个普遍适用的合理饮茶习惯。

2. 忌空腹饮浓茶

茶叶中含有较多的多酚类和生物碱等物质，这些成分对脾胃的刺激较大。如果空腹饮茶（特别是浓茶），将有可能影响内脏的消化吸收功能，造成食欲不振，消化不良。长此以往，使人消瘦，不利于身体健康。对于平时很少喝茶的人，空腹饮浓茶可能会引起"茶醉"现象。"茶醉"的主要症状有：胃部不适、烦躁、心慌、头晕等。对于身体状况良好的人，清晨空腹少量饮淡茶也是可以的，主要应根据各人的体质情况而定。如果清晨空腹饮茶，最好不要冷饮。

3. 年迈体弱者或脾胃虚寒者应忌冷茶

由于茶性偏寒，冷茶自然就更寒，对于脾胃虚寒或年迈体弱者，一般是体质偏阴，阳气不足，需要补阳，而冷茶自然不是升阳之物。若常饮冷茶，有可能产生聚痰、伤脾胃等不良影响。老人及脾胃虚寒者可以喝些性温的茶类，如红茶、普洱茶等，并要热饮或温饮。

4. 忌饭后饭前立即饮茶

饭后立即饮茶会使茶叶中的茶多酚与食物中的铁质、蛋白质等会发生凝固反应，从而影响人体对铁质和蛋白质的吸收，使身体受到影响。饭前大量饮茶，会冲淡唾液，影响胃液分泌。这样一来还会使人饮食无味，消化不利，吸收也受影响。

5. 忌晚上喝浓茶

茶叶中的咖啡碱有兴奋大脑中枢神经的功能，会导致睡眠困难。同时咖啡碱也是利尿剂，加上摄入大量水分，势必增加晚上上厕所的次数，这也是影响睡眠质量的因素之一。

6. 忌大量饮用时新茶

刚出锅不久的新茶称为时新茶。从中医理论分析，刚炒好的茶叶存有火气，饮用过多可使人上火。这种火气需要经过一定时间的贮存期才可消失。从茶叶中的化学成分看，新茶（尤其是绿茶）中含有较多的多酚类、生物碱等物质，这些物质对肠胃有较强的刺激作用，所以在短时间内多饮这种新茶，有可能使人上火，并引起胃肠不适，这对患有胃肠病变的人尤其如此。

7. 忌与药物同服

茶叶中富含生物碱、多酚类、茶氨酸等成分，它们都具有药理功能，它们也可以与体内同时存在的其他药物或元素发生各种化学反应，影响药物疗效，甚至产生毒副作用。例如，在服用含有金属离子的药物时，特别是补铁剂药物，茶叶中的多酚类可与许多的金属离子发生络合反应，甚至产生沉淀物，从而影响这些药物的吸收和疗效。在服用胃蛋白酶片、多酶片、胰酶片等助消化酶药物时，茶多酚类物质也能与其发生络合等作用，从而改变助消化酶的性质和作用，减低疗效。所以在服用药物时，应禁止饮茶或避开饮茶时间。

第四节 饮 茶 答 疑

一、能喝隔夜茶吗

有人认为隔夜茶中含有二级胺类物质，它们可以转变成致癌物亚硝胺，喝了这样的茶就容易得癌症，故认为隔夜茶不能喝。这种说法其实没有科学依据。因为二级胺本身是一种不稳定的化合物，它广泛存在于许多食物中，尤其是腌腊制品中含量最多。从最普通的食用面包来说，通常也含有 2mg/kg 的二级胺，如以面包为主食，每天从面包中摄取的二级胺达 1～1.5mg，而人们通过饮茶每天摄入的二级胺只有主食面包的 1/40 左右。而且，二级胺本身并不致癌，只有在有硝酸盐存在的条件下，才可能形成亚硝胺，并且只有达到一定数量才有致癌作用。另一方面，茶叶中还含有较多的茶多酚和维生素 C，它们都能有效阻止人体内亚硝胺的合成，它们是天然的亚硝胺抑制剂。所以，饮隔夜茶与致癌没有直接的关系。然而，从营养和卫生的角度看，茶叶冲泡以后，如果放置时间过长，茶汤中的维生素 C 和其他营养成分会因逐渐氧化而降低；再说，茶叶中的蛋白质、糖类等物质都是滋长微生物的养分，故没有严格灭菌的茶汤是很容易滋生霉菌和细菌的，这样就可能导致茶汤变质腐败。同时，由于浸泡时间过长，茶叶中的一些对人体健康不利的物质（如农药和重金属残留等）会较多地进入茶汤，这也不利于健康。总之，从卫生和营养的角度，我们还是提倡不饮隔夜茶。

二、儿童能饮茶吗

虽然饮茶有利于健康的观念已深入人心，但许多人对儿童饮茶仍心存疑虑。他们认为茶的刺激性大，会伤害儿童脾胃，或认为儿童饮茶会引起贫血等等。对于这些顾虑不能一概而论，对不同情况要区别对待。一般而言，儿童适当饮茶，有利于健康。茶叶中丰富的多酚类物质能消食去腻，促进肠胃蠕动和消化液的分泌，可帮助消化。再说小孩往往"火"旺，经常大便干结，饮茶有明显的"清火"功效，中医认为茶能"上清头目，中消食滞，下利两便"。茶叶中氟的含量高达每100g茶中10～15mg，且80％能溶于茶汤，故儿童适当饮茶能有效预防和治疗龋齿。茶叶含有较多的锌，锌能促进儿童生长发育。茶中还含有丰富的维生素、氨基酸、矿物质等营养成分，它们对儿童的生长发育都极为有利。

然而，儿童饮茶还是要与成人有所区别，尤其是要掌握较少的数量和较低的浓度，还要避开进食时间前后饮茶，否则有可能使茶叶中的茶多酚与食物中的铁质结合，减少对铁质的吸收，从而导致或加重儿童缺铁性贫血的发生。浓茶中含有较多的咖啡因，会使儿童过度兴奋，不利睡眠和专心学习。总之，儿童饮茶利大于弊，在大人指导下合理饮茶，方可避害趋利。

三、茶与人参可同服吗

作为一种大补元气的珍贵中药材，人参的滋补作用主要在于它的人参皂苷。虽然目前还没有研究结果能证实饮茶会削弱人参的药效，但根据传统中医理论，茶味苦性凉，属凉性药物，而人参的性味甘而微苦，属温性药物，从二者的性味而言，在吃人参滋补元气时，以不饮茶为好。同时考虑到茶叶中不同茶类的不同性味，以及人参中不同加工方法也会导致不同的药性，我们认为，在服用热补的红参时，应当避免饮用较寒凉的绿茶和白茶。

其实茶叶中也存在类似人参皂苷的成分：茶皂苷。对于某些疾病的治疗，需要利用茶叶和人参的不同药理功能，配伍饮用，在这种情况下，茶叶与人参的配伍也是不少见的。如治疗脱肛时，可饮用红茶，同时每用吉林人参2次，每次9g，加瘦猪肉少许，中午服用，能收到较好的效果。可见，茶不是人参的克星，但考虑到药效成分的复杂性，一般情况下还是不要同时服用人参和茶。

四、一杯茶能泡几次

在人们日常饮茶中常常发现，非常细嫩的高级茶，冲泡1～2次就没有什么茶味了，而普通的大宗工夫红茶、绿茶等却可以冲泡3～4次。茶叶的耐泡程度主要决定于两个方面，一是茶叶的可溶物总量，二是由茶叶加工方式所致的茶叶细胞破碎程度。一般茶叶嫩度适中（嫩的一芽二叶左右），其可溶物总量就多，这样的茶叶就具备了耐冲泡的物质基础。茶叶加工方法对耐泡性的影响很大。如果在初制过程中把茶叶切碎，则茶汁就容易冲泡出来，结果使茶汤浓度较高，但不耐泡；如果初制过程中茶叶细胞破碎率较低，则茶汁冲泡出来的速度就越缓慢，从而表现为比较耐冲泡。

无论什么茶，第一次冲泡，浸出的量占可溶物总量的 50%～55%；第二次冲泡一般约占 30%；第三次为 10% 左右；第四次只有 1%～3% 了。所以从茶叶的营养成分看，经 2～3 次冲泡后，基本浸出了绝大多数的有效成分，再冲泡已没有多大意义了。再从茶叶冲泡的香气和滋味角度看，第一泡茶香浓郁，滋味鲜爽；二泡虽然滋味浓醇，但香气的鲜爽度已打折扣；三泡茶香和滋味都很淡；若再经冲泡则基本无茶味了。有一些学者认为，茶叶经过多次冲泡会使一些原来难溶解于水的有害物质（如某些残留农药）逐渐被浸出，这对人体是有害的。

由此可知，一般的红茶、绿茶和花茶，以冲泡三次为宜。乌龙茶在冲泡时因为投叶量大，茶叶粗老，可以多冲泡几次。以红碎茶为原料加工成的袋泡茶，由于茶叶细碎，茶汁易被浸出，通常适宜于一次性冲泡。那种一杯茶从早泡到晚，成了白开水，还连续加开水的做法是不可取的。

五、饮茶会导致缺铁吗

铁营养不良可以导致缺铁性贫血。有些国内外研究者认为饮茶与铁营养不足有一定关系，对此也有一些研究结果报道。如 1995 年青海省人民医院血液科的李文等报道了 16 例嗜茶癖致缺铁性贫血的病例。他们认为饮茶导致缺铁的机理主要是多酚类物质在胃中与三价铁离子形成不溶性沉淀物，同时大量多酚类的存在抑制了胃肠的活动，进而减少对铁等营养元素的吸收。饮茶与铁营养的关系，也有相反的研究结果。日本川崎医院的原田契一博士在 1992 年召开的第 27 届日本临床血液病学会年会上发表论文认为，"饮用绿茶不影响铁剂效果"。他通过对数十例病人的研究得出，绿茶不但不会影响人体对铁剂硫酸亚铁的吸收，甚至还有利于铁的吸收，能促进其补血的作用。他认为这种促进作用可能归功于茶叶中的叶绿素、维生素等物质对铁吸收的促进。

从各方面的研究资料看，茶叶中的酚类物质能与三价铁离子络合为不溶性物质，这可能就是饮茶导致抑制铁吸收的生化原因之一。然而这种反应只是对非血红素铁起作用，对血红素铁不起作用。另一方面，茶叶中还存在有大量的维生素 C 等营养成分，它们有促进铁吸收的作用。所以，茶与铁的关系，要从各因子的平衡关系综合考虑。一般认为，在西方发达国家，其饮食为富含鱼肉的西餐，由于其铁含量丰富，且大部分的铁是以血红素铁形态存在，所以进餐前后饮茶对铁的吸收影响不会太大；而对以素食为主的人群，其食物中铁含量较少，在这种情况下，如果进食前后饮茶就有可能导致对铁吸收的减少。所以，为了防止引起缺铁性贫血，我们提倡避开用餐时间饮茶，孕妇、幼儿等特殊人群宜少饮茶、不饮浓茶。

六、饮茶会使铝摄入过量吗

茶树从土壤中富集铝的能力特别强。茶叶中铝的含量一般在 300～1800mg/kg 之间，其中老叶中的含量比嫩叶高得多，茶树落叶中铝含量甚至高达 5836～6136mg/kg，远高于其他天然食物中铝的含量。铝不是人体的必需元素，人体摄入过多的铝，对健康有害。流行病学调查发现，饮用水中的铝浓度与早老性痴呆症的发生有一定的相关性，故推论早老性痴呆症可能与铝摄入过量有关。有人据此担心饮茶会使人摄入铝过量。

其实这种担忧似乎大可不必。有研究结果得出，茶叶中的铝有 $60\%\sim80\%$ 为不可利用铝，铝的溶出率很低，且茶水中主要以低毒的 AlF^{2+} 络合态存在。据 Powell 等的研究，茶叶中的铝只有 5% 能被小肠吸收。所以，虽然茶叶的铝含量在各类天然食物中为最高，但在正常饮茶情况下仍不至于引起铝摄入过量。

七、饮茶会导致结石吗

从理论上分析，茶叶含有较多的咖啡碱，它可以提高血液中的钙通过肾向外排泄，同时茶叶也含有一定数量的草酸，这样就有可能使草酸和钙在肾及膀胱内相遇，从而增加草酸钙结石形成的机会。但事实上，从现有研究资料看，在通常情况下饮茶并不会导致结石。Brinkley L. J. 等的研究结果认为，饮茶所摄取的草酸容易被消化道吸收，并且，由于有多种成分的相互作用，茶汤中草酸的活性较低。至于茶叶中含量较高的咖啡碱，虽然它可以提高人体钙的排泄，有可能增加钙与草酸在膀胱内相遇的几率，但同时咖啡碱又有促进排尿的作用，这又降低了结石形成的可能性。所以，总的来说，饮茶不但不会增加结石形成的可能性，反而能降低其可能性。

不过，既然同时存在引起结石的有利和不利因素，在一定条件下使有利于结石形成的因素得以加强的可能性也是存在的。饮茶与结石形成的关系，目前研究资料还不多，所以对此下结论还为时过早。因此，对那些已患有结石症的人，建议还是适当控制饮茶数量为好，并要避免饮浓茶；在食用含钙丰富的食物的同时，也不要马上饮茶。

八、茶叶中氟元素的利和弊

人体生理需要微量的氟元素，但人体对它的需求量极为敏感，适量与过量之间相差不大。氟主要存在于人体的骨骼、牙齿、指甲和毛发中，尤其以牙釉质中含量最多。我国新规定的儿童总氟摄入量标准是 $2.0\sim2.4mg/d$。氟的吸收主要在肠和胃，从肠、胃吸收的氟能很快进入血液。影响氟吸收量的主要因素，一是含氟量，其次为氟的存在形式。溶解度高的氟化钠最易被吸收，而氟化钙的吸收率较低。当进入机体内的氟过多时，可影响体内氟、磷、钙的正常比例，形成大量氟化钙，使骨密度增加，骨骼变硬，骨质增生（尤其是肌肉、韧带附着的骨部位最明显），骨皮质和骨膜增厚，韧带钙化，椎间盘变窄。

据卫生部的一项调查报告，我国大部分地区和城市的饮用水氟含量低于 $0.5\mu g/g$，而茶叶中的氟含量则较高，茶汤中的氟含量可达 $5\mu g/g$。所以，经常饮茶可以弥补饮水缺氟的状况，从而起到预防龋齿等的作用。可见，人们通过饮茶摄入一定量的氟对人体健康是有益的。流行病学调查和临床试验证明，在许多地方，儿童及成年人适量饮茶可有效降低龋齿发病率。当然，茶叶中具有防治龋齿的不仅仅是氟，多酚类物质也发挥了重要作用。

但如果摄入的氟太多，就可能引起人体氟中毒，其症状有氟斑牙、氟骨病等，同时还可使肾脏等内脏功能受到影响。茶叶中氟元素对人体健康的作用，以前较多的文献中都提到其对防治龋齿的功效，自从 80 年代由卫生部组织的专家组的系统调查研究证实了饮茶型氟中毒现象后，更多的文献和研究是关于茶叶中过高的氟对人体健康的危害。茶叶中的氟对人体健康的作用到底如何，关键要看氟含量的高低和摄入量的多少。研究标明，大部分茶叶的氟含量适中，一般情况下不至于造成对健康的危害，用粗老原料加工而成的砖茶，以及采用煮熬饮茶方式的，有可能导致茶汤中氟元素超标。

为了解决茶叶高氟所造成的饮茶负面效应，可以从以下几方面进行努力：①选育低氟富集特性的茶树品种；②适当提高黑茶制茶原料的嫩度；③加工过程中采取除氟工艺也可有效降低氟含量；④适当缩短泡茶或煮茶的时间，以减少氟的浸出率。

九、茶叶中咖啡碱的功过及饮茶对策

茶叶中含有咖啡碱的量大约占干茶重量的 2%～4%。咖啡碱是茶叶品质特征成分之一，它与茶叶的许多保健功能有关，如具有强心、利尿、兴奋中枢神经等生理功能。茶叶的提神、解毒等功效在较大程度上与咖啡碱的作用有关。早期的研究认为，较高浓度的咖啡碱具有致突变作用和积累毒性，对此后来有不同的研究结果；进一步的研究证明，茶叶中的咖啡碱不但不会致突变，反而具有抗突变的效果。然而，在饮茶不当而引起的弊病中，许多还是与茶叶中的咖啡碱有关。

对茶叶中咖啡碱在茶汤中是与其他成分混合存在的，这时的咖啡碱与单纯成分的咖啡碱是有区别的。各种成分相互作用、相互制约、相互协调的结果，便起到了茶叶的综合保健功能。存在于茶汤或茶叶提取物中的咖啡碱，由于其较低的浓度和与其他成分的相互制约，对人体健康应该是安全的，并对茶叶的提神、抗疲劳、利尿、解毒等功能作出主要贡献。但如果不合理地饮茶，咖啡碱也是有可能危害健康的。为了扬长避短，我们在饮茶时应着重注意以下几点：

（1）临睡前不要饮茶，特别是不要饮浓茶，以免造成失眠。在这里，咖啡碱的兴奋中枢神经和利尿的作用成了产生饮茶危害的原因。

（2）对某些疾病患者，如严重的心脏病及神经衰弱等，也应避免饮浓茶或饮茶太多，尤其不要晚上饮茶，以免加重心脏负荷。由于咖啡碱可诱发胃酸分泌，所以胃溃疡患者一般也不宜饮茶。

（3）不要在服用某些药物的同时饮茶，茶叶中的咖啡碱有可能与其发生反应，从而产生不良后果。

十、茶与食物营养成分的相互作用

茶叶中的许多成分都是人体所必需的营养成分，我们可以通过饮茶而摄取维生素、矿物质、蛋白质、氨基酸等等。然而，由于茶叶中存在大量的多酚类、生物碱等活性物质，它们在一定条件下会与同时摄入体内的其他营养物质相互影响或发生反应，从而影响其活性或吸收，有的还可能导致毒副反应，或助长体内结石等。所以，有必要注意茶叶活性成分与人体内其他营养成分之间的相互作用问题。

在一定条件下茶叶中的多酚类物质可以与蛋白质发生沉淀反应，从而降低人体对

蛋白质养分的吸收，秦远超和黄惠华等的研究证实了这一点。茶叶中的多酚类、皂苷、生物碱等物质还能显著影响人体脂类代谢。例如福建省中医药研究院的陈玲等的研究得出，连续 6 周每天饮用 8g 乌龙茶，使受试的单纯性肥胖成年人的皮下脂肪厚度减少13％，体重明显减轻；日本科学家的研究结果是，茶叶中的儿茶素可以减少人体摄入脂肪在小肠内的吸收。

铁也是人体必需的重要营养元素，它参与血液对氧的运输和传递，铁营养不足将导致缺铁性贫血。李文等的研究认为多酚类能与三价铁离子反应，生成不溶性沉淀物，降低人体对铁的吸收和利用。对此也有相反的研究结果。我们认为茶叶中的酚类物质能与三价铁离子络合为不溶性物质，这种可能是存在的，但这种反应只发生在非血红素铁上，对血红素铁不起作用。茶叶中同时存在有大量的维生素 C，它有促进铁吸收的作用，再说茶叶本身含有较多的铁元素，也具有补充铁营养的效果。所以，综合考虑各因子的影响，我们认为一般人饮茶不会影响铁的吸收，但对孕妇、幼儿等特殊人群宜少饮茶、不饮浓茶。

茶在某些情况下影响养分吸收的问题，其对健康的影响也是双重的，一方面它们可以防止肥胖，使之成为茶叶保健功能的基础之一，另一方面它会造成营养不良，尤其是对某些人或在某些情况下可能引起缺铁性贫血和其他营养不良。

了解了产生上述这些问题的原因和机理后，只要我们不在用餐期间或靠近用餐的前后时间内饮茶，这些负面效应是完全可以避免的。对这些问题的处理，还须灵活掌握，不能一概而论。对已患有结石症的必须避免在饮茶同时摄入高钙食品；对普通人来说，虽没有产生结石的危险，但最好也不要在饮茶的同时饮用牛奶等食品；对那些需要减肥的人来说，如果已进食太多的脂肪和蛋白质等食物，适当饮茶可降低脂肪和蛋白质的吸收，那就不必太在乎控制饮茶时间和数量了。

思考题：

1. 不同的茶在中医药性上有何特点？
2. 如何根据气候、饮食结构及人体生理状况来选择适合自己的茶叶？
3. 消费者一般可从哪些方面来判断茶叶质量？
4. 试简述茶叶冲泡的注意问题。
5. 本章介绍了哪些关于合理饮茶的问题？
6. 试述儿童饮茶的利弊，并说明儿童应如何合理饮茶？
7. 试述饮茶与人体铁营养的关系。
8. 试述茶叶中氟元素的利与弊。
9. 如何预防饮茶引起氟中毒？

189

附录

附录1　我国开设茶学专业的高等院校（所）

省份	数目	院校（所）名称
浙江	5	浙江大学、中国农科院茶叶研究所、浙江农林大学、浙江树人大学、杭州万象职业技术学院
福建	6	福建农林大学、武夷学院、漳州天福茶职业技术学院、宁德职业技术学院、福建艺术职业学院、武夷山职业技术学院
安徽	2	安徽农业大学、安徽财贸职业技术学院
湖南	1	湖南农业大学
江苏	5	南京农业大学、扬州大学、江苏农林职业技术学院、江苏食品职业技术学院、苏州农业职业技术学院
湖北	6	华中农业大学、长江大学、湖北三峡职业技术学院、黄冈职业技术学院、恩施职业技术学院、天门职业技术学院
江西	2	上饶职业技术学院、江西工业贸易职业技术学院
广东	3	华南农业大学、广东科贸职业学院、广东岭南职业技术学院
重庆	1	西南大学
四川	3	四川农业大学、宜宾职业技术学院、雅安职业技术学院
云南	6	云南农业大学、思茅师范高等专科学校、云南热带作物职业技术学院、玉溪农业职业技术学院、临沧师范高等专科学校、西双版纳职业技术学院
广西	3	广西职业技术学院、柳州城市职业学院、广西城市职业学院
河南	2	河南农业大学、信阳农业高等专科学校
山东	2	山东农业大学、青岛农业大学
陕西	2	西北农林科技大学、安康学院
贵州	2	铜仁职业技术学院、安顺职业技术学院
合计	51	

附录 2　我国的茶叶学会、协会

学会名称	邮编	地址或挂靠单位	联系人
安徽省茶业学会	230036	安徽省合肥市长江西路 130 号安徽农业大学茶业系内	李立祥
北京市茶业协会	100037	北京市西城区北礼士路甲 98 号阜成大厦 A 座 4 层	赵桂香
福建省茶叶学会	350001	福建省福州市湖东路 189 号凯捷大厦 6 层西侧	汤鸣绍
广东省茶叶学会	510130	广东省广州市六二三路沙基东约 17 号	张黎明
广西区茶叶学会	530023	广西区南宁市民主路 33 号监狱局内	李璧球
贵州省茶叶学会	564100	贵州省茶叶科学研究所	田永辉
汉中市茶叶学会	723001	陕西省汉中市农业局内	程纯
河南省蚕茶学会	450008	河南省郑州市北林路 1 号	郑乃福
河南省茶叶学会	450000	河南省农牧厅经济作物处	
湖北省茶叶学会	430070	湖北省武汉市武珞路 519 号	李传友
湖南省茶叶学会	410128	湖南省长沙湖南农业大学内	尚本清
江苏省茶叶学会	210036	江苏省南京市龙江小区江苏农林大厦内	唐锁海
江西省茶叶学会	330202	江西省南昌县江西省蚕桑茶叶研究所内	陈年生
上海市茶叶学会	200437	上海市曲阳路 789 号 A 楼 511 室	刘启贵
四川省茶叶学会	610017	四川省成都市太升南路 200 号	刘以煌
云南省茶业协会	650200	云南省昆明市关上中路 89 号茶苑集团大厦	王星银
浙江省茶叶学会	310029	浙江省杭州市凯旋路 268 号	王岳飞
重庆市茶叶学会	400716	重庆西南大学茶厂	司辉清
青岛市茶叶学会	266071	山东省青岛市燕儿岛路 18 号鹏程花园 A 座 2 单元 202	陈秀云
海南省茶叶学会	570125	海口市海秀路 28 号纺织大厦 513	陈德新
中国茶叶学会	310008	中国农业科学院茶叶研究所，浙江杭州云栖路 1 号	周智修
北京市茶叶学会	100000	商业部土特产品管理局	
陕西省茶叶协会	710004	西安市西七路 85 号陕西省供销合作总社	姜秘书长
云南省茶业协会	650200	云南省昆明市关上中路 89 号茶苑集团大厦	王星银

附录 3　我国主要茶叶科研机构

单　　位	地　　址	邮　编
安徽省农业科学院祁门茶叶研究所	安徽省祁门县新兴路 435 号	245600
福建省农业科学院茶叶研究所	福建福安社口镇社口街湖头洋 1 号	355015
广东省农业科学院茶叶研究所	广东省英德市横石塘镇	513042
广西壮族自治区桂林茶叶研究所	广西壮族自治区桂林市东郊挂子山	541004
贵州省茶叶科学研究所	贵州省湄潭县湄江镇南门外	564100
湖北省农业科学院果茶研究所	湖北省武汉市金水乡	430200
湖南省茶叶研究所	湖南省长沙县高桥乡	410145
江西省蚕桑茶叶研究所	江西省南昌县梁家渡	330202
四川省农业科学院茶叶研究所	四川省永川市萱花路 205 号	402160
云南省农业科学院茶叶研究所	云南省勐海县勐海乡	666201
中国农业科学院茶叶研究所	浙江杭州云栖路 1 号	310008
中华全国供销合作总社杭州茶叶研究所	浙江杭州采荷路 83 号	310020
江苏省茶叶研究所	无锡市钱荣路 78 号	214000
重庆市茶叶研究所	重庆市永川萱花路 205 号	402316
台湾茶业改良场	台湾省桃园县杨梅镇	
无锡市茶叶品种研究所	江苏省无锡市钱荣路郑家旦 33 号	214064
无锡市茶叶研究所	江苏省宜兴市丁蜀镇	214222
云南省临沧地区茶叶科学研究所	云南临沧县凤翔镇南屏南路 21 号	677000
九江市庐山茶叶科学研究所	江西省九江市通远	332009
九江市修水茶叶科学研究所	江西省修水县城东	332400

192

附录4　我国公开出版（具有 CN 刊号）的茶叶期刊

期刊名称	CN 号	地址	E-mail	刊期	主办单位	主管单位
蚕桑茶叶通讯	36-1110/S	江西南昌梁家渡，邮编330202	csct@chinajournal.net.cn	双月刊	江西省蚕桑茶叶研究所	江西省农业厅
茶博览	33-1321/G0	浙江省杭州市龙井路中国茶叶博物馆内，邮编310013	teatimes@vip.sina.com	月刊	中国国际茶文化研究会、浙江国际茶人之家基金会	中国国际茶文化研究会
茶业通报	34-1079/S	安徽省合肥市安徽农业大学内，邮编230036	CYTB@ahau.edu.cn	季刊	安徽省茶业学会	安徽省科学技术协会
茶叶	33-1096/S	浙江省杭州市凯旋路268号浙江大学华家池校区，邮编310029	chaye@zju.edu.cn	季刊	浙江省茶叶学会、中国茶叶博物馆	浙江省科学技术协会
茶叶科学	33-1115/S	浙江省杭州市梅灵南路9号，邮编310008	cykx@vip.163.com	双月刊	中国茶叶学会	中国科学技术协会
茶叶科学技术	35-1184/S	福建省福安市社口福建省农业科学院茶叶研究所，邮编355015	cy6610388@163.com	季刊	福建省农业科学院茶叶研究所	福建省农业科学院
茶叶通讯	43-1106/R	湖南省长沙市芙蓉区马坡岭省茶叶研究所，邮编410125	cytx1962@163.com	季刊	湖南省茶叶学会	湖南省农业科学院

193

期刊名称	CN号	地址	E-mail	刊期	主办单位	主管单位
福建茶叶	35-1111/S	福建省福州市湖东路189号"凯捷大厦"6层西侧，邮编350001	fjtea@163.com	月刊	福建省茶叶学会	福建省科学技术协会
广东茶业	44-1564/S	广东省广州市六二三路沙基东约17号，邮编510230	gd-tea@163.com	双月刊	广东省茶叶学会	广东省科学技术协会
中国茶叶	33-1117/S	浙江省杭州市梅灵南路9号，邮编310008	chinatea@mail.hz.zj.cn	月刊	中国农业科学院茶叶研究所	农业部
中国茶叶加工	33-1157/TS	浙江省杭州市采荷路41号，邮编310016	zgcyjg@126.com	季刊	全国供销合作总社杭州茶叶研究院、全国茶叶加工科技情报中心站	中华全国供销合作总社
中外烟酒茶	45-1316/Z	北京市海淀区西四环116号，邮编101100		月刊	漓江出版社	广西出版总社

194

主要参考文献

［1］ Borghi L，Meschi T，Schianchi T，et al. Urine volume：stone risk factor and preventive measure. Nephron，1999，81（Suppl）：31～37.

［2］ Costas loannides and Victoria Yoxall. Antimutagenic activity of tea：role of polyphenols. Micronutrients，neutraceutics and functional foods，2003，6：649～656.

［3］ Disler P. B.，Lynch S. R.，Torranse T. D.，et al. The mechanism of the inhibition of iron absorption by tea. South African Journal of Medical Science，1975，40：109～116.

［4］ Drewitt P N，Butterworth K R，Springall C D，Moorhouse S R. Plasma levels of aluminum after tea ingestion in healthy volunteers. Food and Chemical Toxicology. 1993，31：19～23.

［5］ Hibasami-Hiroshige，Jin-Zong-Xuan，Hasegawa-Masami，et al. Oolong tea polyphenol extract induces apoptosis in human stomach cancer cells. Anticancer-Research，2000，20（6B）：4403～4406.

［6］ Isigaki-K，Takakuwa-T，Takeo-T. Anti-diabetes mellitus effect of water-soluble tea polysaccharide. Proceedings of the International Symposium on Tea Science，August 26～29，1991，Shizuoka，Japan. 240～242.

［7］ Itske M. Zijp，Onno Korver and Lilian B. M. Tijburg. Effect of Tea and Other Dietary Factors on Iron Absorption. Critical Reviews in Food Science and Nutrition，2000，40（5）：371～398.

［8］ Katiyar-Santosh-K，Afaq-Farrukh，Perez-Anaibelith，Mukhtar-Hasan. Green tea polyphenol（一）-epigallocatechin-3-gallate treatment of human skin inhibits ultraviolet radiation-induced oxidative stress. Carcinogenesis-Oxford，2001，22（2）：287～294.

［9］ Massey L K & Whiting S J. Caffeine，urinary calcium，calcium metabolism and bone. J. of Nutrition，1993，123：1611～1614.

［10］ Rasagui I. B.，Barlow P. J.，Izmeth M. G.，et al. Iron status in groups of long stay mentally handicapped menstruating women：Some dietary considerations. European Journal of Clinical Nutrition，1991，45：331～340.

［11］ Sava-Vasyl-M，Galkin-Boris-N，Hong-Meng-Yen，et al. A novel melanin-like pigment derived from black tea leaves with immuno-stimulating activity. Food-Research-International，2001，34（4）：337～343.

［12］ Weisburger，J. H. 1999，Second international scientific symposium on tea and

195

human health：An introduction. Proceedings of Society for Experimental Biology and Medicine 220，193～194.

[13] Yu-H，Oho-T，Xu-LX. Effects of several tea components on acid resistance of human tooth enamel J-Dent.，1995，23（2）：101～105.

[14] 安徽农学院. 茶叶生物化学. 北京：农业出版社，1979.

[15] 安徽农学院. 制茶学（第2版）. 北京：中国农业出版社，1995.

[16] 白坤元. 中国茶树品种志. 上海：上海科学技术出版社，2001.

[17] 白学信，等. 饮茶型氟中毒. 中国地方病学杂志，1986，5（2）：110.

[18] 鲍小铁. 中国茶能闯过这道关吗. 中国食品报，2000年07月18日第B01版.

[19] 曹进，陈罕，赵燕，等. 茶抗龋的动物模型. 营养学报，1998，20（3）：356～360.

[20] 曹进，等. 健齿茶（乌龙茶型）影响变形链球菌致龋力的实验研究. 茶与人体健康国际学术讨论会论文摘要，1991.

[21] 曹明富，林植华. 茶多酚对细胞免疫功能的影响及抑瘤作用，现代应用药学，1994，11（4）：3～6.

[22] 陈海霞，谢笔钧. 茶多糖对小鼠实验性糖尿病的防治作用. 营养学报，2002，24（1）：85～86.

[23] 陈玲，林炳辉，陈文岳，等. 福建乌龙茶防病保健作用的临床研究. 茶叶科学，2002，22（1）：75～78.

[24] 陈留记，杨贤强，沈生荣，等. 茶儿茶素清除活性氧自由基的机制（英文）. 浙江大学学报（农业与生命科学版），2002，（5）：573～574.

[25] 陈维飞，陈裕盛，陈文，郑颜萍. 茶多酚治疗慢性肾衰竭病人肾小球高凝的临床研究. 中国中西医结合肾病杂志，2002，3（6）：339～340.

[26] 陈文. 明朝出使占城研究. 东南亚，2004，（2）：46～52.

[27] 陈莹. 中枢兴奋药咖啡因的再评价. 国外医学生理、病理科学与临床分册，1997，17（4）：375～378.

[28] 陈宗懋. 中国茶经. 上海：上海文化出版社，1995.

[29] 杜德顺，肖镜琏，刘翠凤，田恩顺. 含茶饮料预防儿童龋齿效果的初步观察. 现代口腔医学杂志，1994，8（4）：215～217.

[30] 方健. 日僧荣西《喫茶养生记》研究. 农业考古，2003，（4）：282～290.

[31] 冯公侃，谢冰芬，刘宗潮，等. 茶多酚对人鼻咽癌细胞及其裸鼠移植瘤生长的抑制作用. 癌症，2002，21（4）：392～394.

[32] 高夫军，陆建良，梁月荣，等. 茶叶降氟措施研究. 信阳农业高等专科学校学报，2002，12（3）：36～38.

[33] 高峒，陶锐. 茶叶中铝的卫生学实验研究. 中国公共卫生，2001，17（3）：121～123.

[34] 龚盛昭，叶孝兆，骆雪萍，宋建波. 利用废茶制备洁面用品的研究. 林产化工通讯，2002，36（1）：3～6.

[35] 龚淑英，屠幼英．品茶与养生．北京：中国林业出版社，2002.

[36] 胡秀芳，杨贤强．茶儿茶素对癌细胞凋亡作用的研究．茶叶科学，2001，21（1）：26～29.

[37] 胡秀芳，张高亮，杨贤强．茶多酚对肾病的作用及其机理．茶叶科学，2002，22（2）：98～104.

[38] 黄华涛，许心青．茶抗癌活性的动物试验和人体研究新进展．茶叶科学，2004，24（1）：1～11.

[39] 黄惠华，王少斌，王志，等．茶多酚—蛋白质之间的络合及沉淀回收研究．食品科学，2002，23（1）：26～30.

[40] 黄志根．中华茶文化．杭州：浙江大学出版社，2000.

[41] 计融，钟凯，李业鹏，等．茶多酚对辐照后小鼠生存状况与血中白细胞数影响的研究．卫生研究，2002，31（5）：394～395.

[42] 江穗，陈仲伟，王启朋．饮茶与龋病、牙周病的流行病学分析．广东牙病防治，1999，7（S1）：332～333.

[43] 金性勇．茶多酚的保健功能及其在食品上的应用．中国食品添加剂，1995，2：27～31.

[44] 李华珠，肖佩玲，马利恩，等．长期饮浓茶致缺铁性贫血15例报告．临床血液学杂志，1994，7（4）：183.

[45] 李文，李文倩，孙志新．嗜茶癖致缺铁性贫血16例．新医学，1995，26（12）：635.

[46] 梁月荣．茗水盏居话茶艺．福州：福建科学技术出版社，2005.

[47] 刘勤晋．茶文化学，北京，中国农业出版社，2000.

[48] 刘湘新，林亲录，施兆鹏，等．儿茶素和表儿茶素对小白鼠血清脂质的影响．湖南农业大学学报（自然科学版），2002，28（3）：232～233.

[49] 刘祖生．茶学概论（油印本）．浙江农业大学，1991.

[50] 卢林．茶叶防龋的研究进展．Chinese Journal of Conservative Dentistry，1998，8（2）：144～145.

[51] 陆小庆．服哪些药需忌烟酒茶．家庭医学，1999，8：24.

[52] 罗淑华，贾海云，童雄才，等．砖茶中氟的浸出规律研究．茶叶科学，2002，22（1）：38～42.

[53] 马立锋，石元值，阮建云，等．我国茶叶氟含量状况研究．农业环境保护，2002，21（6）：537～539.

[54] 茅晓．药茶历史源流考略．中草药，1992，14（1）：41～42.

[55] 潘根生，顾冬珍．茶树栽培生理生态．北京：中国农业出版社，2006.

[56] 潘根生．茶树生物学．北京：中国农业出版社，1995.

[57] 秦远超．茶多酚及其氧化产物与蛋白质络合特性的研究．安徽农业科学，2003，31（6）：983～985.

[58] 沈小赐．饮茶亦有副作用．家庭中医药，1995，6：57.

[59] 孙静，黄建．饮茶与铁营养状况．国外医学．卫生学分册，2003，30（1）：34～37.

[60] 孙玉富，孙殿军，于光前，等．内蒙古新巴尔虎右旗地方性氟中毒流行病学调查．中国地方病防治杂志，2003，18（3）：168～170.

[61] 汤焱．茶氨酸的合成、药理及其在食品中的应用．茶业通报，2002，24（4）：19～21.

[62] 唐·陈藏器．《本草拾遗》.

[63] 滕军．日本茶道文化概论．北京：东方出版社，1992.

[64] 童启庆，等．生活茶艺．杭州：金盾出版社，2000.

[65] 涂水香．中国茶业历史的回顾与未来的展望．农业考古，1999，4：267～269.

[66] 王丽华，孙殿军，石玉霞，等．饮茶型氟中毒动物模型建立及组织病理学观察．中国地方病学杂志，22（1）：22～24.

[67] 王连方．DTF 降茶氟剂降茶氟初步研究．中国地方病防治杂志，2003，18（1）：17～19.

[68] 王玲．中国茶文化．北京：中国书店，1998.

[69] 王平盛，虞富莲．中国野生大茶树的地理分布、多样性及其利用价值．茶叶科学，2002，22（2）：105～108.

[70] 卫生部．全国学生龋病流行病学抽样调查．北京：人民出版社，1987.

[71] 吴树良．茶疗药膳．北京：中国医药科技出版社，1999.

[72] 吴树良．茶饲料与茶兽药的开发利用．福建茶叶，2001，1：45～47.

[73] 夏成云，周京国，谢建平．茶色素对早期糖尿病肾病患者尿内皮素排泄的影响及其意义．中国医师杂志，2002，4（2）：156～158.

[74] 徐梅生．茶的综合利用．北京：中国农业出版社，1996.

[75] 杨腊梅．十种茶叶保健食品的开发．食品科技，1995，6：13～16.

[76] 杨贤强，王立新．开发茶多酚营养保健品之管见．上海医药，1998，19（10）：23～24.

[77] 杨亚军．中国茶树栽培学．上海：上海科学技术出版社，2005.

[78] 姚国坤，陈佩芳．饮茶健身全典．上海，上海文化出版社，1995.

[79] 姚国坤．饮茶习俗．北京：中国农业出版社，2003.

[80] 姚国坤．茶文化概论．杭州：浙江摄影出版社，2004.

[81] 虞富莲．论茶树原产地和起源中心．茶叶科学，1986，6（1）：1～8.

[82] 张建忠，周桂荣．饮茶对药物疗效的影响．现代中西医结合杂志，2002，11（20）：2078～2079.

[83] 张堂恒，刘祖生，等．茶? 茶科学? 茶文化．沈阳：辽宁人民出版社，1994.

[84] 张堂恒．中国茶学词典，上海，上海科学技术出版社，1995.

[85] 赵新华，沈雁峰，王丽华，等．我国饮茶型氟中毒流行病学研究概况．中国公共卫生，2000，16（7）：653～654.

[86] 中国茶叶学会，台湾茶协会．第四届海峡两岸茶业学术研讨会论文集．四川浦

江，2006．

［87］朱永兴，王岳飞，韩宝瑜，等．茶医学研究．杭州：浙江大学出版社，2005．

［88］朱永兴，朱跃进，张友炯．中国茶学文献计量研究报告．茶叶科学，2002，22（2）：174～178．

［89］朱永兴，Hervé Huang，单夏锋，等．茶与健康．北京：中国农业出版社，2004．